中医入门系列

其实

中医很简单

（第二版）

姬领会◎编著

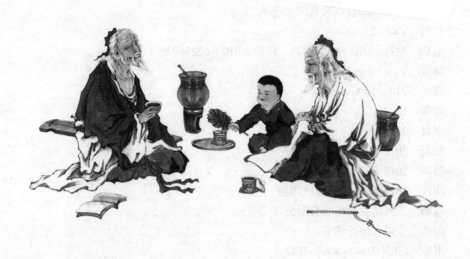

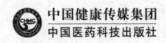

中国健康传媒集团

中国医药科技出版社

内容提要

本书严遵中医理念，以实用为目标，用通俗直白的语言来系统地讲述生理、病理和治疗，使得深奥的中医理论变得简单；作者详细地从源头、用中医的思维方式讲阴阳、谈五行、论经络，并明确地把脏腑功能进行细分，避免了病态下"法不责众"情况的出现；并详细谈及构成人体的两大部分和供应人体所需的两大物质，让中医人体生理学更趋完善；用常见病例或生活常识做引，津津有味、引人入胜；讲述诊断，内容简单，没学过中医的人一看就能正确地自我测病；采用类秦伯未处方格式，使中医初学者看了就会用。

总之，这是一本让人一看就懂的临床实用书，可供中医爱好者和初学者参考阅读。

图书在版编目（CIP）数据

其实中医很简单 / 姬领会编著. —2 版 .—北京：中国医药科技出版社，2015.9
（中医入门系列）

ISBN 978-7-5067-7742-1

Ⅰ.①其… Ⅱ.①姬… Ⅲ.①中医学—基本知识 Ⅳ.① R2

中国版本图书馆 CIP 数据核字（2015）第 182112 号

美术编辑 陈君杞

版式设计 郭小平

出版 **中国健康传媒集团** | 中国医药科技出版社

地址　北京市海淀区文慧园北路甲 22 号

邮编　100082

电话　发行：010 - 62227427　邮购：010 - 62236938

网址　www.cmstp.com

规格　710×1000 mm $^{1}/_{16}$

印张　18

字数　215 千字

初版　2012 年 7 月第 1 版

版次　2015 年 9 月第 2 版

印次　2022 年 10 月第 6 次印刷

印刷　三河市百盛印装有限公司

经销　全国各地新华书店

书号　ISBN 978-7-5067-7742-1

定价　36.00 元

再版前言

　　《其实中医很简单》是一本中医入门书，是为广大中医爱好者、中医初学者而写的书，从生理构成、病理诊断到临床治疗，涵盖了中医临床所需的绝大部分内容，看似简单，但却说理透彻，故而得到广大读者的喜爱，多次印刷之后，决定再版。

　　此次再版，加入了临床医案、作者经验、实用单验方以及更多的延伸内容，比如把阴虚和阳虚的内容延伸之后，又谈了五脏之阴和五脏之阳的诊断；把神志活动的内容延伸之后，又谈了具体的神、魂、魄、意、智的具体含义；把寒热的内容延伸之后，又谈了寒热的真假问题；把虚性病态的内容延伸之后又谈了五脏之虚等等。此次再版，为了方便读者重点记忆部分内容，把较多的知识点都用旁白的形式牵拉出来，使版式新颖，内容更加板块化，符合现代人的阅读习惯，希望能给专业书以耳目一新的感觉。

　　清代名医陈士铎先生说过"人不明理，不可以学医"，这本书就是用讲理的形式来揭开中医神秘的面纱，使人对中医有个全新的认识，更让读者知道来源于生活的中医其实很简单。

　　通俗易懂，说理透彻，推理清晰，体系完整，紧扣临床，学了就能用，是本书的特点。

姬领会

2015 年 6 月于绿芸堂

久视伤血，
久卧伤气，
久坐伤肉，
久立伤骨，
久行伤筋。

《宣明五气篇》

发病原因

大道从简需要深刻领会

　　《其实中医很简单》摆在我面前的时候，还没有感到它将如何考验我的态度，当我初步读过这本书的时候，才知道写这本书的序言或者书评，绝对不是一件轻松的事情，尽管我为很多前辈、同道的书做过类似的事情。

　　我的困惑首先来自于姬领会的大胆。他对于《内经》经典之中的理论，进行了删繁就简的大动作，是很多时髦学者标榜的"解构重建"工作。如果说他们有区别，那就是别的人只是这样喊，却没有具体的操作；他，一个民间的小中医，竟然不声不响地完成了很多人想干又干不成的大动作。当然，很多主张要对中医经典理论进行"解构重建"的人，是希望按照实证科学的要求用现代科学语言，对于中医理论进行重新安排，而不是姬领会这样仍然用气机升降、清浊出入来重新布局。

　　毫无疑问"升降出入"是《内经》的主张，也是被提炼到很高境界的学术概念，比"新陈代谢"更能说明生命活动的本质。因为"新陈代谢"只强调了用新的取代旧的，因此，假肢、义齿更多的新物件（比如支架、导管、再造、转基因一系列的在本质上属于人体异物的新东西），堂而皇之地被大量地安排到了人体之内，并没有违背"新陈代谢"的原则。因为"新陈代谢"既可以是主动的，也可以是被动的。"升降出入"与此不同，它强调的是生命有机体的自主运动，尽管医生的治疗措施可以帮助人们顺利地完成"升降出入"，但是"升降出入"的主体只能是生命物体本身，而不是外来的异物。

　　姬领会改造中医理论，把《素问·灵兰秘典论》以及其他篇章之中，关于人体脏腑功能的阐述，按照气体、饮食出入，清升浊降的原则，进行了重新安排，把肺的功能定位于排泄浊气，把肾作为吸气、藏精、进食等一系列下降运动的根源，把肝的作用，脾的功能，心的主宰，都看作是肺出肾入的"辅助设施"，使升降出入的生命自我代谢更加简洁，这的确是一个非常大胆的设想。更难能可贵的是，姬领会的设想不仅是"理论猜想"，而是把中医的各种治疗也与之贯穿起来，俨然是"理法方药"完整一套了。他不无自豪地说，按照他的这一套说法，更多种疾病，无论是急性的还是慢性的，都很有效，比如咳嗽、胸闷大多可以在几分钟之内缓解，慢性的疾病也大多可以三剂药取效，包括很多单方验法、无理可讲的民间经验，在他的理论里也大多可以解释圆满。

我困惑，我矛盾。我不能因为自己曾经主张"回归中医""捍卫中医"，就盲目地反对一切创新，而仅仅停留于传统的理论之中；也不能因为迫切地想发展中医，而轻率地支持对于传统中医理论的"解构重建"。我担心反对创新会阻碍中医的发展，也担心鼓励"解构重建"而抛弃了中医的精华。

掩卷细想，姬领会的《其实中医很简单》不过是一种尝试，未必会冲击传统中医理论，因为他的新论都是根源于传统理论的构建，而不是离经叛道、违背经典。

基于这样的认识，基于中医学不断发展完善的历史演进过程，我对《其实中医很简单》所做的尝试，是极为赞赏的。当然，赞赏它，不是说它已经完美无缺。中医学的进步永远不会停止，人们的探索也不会停留在某一个水平上，只要符合中医自身的特点，就可以"根基牢固，千年不倒"。

曹东义

2012 年 2 月

写于石家庄求石得玉室

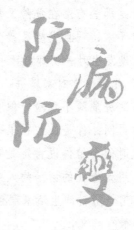

雷 序

　　我很少为人写序，一是因为工作繁忙，二是因为现在很多书的内容一般，语言教条，当看了《其实中医很简单》的目录之后，就有欲看内容的冲动，看完全书，我觉得很有必要写点东西。

　　这本书的最大特点是用浅显、简明、易懂的语言，十分贴近的例子来阐述广大群众认为玄而难解的中医理论与实践。几年前，我也想写一些这样的文字，因为我觉得这也代表着一种临床思维，把它写出来很有必要。我们看一看塑料制品的老化过程和糖尿病的发展变化过程像不像？当我还是一个住院医师的时候，我对病人讲糖尿病的饮食、运动等的调理与远期并发症，患者听后反映听起来有点费劲，因为太专业了。近两年我把这些和塑料制品的老化过程相比较，告诉患者，你看这两者有几个相似的地方：①两个过程都不可逆，而且会越来越重。②在恶劣环境下，如经常在日光下暴晒，塑料制品的老化速度就会快一些，这一点和糖尿病患者不注意饮食、运动调养，其并发症就会来得早一点、重一点或并发急性并发症十分相似。③在良好环境下如把塑料制品放在阴暗避光环境下，其老化速度就会慢一些，这一点和糖尿病患者注意饮食、运动调养，其并发症就会来得晚一点、轻一点，并会避免并发急性并发症也十分相似。这样一比较，患者很容易接受，很快就会说"哦，我明白了"。临床告知病情也是一个很让人头痛的事，重病人不用讲家属一看都知道，就是那些有潜在危险又危及生命，目前看起来还没有危险时，病人及家属想象不来，一旦发生又接受不了。如老年重症肾病综合征容易并发血栓性疾病，没发生时一切都好，一旦出现家属就会问："怎么回事，肾病还治成脑梗了"。此时，你对家属讲一讲，农村墙裂了半匝长的危房，里面还在住人。你说，这房危险不危险，他会肯定地说：危险，但什么时候倒掉，谁也不知道。你再问，你是让住在里面的人现在搬出来呢还是等房倒了以后再搬出来呢，这时他会给你说肯定是现在搬出来好。临床好多病情就是这样，病人是外行，用太专业的话给病人或家属讲病情有时理解起来比较费劲。但他们懂生活，用经历过的生活来理解医学，尤其是中医学，是一个很好的途径，做这个工作很有意义。

在这本书里，作者列举了大量的例子来说明中医的阴阳、五行理论，脏腑经络、气血津液等人体的生理和病理变化及中医辨证、治则、方药等，内容翔实，语言通俗，浅显易懂；不难看出，作者付出了很多的心血，用心良苦，可见一斑。他做了我很多年想做的事，而且做得很好。

姬医生毕业于陕西中医学院，科班出身，通晓中医理论，又行医多年，对中医的理法方药多有参悟，论中引用大量文献，于临床既注重实效，又不忘创新；其言有理有据，绝非信口雌黄。这是本书有别于其他类似著作的另一特色。

把这本书推荐给我们的读者，包括我的患者，相信会对大家有益。

祝愿姬医生为中医事业做得更好。

雷根平
2012 年 2 月 5 日于咸阳

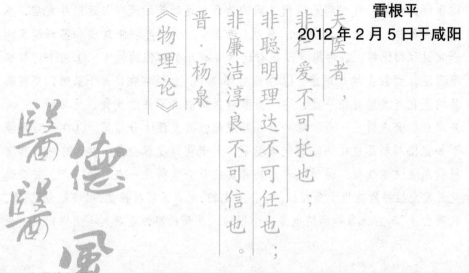

《物理论》

晋·杨泉

非廉洁淳良不可信也。

非聪明理达不可任也；

非仁爱不可托也；

夫医者，

医德医风

　　此书定稿的这一刻，我既没有高兴，也没有轻松，有的却是一种心酸。整整七年，书中的文字，我写了又改，改了又写，已经记不清有多少次了。也记不清有多少个夜晚，猛然领悟到一点东西就立即起身做记录。所有这些，我都记不清了。只记得"人只有两大部分——形体和功能"这一点，我就用了好几个月的时间。铁棒磨成针，花费这些时间写出对中医的领悟，能够得到多位中医权威前辈们的认可，我感到欣慰，功夫没有白费。

　　我是一名中医临床工作者，是一名地地道道的中医人，在行医的过程中，渴望能把自己对中医的所想、所悟和微薄的经验拿出来与世人共享，不敢言能对中医的发展有何贡献，只望通过中医能让更多的人获得健康、快乐的生活。

　　用中医治病救人是我小时候的一个梦想，与中医的情结源于我的母亲。我生于20世纪70年代初的一个农民家庭，儿时处于"文化大革命"的动乱时期，等我上小学，动乱也结束了，但它对大人们的伤害却没有结束。那时，帮派还在，我现在也记不清楚村里惟一的一个中医大夫到底是属于哪一派，到底是怎样被整垮的，只记得他给我母亲看过病，效果很不错，但就在这个时候他仙去了。后来我的母亲找了好多西医大夫治疗，就是不见好。

　　母亲的病，就是在右手手腕处有一个疮，遇到冷水或受凉之后便相当得疼。由于生活所迫，母亲还是照样在生产队干活挣工分，照样在家里洗衣服做饭。在我的记忆里，"黄纱条"用了好多好多。至今想起，我眼里仍然有泪。

　　转眼到了1989年，一直学习成绩很不错的我却没有考上大学，我很是伤心、生气，随后在邻村的砖瓦窑上干了一个暑假，唉，那个累，只有经历过的人才知道。

　　补习的1990年，我更加勤奋，终于考上了大学，在填报志愿时，除了军校之外，其余的全部都填的医学院校，最后，我进了陕西中医学院，在医疗系临床专业就读。

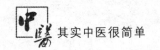
上大学后不久，我就带着母亲到我们学院的附属医院找到了李晓群大夫，治疗了不到一个月，我母亲的病就痊愈了。当时看到母亲的那个高兴劲儿，我哭了。现在还清楚地记得母亲当时说的话："我的这个病比你的年龄时间还长啊！"

感谢李晓群大夫！感谢中医！

此后，我更加喜欢中医。

在学习大学课程的同时，我经常去图书馆、阅览室，翻阅老师们提到的中医名著和记录别人的临床经验，这些记录的东西很多到现在都有很好的临床价值。

现在回想起来，真正引导我走入中医的应该是医案。从医案里不但可以看到中医的思维，更可以看到诊断、处方用药的经验。

记得上大二时，有次在西安走亲戚，遇到一个三十多岁的女病人，病了三年多了，能站、能躺，就是不能坐和蹲，否则就疼得要命，看的地方太多了，就是不见好。也许是有病乱投医，知道我是陕西中医学院的，就让我帮着找老师给她治疗。那时的我不会号脉，只能看舌头，将舌的情况记录后回到学校，由于当时和其他的老师也不太熟，看到班主任也很忙，所以就自己查看医案书籍，在朱进忠老先生编写的《难病奇治》中找到一个医案，和这个病人的症状差不多，舌象相符合，就把原方抄录后寄了过去。两周后，病人寄来感谢信，说是病已好。当时我真是好高兴啊。现在回想起来，我的胆子还真大。

毕业后，我被分到医院，在上级老师的指导下，把自己记录的别人的经验试用于临床，有效的就变成了自己的经验，效果不大的，则弃之，这样日久，自己的经验也就积累得比较多了。

然而，经验终归是经验，中医临床还是要靠理论指导的，反过头来，重读中医理论，觉得有很多是和临床脱节的，就这样，我一边临床，一边看书，一边领悟，始成斯书。

书中的某些观点是在传统中医理论基础上感悟推理或临床感悟而得，由于我的水平所限，难免会有错误之处，敬请同道多多批评指正。

姬领会

2011 年 12 月 7 日于绿芸堂

目 录
CONTENTS

生理构成篇

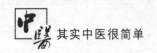

只有掌握了五行的延伸含义，才能知道世间万物和所有现象的五行归属。

五行中相生相克的关系不仅可以用到疾病中，也可以用到生活中，常常起到意想不到的效果。比如，对于喝完中药后口中苦味的消除，用糖不如用淡盐水漱口有效，就是用了水克火的道理。

人体健康，就必须满足两个条件：一个是"天人合一"，即人要与自然相和谐；另一个是必须要让体内的脏腑关系正常。如果脏腑的生克不及或太过，都会出现病态。

人体正常的生命活动，需要两大物质——空气和饮食物的充养，故而，五脏的主要功能就是管理好这两大物质的进入、利用和外排代谢；其次，五脏还主管着情志活动。

中医大家，主张用药时必须照顾胃气，要知道其中原因，就要知道腑的功能。

正气存内，邪不可干。正气，指的就是人体内正常的脏腑功能。

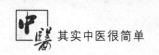
> 旧的不去，新的不来，人体之气，排浊是关键。敲打腿部胆经，不如晃腿舒服；泡脚的热水中，加点麻黄，保健效果更好。

> 脾主运化、肾主摄纳。积食证的治疗，强肾是关键，伤什么食，就把什么东西烧焦了来吃，简单且有效。

病理诊断篇

> 人体病因只有两种，一种是直接原因，另一种是根本原因。

> 把结构定位和功能定位两种方法相结合，才能辨明中医上的病位。

> 病态，就是疾病的状态，有虚实两种。

> 病性，就是疾病的性质，有寒热两种。

　　有些人，一见到妇科炎症患者，就用清热药，更多时候，不但治疗无效，而且还使病情更重，这就是没有掌握中医辨证原则的原因。

　　掌握了直接诊断法和寻根诊断法之后，不但辨证快速，而且还能辨证准确。

临床治疗篇

　　没有规矩，不成方圆，治疗时如果没有掌握正常平衡原则，就等于世人画鬼，没有判断标准。

　　秦伯未，名医大家，如果按照他的处方格式用药治病，不但简单易于掌握，而且还很有效。

　　阴阳寒热虚实表里之八纲，不仅是辨证的基础，更是用药的指导。

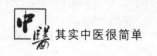
> 人体之病，都是脏腑功能失常所致，所以，五脏功能用药法则是中药治病的精华所在。

> "有是证用是药"，什么症状用什么药物。

> 有些人喜欢大剂量用药，认为剂量大了效果就好，其实不然，中药的量与效不是都成正比的。

> "中医不传之秘在于药量"，同一种中药，用量不同，作用不同，甚至可以起到完全相反的作用；个体不同，剂量也会不同。

> 东施效颦的故事，我们都知道，可偏偏有人见到李可老先生用大剂量的附子起沉疴，也仿效，结果出现了医疗事故，逢人还叹曰中药不安全。其实，只要掌握了中药的用量原则，这些都是完全可以避免的。

> 不知道水有多深，没有几个人会往下跳的，诊断不准确，也没有几个人会用药，所以，准确的诊断是会治病的前提。

送佛送西天，帮人帮到底，治疗也必须到位，不但要求处方精准，还要求煎煮及服用方法恰当。

当一个大夫抱着全心全意为病人治病的时候，医患关系就会非常融洽。只有患者的配合，医生的治疗才能取到最好的效果。

对于形体病证的治疗，民间的单验方有时候真的能"气死名医"。

寻根治疗是功能病证的惟一有效治法。

大蒜和葱白，榨汁后喷鼻，治疗鼻塞，一分钟见效；嚼食枸杞，治疗老年人的口干，见效也不慢。正规证治处方结合单验方，治疗鼻咽部病证效果好。

浊气外排不畅，首先要责之于肝肺。口含一片辣姜，能快速止咳，看完了本节内容你就会明白其中的道理。

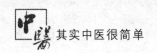

清气不足时出现的气虚、气陷证，实际上都是脏腑功能低下时出现的病证。

肉桂泡水喝，能把口疮除；剪点指甲烧，闻味止呃逆；万病从口入，胃病更多见；虚胀和实胀，治法不一样。

血病的治疗，一定要把直接治法和寻根治法一起应用，不管是血虚、血瘀还是血溢。

少了就补，多了就散，要想效果更好，就须掌握技巧。

导尿管排便，安全方便，对于大便干结不通的人，五分钟见效；山药粉治遗尿，效果就是好。

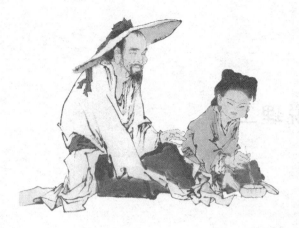

生理构成篇

　　要想熟练地修理汽车，就必须对汽车有一个清楚的了解，不但要了解汽车的形体构成(比如组装成汽车的配件等)，还要了解汽车的功能(比如前进、后倒、转弯等)；不但要了解汽车的油路（有的是气路），还要了解汽车的电路。

　　中医的目的是防治疾病，其对象是人，中医大夫治疗人体疾病的过程，就相当于汽车修理工修理汽车的过程。取象比类，中医大夫也必须从中医的角度对人体有一个很清楚的了解：不但要了解人体的构成（相当于汽车的形体构成），还要了解人的功能（相当于汽车的功能）；不但要了解饮食物的进入、利用和代谢（相当于汽车的油路或气路），还要了解空气的进入、利用和外排（相当于汽车的电路）。

　　当我们对汽车了解很清楚的时候，修理起来就会胸有成竹，游刃有余；当我们对人体了解很清楚的时候，治疗起来当然也会立竿见影，效果非凡。

　　由于人毕竟不是汽车，故而，从中医的角度来了解人的时候，还需知道阴阳、五行、脏腑功能、经络等。这是因为阴阳，是中医的说理工具；五行，是中医关系学的概述；脏腑，是人体进行正常生命活动的职能部门；经络，是气血津液的运行通道。

　　在人的生理构成篇里，我们就谈谈阴阳、五行、脏腑、经络、形体和功能，空气的进入、利用、外排和饮食物的进入、利用、代谢等知识。

第一章
阴阳是中医的说理工具

初春的天气，说暖还寒。一个老爷子带着自己的孙女来看病，一个普通感冒，但却自行用"大青叶"等药两个礼拜还没好，看舌、诊脉、处方，桂枝汤加生麦芽，正准备交给中药房，却被老爷子拦住了，说让他看看，没问题，我就给老爷子读处方。

"哦，这么简单，能治好吗？生病这么长时间了。"

"是这样的，您先把处方交给中药房让他们为您取药，我和您聊聊。"

"好的。"

等老爷子把处方放到中药房之后，坐定，我就说道：

"老爷子，您现在敢给孙女吃冰糕吗？""这么冷的天，还感冒了，怎么能吃冰糕？你什么意思？"

"呵呵，老爷子，您也知道冰糕寒凉啊，可您为什么还给孙女吃'大青叶'之类的寒凉药？这些药物对小孩身体的伤害比起冰糕来可就大多了。"

"小孩感冒发热有炎症，'大青叶'消炎挺好的，还能治疗感冒，很对症啊。"

"等等，老爷子，您对中医知道的多吗？"我迫不及待地打断了老爷子的话，有点不礼貌。

"知道啊，我经常看《黄帝内经》等中医方面的书。"

"老爷子，恕我直言，从您刚才的谈话里面可以知道，您虽然了解中医，但还是不大会应用中医，您别生气。"

"哈哈哈，我生什么气呢？对你我是很相信的，这不，我就带着孙女来你这看病了。"

"老爷子，您看，现在的季节是春季，初春，气候还是有点凉，所以，现在的感冒绝大多数是风寒感冒，既然是风寒感冒，那么就要用祛风散寒药，而'大青叶'为苦寒泻火药，治疗风热感冒还行，但治疗风寒感冒，可就用反了，您孙女感冒不愈的原因就在这里。"

"炎症，是西医上的名词，中医不讲这个，当用中药治疗的时候，一定要用中医的辨证方法，否则，就很有可能把身体弄坏了。"

"但为啥我外孙用'大青叶'之后，感冒就好了？"老爷子说道。

"老爷子，您外孙多大？"

"十六了。"

"呵呵，您外孙是十六岁的男孩，体质相对小女孩来说比较强，应用大青叶之后，在伤害身体的同时毕竟有'杀菌消毒'之功，引起感冒的细菌病毒得以消灭，感冒得愈；对身体造成的伤害，在自我修复的作用下能很快得好，所以，就没有表现出什么不舒服；对小女孩来说，感冒虽得愈，但自我修复能力较弱，在机体还未完成修复的时候，很有可能会出现二次感冒，也就是我们常说的'重感'，这样以来，会给我造成感冒一直没有好的错觉。这就是他们之间的区别。"

"怪不得呢，用药之后，刚看着有点好转，但随后又加重了，时好时坏，现在，我终于知道原因了。"

"姬大夫，你能给我多谈点中医吗？"

"老爷子，您真的喜欢中医吗？"

"当然，中医能治病，更能养生，我们这个年龄的人，吃穿不愁，身体好了，不但是自己的福，更是全家人的福啊。"

"好，我就先给您说说阴阳吧"。

风寒感冒之后，可以用药品说明上写有治疗"风寒感冒"、具有"发散风寒"功能的药物，不能用写有具有"清热解毒"四个字的药物。当然，西药的氨伽黄敏胶囊，效果也不错。

感冒的时好时坏，是因为自身抵抗力低下的缘故。

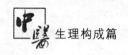

第一节 认识阴阳

> 要认识阴阳，就要知道阴阳的本义和延伸含义，明白了阴阳两个字意的延伸规律后，阴阳的特点也就不难理解了。

"阴阳者，天地之道也，万物之纲纪，变化之父母，生杀之本始，神明之府也"，这是《黄帝内经》中的一段话。我用笔在纸上写了"阴阳"两个字。

一、阴阳的本义

"老爷子，您会写'阴阳'的繁体字吗？"

"哈哈哈，我一辈子知识分子了。"说完之后，在纸上写下了"陰陽"两个字。

我又重新写下"陰陽"两个字，然后，说道："老爷子，您看，陰，是一个'阝'加'㑒（yīn）'组成的，陽是一个'阝'加'昜（yáng）'组成的。'㑒'的意思为"正在旋转团聚的雾气"；'昜'的意思为'发散气体'；'阝'是'阜'字作左边偏旁时楷书的写法，而'阜'字的本义为土山。"

"所以，阴的最初含义为'土山旁正在旋转团聚的雾气'；阳的最初含义为'土山旁的雾气正在发散'。这就是《黄帝内经》中的'阴成形，阳化气'。阴阳两个字合在一起的意思则为'雾气聚了又散，散了又聚'这一变化过程。"

"哦，我是第一次听到这样的解释，你快说说。"

"老爷子，您的性子这么急，呵呵。"

"有一句话叫作'透过现象看本质'，古人通过'雾气聚了又散，散了又聚'这一变化现象看到了什么本质？是'有'和'无'的本质。""'雾气散了又聚'是'有'的过程，'雾气聚了又散'是'无'

的过程，看看世间万物，哪一个不是有和无的转化？"

"哦，对了，这个和老子的有无哲学观又联系到一起了。"

"呵呵，老爷子，您的学识很渊博啊。"

"古代先哲们通过长久的观察看到，世间所有的事物和现象都是从无到有、从有到无的变化过程，所以，'阴阳者，天地之道也，万物之纲纪，变化之父母，生杀之本始，神明之府也'说的就是'聚了又散，散了又聚'这种'有与无'的变化过程，是自然界事物运动的基本规律和普遍法则，是认识万物的纲领，是事物发生、发展和衰退、消亡的根本规律。由于中医认为是'心主神明'，所以'神明之府'的意思就是说这些都需要用心才可领会得到的。"

《灵枢经·营卫生会第十八》中谈到'阴阳相贯，如环无端'，想一想自然界的任何事物和现象，哪一个不是'有和无'的顺接转化？而'有和无'的顺接转化，就是阴阳的连贯，就如无缝的环一样，对不对？"

"唉。"老爷子叹了一口气，"都说中医神秘，看来真是应了'会者不难，难者不会'这句话，对你们来说，中医很简单，你说得很有道理。""但是，"老爷子的话一转，"白天为阳，晚上为阴；上为阳，下为阴；男为阳，女为阴，这个好像和你刚才说的不是一回事啊？"

"老爷子，我慢慢给您说。"

二、阴阳的特点

"甲骨文，您肯定知道，就是古人把文字写在龟甲和骨头上的那种。"

"对，我知道，怎么又牵扯到甲骨文？"

"呵呵，老爷子，古人把文字写在龟甲和骨头上，您觉得好写吗？""当然不好写。""这就对了，中国的文字为什么不好理解，就是一字多义的现象太多，而一字多义的产生就是因为字不好写，所以，就让一个字表达多个意思。"

"阴阳也一样，由于不好写，所以，就产生了多种含义。但字

透过现象看本质，古人通过"雾气聚了又散，散了又聚"这一变化现象看到了有和物的相互转化。

阴阳相贯，如环无端，说的就是阴阳的顺接变化很连贯，就如没有缝的环一样。

甲骨文是中国的一种古代文字，是汉字的早期形式，甲骨文因镌刻于龟甲与兽骨上而得名。

取象比类，是指运用带有感性、形象、直观的概念、符号表达对象世界的抽象意义，通过类比、象征方式把握对象世界联系的思维方法，又称为"意象"思维方法。具体地说，就是在思维过程中以"象"为工具，以认识、领悟、模拟客体为目的的方法。

阴阳的字义延伸是根据"取象"比类这个规律来的。

阴阳两个字合在一起的阴和阳的含义与阴阳两个字分开后阴和阳的含义有所不同。这是人们难以理解阴阳含义的关键点。

义的延伸不是随便胡乱延伸的，是要有规律延伸的。"

"中医里有一种思维，就是'取象比类'，说白了就是把相似、相同的事物现象进行归类。阴阳的字义延伸就是根据这个规律来的。"

"阴阳两个字合在一起所谈的是自然界万事万物的有无转化规律，但阴阳两个字分开之后，就有了更多的延伸含义。比如中国两个字，合在一起的含义为我们国家的名字，但分开后'中'和'国'却有更多的含义，是吧。"

"哦，我听明白了，阴阳两个字合在一起的阴和阳的含义与阴阳两个字分开后阴和阳的含义有所不同，怪不得我对阴阳不明白，原来是这么回事。都说阴阳深奥，只要知道了这点，阴阳就算快弄明白了，是吧。"

"呵呵，是的，老爷子。我给您先说说阴阳的特点，然后再说阴阳的延伸含义，好吗？"

"当然可以。"

"根据阴阳的原本含义，阴阳是自然界中所有事物和现象的有无变化过程，阴是'有'的变化过程，阳是'无'的变化过程，它们之间有以下几个特点。

1. 阴阳的对立制约

什么是对立？对立的含义就是两种事物或一种事物中的两个方面之间的相互抵消和抑制。而制约，为限制约束之意，实为"对立"含义的进一步拓展。

看看阴阳的含义，我们就不难理解阴阳的对立制约。

阴是"有"的变化过程，阳是"无"的变化过程；"有"为增加，"无"为减少。增加能抑制和抵消减少，减少同样也能抑制和抵消增加，即增加能限制约束减少，而减少也能限制约束增加，这就是阴阳的对立制约。

比如长时间的下暴雨，水库的水位急剧上升，对于水库里的水来说，这是增加，是"有"的变化过程，为阴；水位上升过高，就要开闸排水，这是减少，是"无"的变化过程，为阳。从这里我们可以看出，阳是对立制约阴的。

公园里的小湖，一般情况下每隔一段时间就要加水一次，这是因为湖水的蒸发而导致水量减少的缘故。蒸发，是"无"的过程，为阳；注水，是"有"的过程，为阴。从这里也可以看出，要让小湖的水位保持相对的稳定，我们就要用阴来对立制约阳。

2. 阴阳的互根互用

根，是来源之义；用，就是利用。

阴阳的互根，就是说阴是阳的来源，阳也是阴的来源；阴阳的互用，就是说阴是利用阳而产生的，阳是利用阴而产生的。所以，阴阳的互用是互根的进一步解释。

阴阳是"有与无"的变化过程，早在《老子》时代就已经提出来"有无相生"，即"无"是"有"的来源；"有"又是"无"的来源。

我们常说的"无中生有"，就是"无"产生了"有"，"无"是"有"的根。看看世间万物，机器的生产、房子的落成、人的出生等等，哪一个不是从"无"到"有"的？

有一个笑话，讲父亲要给儿子娶个媳妇。他去找比尔盖茨，说我给你女儿找了个老公，是世界银行的副总裁；又找到世界银行总裁，说我推荐一个副总裁给你，是比尔盖茨的女婿。这桩婚事就成了。生意也是这样做成的。这位父亲深通老子哲学，把本来不存在的"无"变成双方都想要的"有"，这就是"无中生有"。

而"有"产生"无"的现象更是常见：炒股之人，前几天还是百万富翁，可大跌之后，瞬间就所剩无几；白天还在房子里睡觉，晚上就下起了暴雨，形成泥石流之后，瞬间房子被冲毁；刚才碗里还有饭，饥饿的你狼吞虎咽之后，饭没了；昨天还在和你聊天谈话的一个人，晚上突然出了车祸，来不及抢救就身亡了，两天之后火化埋葬，等等，这些都是"有"产生了"无"的例子。

3. 阴阳的长消

我们知道，一切物质都是以运动的形式而存在的，只要运动，就会产生变化，而这种变化只有两种情况：增多和减少。增多为"长"，是"有"的过程，为阴；减少为"消"，是"无"的过程，

给花浇水，就是利用阴能制约阳的特点来做的；给地除草，就是利用阳能制约阴的特点来做的。人体当中，肚子饿了，就吃饭，这是利用了阴能制约阳的特点；肚子憋胀去厕所，这是利用了阳能制约阴的特点。当然，也许是人们发现了生活和人体的这些现象，才才归纳出了阴阳的这个特点。

天地之间云雾与水就是互根互用关系，人体的上半部分和下半部分也是互根互用关系。

为阳。所以，世间万物均是在阴阳的长消中存在的。

拿人来说，从出生到壮年，形体在增大，为"长"，是"有"的变化过程，为阴；壮年之后到老年，形体在衰减，为"消"，是"无"的变化过程，为阳。想想看，哪个人的一生不是在阴阳的长消中度过的？

4. 阴阳的相互转化

就是说阴阳双方在一定的条件下，可以相互转化，阴可以转化成阳，阳也可以转化成阴。

前面谈了，阴是"有"的变化过程，阳是"无"的变化过程；只要条件允许，"有"的过程就会变成"无"的过程，"无"的过程也会变成"有"的过程，这就是阴阳的转化。如我们不停地劳作，衣服上的污迹就会增多，是"有"的过程，为阴；当我们用清水多次冲洗时，污迹慢慢消失，是"无"的过程，为阳。这就是阴向阳的转化。

至于阳向阴的转化，那就太多了，看看前面阴阳互根互用中的"无中生有"就可以知道了。

所以，只要有合适的条件，阴阳就会相互转化。

呵呵，我把平时看书所想的一下子都说了出来。

"你说的是阴阳两个字在一起的含义特点。"老爷子说道。

"老爷子，您真应该学中医。"看老爷子掌握得这么快，我就说道。"哈哈哈，老了，不过，我真是喜欢中医啊。"

三、阴阳的延伸含义

"人以群分，物以类聚，我再给您说说阴阳两个字分开后的延伸归属含义。"

"好的。"

"老爷子，您想想，雾气的团聚是不是在日落之后的晚上形成的？雾气的发散是不是在太阳出来之后发生的？"

"是啊。""所以，人们就把阳光的有无作为区分阴和阳的一个标准。如晚上为阴，白天为阳；背日为阴，向日为阳；我们国家的山之南有阳光，所以为阳，山之北没有阳光，所以为阴。进一步延伸：有阳光则温热，无阳光则寒凉，故而，温热属阳，寒凉属阴；有阳光则明亮，无阳光则晦暗，所以，明亮属阳，晦暗属阴；四季当中，春夏温热，秋冬凉寒，所以，春夏属阳，秋冬属阴；对水火而言，水为寒，火为热，所以水属阴，火属阳；对地理位置而言，东南方温热，所以，东南属阳；西北方寒凉，所以，西北属阴。"

"雾气是从下由内而团聚的，从上向外而发散的，所以，下面的、内生的就属阴；上面的、向外的就属阳。"

"由于'雾气的形成'是在人们不知不觉中产生的，为静静的形成；而'雾气的发散'则是人们能看得见的一种运动，故而，'应象'之后，人们就把相对'静'的状态看作是属阴的，把相对'动'的状态看作是属阳的。比如对男女而言，男性多动，女性多静，所以男性就属阳，女性就属阴。"

"'团聚的雾气'是一个形体，'雾气的发散'是一种动态功能，所以，形体为阴，功能为阳。如人的身体就是阴，身体发挥的功能就是阳。"

"总之，把阴阳二字分开之后，古代的思想家就将相互关联的事物或现象都用阴阳来归属：凡是运动的、温热的、明亮的、上面的、外面的都归属于阳；凡是相对静止的、凉寒的、晦暗的、下面的、里面的都归属阴。"

"为什么人体的胸腹部为阴、背部为阳？"老爷子问道。

"呵呵，老爷子，您想想，原始人类是爬行的，而爬行，背部能见到太阳就为阳，胸腹部不能见到太阳就为阴。"

"哦，是这样的，我明白了，你继续。"

"我们现在所谈到的阴阳，更多的是阴阳两个字分开后的延伸含义。比如阳间和阴间，这里的阴阳就是以阳光的有无来区分的：人活着，能见到阳光，所以，说是阳间；去世之后，埋于黄土之下，见不着阳光，所以就说是阴间。"

"故而，阴阳两个字分开后，还具有两个特点：一个是阴和阳具有相对性。阴阳本义的'团聚'和'发散'，'有'和'无'的变化过程是相互对立、相互对应的，阴阳两个字义延伸之后的属性

根据阳光的有无进行推理：阴——没有阳光——山之北（水之南）、晚上、寒——晦暗、秋冬、西北方；阳——有阳光——山之南（水之北）、白天、热——明亮、春夏、东南方。

根据雾气的形成方向推理：阴——下、内；阳——上、外。

根据雾气的形成特点推理：阴——静——女；阳——动——男。

根据雾气的态势推理：阴——形体；阳——功能。

原始人类爬行，后背及手背能见到太阳，故而它们属阳，前胸和手掌见不到太阳，故而它们属阴。

阴阳两个字分开后，还具有两个特点：一个是阴和阳具有相对性；另一个是阴和阳具有无限可分性。

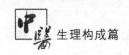

所归也是相互对立、相互对应的，一方是另一方的参照，谁也离不开谁，这就是阴阳的相对性。如热是相对于寒而言的，寒也是相对于热而言的，没有寒的参照，你怎么能知道热？同样，没有热的参照，你也不能判断寒。

另一个是阴和阳具有无限可分性。从阴阳的本义来看，世间万物都是一个从无到有、从有到无的变化过程，都可以用阴阳来概括；从阴阳的属性来说，万事万物，只要是相互关联的，都可以归属于阴或阳，且所有事物内部也有阴阳之分，所以，阴阳具有无限性。

阴阳延伸之后，归属很多，这些归属的东西又具有可分性，如用铅笔的上下来说，上半部为阳，下半部为阴；对上半部而言，又有上下之分，在上者为阳，在下者为阴；对下半部而言，也有上下之分，在上者还是为阳，在下者还是为阴。不管我们取多少次，总有上下之分，按照上为阳、下为阴的原则，总有阴阳之分，这就是阴和阳的无限可分性。

故而，《黄帝内经》中说道：'阴阳者，数之可十，离之可百，散之可千，推之可万'。

正是由于阴阳具有无限可分性，所以，就有了'阴中有阳，阳中有阴'的'中华第一图'——太极图的出现，在阴阳鱼之中，鱼眼所代表的就是'你中有我，我中有你'。"

这时，我在纸上画了一个阴阳图。

"比如，以时间来看，春夏属阳，秋冬属阴；白天属阳，晚上属阴。由于一年四季都是白天和晚上的交替，所以，春夏两季的晚上就是阳中之阴了；秋冬两季里的白天就是阴中之阳了。这就是'阴中有阳，阳中有阴'。前面所谈铅笔的上下部位，'阴中有阳，阳中有阴'更是明了。"

"明白了，听君一席话，胜我苦读书啊。"老爷子说道。

"呵呵，老爷子，您可真会改词啊。"

"人们对阴阳的不好理解，一个是没有从阴阳的本义来理解，一个是把阴阳两个字合在一起的意思与分开之后延伸归属的含义混在一起的缘故，对吧。"

"老爷子，您说得很对。"

正是因为阴阳具有无限可分性，故而，《黄帝内经》中说道："阴阳者，数之可十，离之可百，散之可千，推之可万"。

人们对阴阳的不好理解，一个是没有从阴阳的本义来理解，一个是把阴阳两个字合在一起的意思与分开之后延伸归属的含义混在一起的缘故。

第二节 阴阳在中医学中的应用

> 阴阳的正常平衡与否是判断人体有无疾病的惟一标准。

有一天，一个病人来到门诊，说自己胃胀的厉害，已经好几个月了，刚开始为了方便，就到一家西医院去看，该做的检查都做了，结果是一切正常，门诊的大夫就说我没病，把我气得够呛，难道我装病？最后找到住院部的一个熟人大夫，他说既然检查不出来是什么病，我先给你开一些药，吃着试试看。唉，一直试到现在，不但胃胀没减，反而现在是一碰胃这个地方就会打嗝。奇怪得很，吃饭啥都挺好的，这个病，怎么就治不好呢？昨天晚上听人说了你这个地方，我一大早就赶路过来，希望你能用中医来给我治疗一下。

由于病人没有其他的不适，看舌、诊脉、处方，然后，我给病人说："你知道中医和西医最大的区别在什么地方吗？"

"不知道。"

"呵呵，西医看病，把人看作是死板的物体，只看形体上出现的异常情况，如果用现有的设备没有检查出来问题，西医就认为你很健康，这就是西医的思想。而中医看的则是人的生命现象、生命过程，中医看的病，不只是看你的形体是否出现异常情况，更要看你的功能感觉、生长变化是否异常，这就是中医的高明之处。"

"中医之所以高明，就是因为将阴阳引入的结果，让阴阳成为中医的思想，成为说理的工具。阴阳不但能说明人体结构，说明人的生理，更把阴阳的正常与否作为一个人有没有疾病的惟一判断标准，并作为评估临床治疗效果的惟一标准。"

中医和西医的区别：中医看的是人的生命现象、生命过程；西医看的只是死板的形体。

阴阳不但能说明人体结构，说明人的生理，更把阴阳的正常与否作为一个人有没有疾病的惟一判断标准，并作为评估临床治疗效果的惟一标准。

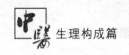

一、说明人体结构

1. 了解人体阴阳

阴阳是万事万物的发展变化规律，自然界中的任何事物和现象都可以用阴阳来解释，人也不例外。

从阴阳的本义来说，阴是"有"的变化过程，阳是"无"的变化过程，人的一生，出生是"有"的变化过程开始，形体变强大；中年之后，是"无"的变化过程开始，形体变弱小，直至死亡。这个"有和无"的变化过程要正常。如果这个过程不正常，像"发育迟缓""未老先衰"等就是阴阳的不正常，就是病态。

《素问·上古天真论》里谈到"女子七岁，肾气盛，齿更发长；二七而天癸至，任脉通，太冲脉盛，月事以时下，故有子；三七，肾气平均，故真牙生而长极；四七，筋骨坚，发长极，身体盛壮；五七，阳明脉衰，面始焦，发始堕；六七，三阳脉衰于上，面皆焦，发始白；七七，任脉虚，太冲脉衰少，天癸竭，地道不通，故形坏而无子也。丈夫八岁，肾气实，发长齿更；二八，肾气盛，天癸至，精气溢泻，阴阳和，故能有子；三八，肾气平均，筋骨劲强，故真牙生而长极；四八，筋骨隆盛，肌肉满壮；五八，肾气衰，发堕齿槁；六八，阳气衰竭于上，面焦，发鬓颁白；七八，肝气衰，筋不能动，天癸竭，精少，肾藏衰，形体皆极；八八，则齿发去"。这就是古人对形体的"有与无"的正常变化过程的真实描写。

《黄帝内经》中还谈到"人生有形，不离阴阳"，人的形体与功能、上与下、内与外、表与里、前与后、脏与腑、气与血和津液之间等等，都有阴阳属性。

（1）正常的人是由形体和功能两部分构成的，形体属阴，功能属阳。

（2）上属阳，下属阴，当人在站立的时候，腰腹以上属阳，腰腹以下属阴；体表属阳，体内属阴；前面的胸腹属阴，后面的背部属阳。

人生有形，不离阴阳：形体属阴、功能属阳；腰腹以上属阳，腰腹以下属阴；体表属阳，体内属阴；前面的胸腹属阴，后面的背部属阳；脏属阴，腑属阳；气属阳，血和津液属阴。

（3）五脏是"藏精气而不泻"，犹如"雾气的团聚"，故而五脏属阴；六腑是"传化物而不藏"，犹如"雾气的发散"，故而六腑属阳。

（4）由于血和津液都是在气的推动作用下运行的，所以，气属动为阳，血和津液属静为阴。"

2. 实用意义

由于自然界的万事万物都有阴阳属性，对于人体来说，外来病邪也有阴阳之分。

比如风、寒、暑、湿、燥、火这六淫之邪，风、暑、燥、火属阳，寒、湿属阴。"人以群分，物以类聚"，根据"同气相求"的道理，阳邪容易导致人体属阳的部位如人体的功能、上部、表部、后背、六腑等首先发病；阴邪容易导致人体属阴的部位首先发病，如人的形体、下部、内部、胸腹、五脏等首先发病。比如受风了，人体首先感觉到头和脖子的不舒服；寒湿侵袭，首先会出现腿脚沉重等。反过来，我们就可以根据人体的发病部位来诊断病邪的性质。如一个人感冒了，时值冬季，首先有头和脖子的不适，继而出现全身的困乏无力，这时，我们的诊断思路就是：人体上部首先发病，就是阳邪所致，结合发病季节，只有"风"一种病邪；继而下部也发病，就说明有阴邪存在，也结合发病季节，只有"寒"一种病邪，综合起来，这个人的感冒就是由于"风寒"引起的，下来，经过舌和脉的诊断，看看严重程度，然后选用适当的药物、适当的剂量进行散风驱寒，疾病很快就会治好。

所以，单就外感病邪而言：在临床上常见到的腰腿疼病人，我们就要从"寒湿"来考虑；在临床上见到的头晕、脖子疼、口疮的病人，我们更多的要考虑"风与火"（因暑、燥之邪的季节性很强，只有夏秋两季才考虑）。

二、阐明人的生理

阴阳所谈的是变化规律、变化现象。而中医研究的就是人的生命规律、生命现象，所以，阴阳的正常平衡是人体正常生命活

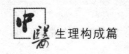

动的基础。

1. 阴阳的正常

人体健康，要进行正常的生命活动，阴阳的正常是前提。

首先，形体属阴，功能属阳，形体和功能的正常是人之阴阳正常的基础。

《黄帝内经》中谈到："人始生，先成精，精成而脑髓生，骨为干，脉为营，筋为刚，肉为墙，皮肤坚而毛发长。"由于甲为筋之余、齿为骨之余，所以，人的形体是由精和骨脉筋肉皮毛组成的。要让形体正常，这些人体的组成部分一定要正常。而形体的充养靠的是饮食和呼吸，所以，饮食和呼吸的正常是形体正常的保证条件。

人的功能包括运动和神志活动两种。运动就是我们从外面能看到的各种动，如走路跑步、弯腰转脖子、手拿东西等；神志活动就是人的思维意识记忆等，只要这些"活动"正常了，人体的功能就正常了。

其次，脏腑活动是人体生长发育的基础，脏属阴，腑属阳，阴阳正常，自然也包括脏腑活动的正常。

脏腑活动是人体生长发育的基础。

2. 阴阳的和谐平衡

人的生命活动正常，不只是要求有阴阳的正常，还要求有阴阳的平衡。

（1）形体属阴，功能属阳。有什么样的形体就有什么样的功能；要发挥什么样的功能，就必须要有什么样的形体，它们必须配套。如小孩能提5斤重的东西，大人能扛100斤重的面粉；电视上播出一个人能咬绳而拖火车头，这就须要这个人具有坚硬的牙齿和相关的肌肉；要在赛场上用相同的规则打赢日本相扑运动员，就必须要有相扑运动员的形体；要抓举400斤重的杠铃，就必须具备抓举400斤杠铃的形体。这些都是阴阳的和谐平衡。

有什么样的形体就有什么样的功能；要发挥什么样的功能，就必须要有什么样的形体，它们必须配套。

（2）脏属阴，腑属阳，脏腑之间也要和谐平衡，如果失常，就会出现病态，我们常说的"胃强脾弱"，即吃得多但运化却不好，这就是脏腑失去和谐平衡后出现的病证。

阴阳的和谐平衡，需要脏腑之间保持和谐平衡。

（3）气属阳，血和津液属阴，人体中不但需要气血津液正常，更要求气血津液之间保持和谐平衡。如气血之间失衡：气多血少了之后，"气有余便是火"，则会出现火热之证；血多气少了，"气对血有推动作用"，推力不足，血流不畅，则会出现血瘀之证。

（4）人体的新陈代谢也要和谐平衡，对人体而言，空气和饮食物的进入是"有"的变化过程，为阴，体内浊气和浊物的外排是"无"的变化过程，为阳，此阴阳要保持和谐平衡，一旦进入得多而排出得少或进入得少而排出得多，则会导致病态的出现。比如好多人饮食正常，但一个礼拜甚至十几天才大便一次，且量还不多，这就是病态。

阴阳正常平衡，就是《黄帝内经》中所说的"阴平阳秘"，也是中医察舌诊脉时的"淡红舌、薄白苔、平和脉"。

三、阴阳的正常平衡与否是诊断疾病有无的惟一标准

一旦阴阳不正常了，不平衡了，人体就出现了病态。所以，阴阳的正常平衡与否是诊断疾病有无的惟一标准。

《黄帝内经》中说"善诊者，察色按脉，先别阴阳"就是这个意思。

1. 人体的阴阳是否正常

形体为阴，功能为阳，所以，我们就要看人的形体和功能是否都正常，如果有一方面不正常，就说明这个人已经出现了病态。如皮肤的损伤是病态；不能弯腰、转脖子是病态；健忘、头昏沉等也是病态。

脏为阴，腑为阳，脏腑中的任何一方失常，都是病态。如脾虚运化不足就会导致血虚证；胃体受损受盛功能下降则会导致进食减少，等等，这些都是病态。

气为阳，血和津液为阴，气血津液中的任何一方不正常也会出现病态，如气虚会导致困乏无力、血虚会导致面色无华、津液不足会导致口干皮肤干燥等病态出现。

饮食物和空气的进入为阴，浊物和浊气的外排为阳，如果人体的这种"入和出"出现异常，这更是一种病态。如呼多吸少、

右侧栏：

阴阳的和谐平衡，需要气血津液之间保持和谐平衡。

阴阳的和谐平衡，需要人体的新陈代谢和谐平衡。

善诊者，察色按脉，先别阴阳：看形体和功能是否正常；看脏腑是否正常；看气血津液是否正常；看饮食物和空气的进入外排是否正常等。当然，这些都正常了，其该平衡的也就平衡了。

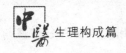

呼少吸多，饮食很多但二便量少、饮食很少但出现尿崩证和泄泻证等都是病态，等等。

2. 人体的阴阳是否平衡

人体阴阳不平衡也是病态。

比如形体属阴，功能属阳，如果人的形体和功能不平衡，不配套，像成年男子只能提5斤重的东西，10斤重的根本就提不起来，这就是病态。

再如饮食物的进入为阴，浊物的外排为阳，不管是进多排少还是进少排多，这些都是病态。

所以，我们只要见到阴阳不正常和／或不平衡，就可以直接说这个人生病了。

3. 疾病的阴阳诊断

（1）辨别疾病的阴阳属性

①首先，形体属阴，功能属阳，所以，临床上一定要先辨别病人是形体病还是功能病。

辨别清楚了形体和功能之阴阳所病，对治疗和预后都是很有帮助的，如果是单纯性的功能出现了病变，这时不用治疗或稍加调理即好；如果是形体出现了病变，则非治疗不可，且治疗时间也会比较长。比如某病人因思念亲人太久而出现失眠、心慌、不想吃饭等，高明的医生采用心理疗法或让其所思之人归来之后，则诸症自除。此例病人的病证属于功能性的，就是阳病。比如某病人患有先天性心脏病，出现心慌、胸闷、失眠等，此病证就属于形体病变，就是阴病，治疗起来就相对麻烦点。

②其次，从阴阳归属上来辨别阴阳。

由于人体之疾病，部位要么在表，要么在里；病性要么为寒，要么为热；病态要么为虚，要么为实。而表、热、实属阳，里、寒、虚属阴。

最后，从阴阳属性上来鉴别。以色泽辨别阴阳属性：色泽鲜明的属阳，如脸红目赤之人就是阳病；色泽晦暗的属阴，如脸色青紫之人就是阴病。以声息辨别阴阳属性：声音高亢者属阳，声音低微者属阴；呼吸微弱者属阴，呼吸气粗者属阳。以

临床上首先要辨别病人是形体病还是功能病；其次需辨别阴阳归属的寒热虚实；最后要从色泽、声息、脉象等来辨别阴阳的属性。

脉象辨别阴阳：脉跳动得快者属阳，脉跳动得慢者属阴；脉洪大者属阳，脉细小者属阴；寸脉有问题者属阳病；尺脉有问题者属阴病。

（2）辨别阴阳的盛衰：临床上，不管出现什么样的阴阳失常，我们都可以归结为阴阳的偏盛和偏衰两种情况。盛，就是多，偏盛，即偏多，就是比正常多的意思。衰，就是少，偏衰，即偏少，就是比正常少的意思。以寒热表阴阳，热属阳，寒属阴。阳的偏多就是热，阴的偏多就是寒，

所以，《素问·阴阳应象大论》中说"阳胜则热，阴胜则寒"。

在阴阳总量不变的前提下，阴的偏少则会导致阳的偏多，阳的增多就是热；阳的偏少则会导致阴的偏多，而阴的增多就是寒，由于外为阳、内为阴，所以，《素问·调经论》中就说"阳虚则外寒，阴虚则内热"。

故而，尽管疾病的病理变化复杂多端，我们都可以用阴阳的偏盛偏衰来概括，这样，"阳胜则热，阴胜则寒；阳虚则寒，阴虚则热"也就成了中医学的病机总纲。

阳盛则热，阴盛则寒；阳虚则寒，阴虚则热。

四、临床应用

掌握知识就是为了应用，阴阳，不但可以确定治疗原则，更可以指导临床用药。

1. 确定治疗原则

由于疾病发生发展的根本原因是阴阳的正常平衡受到破坏，所以，调整阴阳，补其不足，泻其有余，恢复阴阳的正常平衡，就是中医治疗的基本原则。

（1）对于偏衰之病证，我们就要"补其不足"：阴虚者滋阴；阳虚者补阳。当然，在直接补阴阳的同时，我们还要根据阴阳的互根互用、相互转化的特点，做到"善补阴者，阳中求阴；善补阳者，阴中求阳"，就是说在用补阳药治疗阳虚证的同时，少佐一点补阴药，则阳更得补；在用补阴药治疗阴虚证的时候少佐一点补阳药，则阴更得充。

对于偏衰之病证，我们就要"补其不足"：阴虚者滋阴；阳虚者补阳。当然，在直接补阴阳的同时，我们还要根据阴阳的互根互用、相互转化的特点，做到"善补阴者，阳中求阴；善补阳者，阴中求阳"。

前一段时间有个失眠的病人来找我，说在别人那里喝了一段时间的汤药，里面的酸枣仁用到50克才稍微能睡着，但不用酸枣仁的时候就又不行了。看舌、诊脉，知道是阴虚之后，我说"你的病很简单，简单到一味药就可以治好，不过，中药更多时候讲究的是配伍，我给你开两味药，你拿回家，晚上熬好，临睡前一次性把它喝了，今晚也许就能睡个好觉"。处方为：生地180克，肉桂（后下）10克。第二天病人告知，昨晚睡得很熟，很是舒服。

这里的生地就是滋阴泻火之药，大剂量以增强味之厚，使得滋阴更甚，效果更好；肉桂为补阳药，少佐之后，则"阴更得生"。

地黄肉桂合用治失眠见效快

适应证：失眠。

使用方法：取地黄180～500克，加适量的凉水煎煮，水开后10分钟加入肉桂5～10克，再煎10分钟，把药沥出；再加适量的凉水，煎煮至水开后10分钟，把药液沥出，和第一次煎煮的药液混合。晚上临睡前半小时顿服，也就是一次把两次煎煮的药液喝完。

注意事项：①失眠病人，如果舌质发红的，处方中的地黄需用生地黄；如果舌质不发红的，则需用熟地黄。②失眠轻的病人，处方用量为地黄180克，肉桂5克；失眠特别重的病人，处方用量为地黄500克，肉桂10克。③胃不和而夜不安，有人煎煮时加的水太多，以致煎煮之后的药液太多，一次性喝完，胃有点胀，这时不但不能治失眠，反而有可能会导致失眠加重，所以，煎煮时需加水量要少，或是煎煮之后把沥出的药液再在药锅里熬一会儿，蒸发一下水分。④用药之后大便质稀，颜色发黑，这是正常的用药反应，停药之后大便即可恢复正常。

失眠，临床经常遇到。常用的办法，西医就是让病人服用安定之类的药物，虽然能睡一会儿觉，但不良反应及依赖性却很大。中医一般用酸枣仁等安神药治疗，有的也许会有一定的效果，但有人就是睡前嚼服酸枣仁30克，还是效果不好。虽然，中医讲的是辨证论治，有的大夫用血府逐瘀汤治疗因血瘀导致的失眠，有的大夫用黄连阿胶鸡子黄汤治疗因火导致的失眠，效果都很好，可一般的老百姓不懂得血瘀、火热等的辨证，也不会开处方，怎么办？

我有一个先能让人睡好觉的小偏方，不过，这个办法只能暂用，不能久用，睡好觉之后，还是要让中医大夫给你好好调治，以消除导致失眠的病因，这一点一定要记住。好了，说说这个偏方吧。

地黄180～500克，肉桂5～10克（后下），水煎之后，晚上临睡前半小时顿服，也就是一次喝完。

这里需要提醒三点：一是如果你看自己的舌头发红，不管多红，都要用生地黄，如果舌头不发红而发白，那么就要用熟地黄。注意，这里舌头的红和白指的是舌质，不是上面的舌苔。二是肉桂一定要后下，这是因为肉桂的有效成分易于挥发，如果煎煮时间过长，则有效成分都挥发掉了，最后的治疗效果肯定不会好。三是病重的可以用大剂量，病轻的可以用小剂量。

一天早晨，我在公园练太极拳，有个病人来找我，说他失眠很严重，想让我看看。一般情况下，工作之余我是不看病的，但看到病人痛苦的表情，于是看了一下舌，舌质稍红，就说："你先用生地黄180克，肉桂10克煎药服用，看看效果。一般的中药房里都有这两种药，让他们告诉你煎煮办法。"

第二天病人告知，昨晚睡得很熟，很舒服。

其实，这个办法我是借鉴的别人的经验，曾在《陕西中医函授》1992年第2期第4页上看到这么一个病例：一中医治疗刘某失眠，月余目不交睫，疲惫烦躁欲死，百治罔效，投以熟地黄500克，肉桂6克，服后酣睡如雷，而病如失。

又有一病人，是3天前看病后复诊的，女性，63岁，因为严重失眠才来看的。失眠近1年，白天不困，晚上不睡，心烦得厉害。听了别人推荐，来到我的门诊，我看了舌头，稍红，苔薄白，脉数稍虚。询问之后，病人还有严重的膝关节炎，变天就疼得厉害。我说，先给你治疗失眠吧，关节疼痛，你可以用白酒泡辣椒外用试试。

于是，处方：生地黄180克，白芍30克，肉桂10克（后下），3剂。嘱咐每天晚上熬药，连续熬两次，合在一起，临睡前一次服完，这就是中医上说的"顿服"。由于病人有心烦、易生气的情况，故而，这

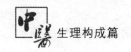

里加上白芍来滋阴养肝以缓解这个症状。

今天过来说，晚上9点上床，好像11点半才睡，不过，早上4点多才起来，睡得好香啊。呵呵，睡觉香真是福啊。于是，又让病人按原方再服3天，之后，再号脉改处方。

方子简单，只有两味药，地黄和肉桂。地黄，有两种，生地黄和熟地黄，熟地黄是生地黄的炮制品，通常情况下，我们把熟地黄叫作熟地，生地黄叫作生地。哦，对了，这里说一下这个方子的煎煮方法，因为很多人可能没有煎煮过中药。

煎药时，不用泡，直接煮就是。先把地黄放到砂锅里，加水，以水漫过药物两横指（一般的是一横指，因为这里只有一味药，故而，可以加水多点）为度，放在火上煎煮，火力不要太大，中等就成；等水烧开后10分钟的时候，给锅里放肉桂，再煎煮10分钟，离火，沥药；继续加水，这时由于两种药已经合在一起了，故而，等水烧开后再煎煮10分钟，关火，沥药；把两次的药液混合在一起，临睡前半小时一次服完即可。

看到这里，也许有人会说：你在杂志上看到的不会是个案吧，地黄的量太大了，不敢用。

呵呵，我们先了解一下地黄：

生地黄为玄参科植物地黄的干燥块根。味甘、苦，性微寒。归心、肝、肾经。滋阴清热，凉血补血。主治热病烦渴，阴虚发热，骨蒸劳热，内热消渴，肠燥便秘，温病发斑，血热吐血、衄血、崩漏、尿血、便血，血虚眩晕，心悸，经闭，萎黄。

熟地黄为玄参科植物地黄的块根经加工蒸晒而成。味甘，性微温。归肝、肾经。补血调经，滋阴益精。主治血虚萎黄，眩晕心悸，月经不调，产后腹痛，崩漏不止，肝肾阴亏，潮热盗汗，阳痿遗精，不育不孕，腰膝酸软，消渴，便秘，耳鸣耳聋，头目昏花，须发早白，肾虚喘促。

然后，看看名医大家应用地黄的用量：

张景岳用熟地黄，常用至一二两甚至二三两，如滋阴补肾之左归饮，熟地黄用量为1～2两；温补肾阳之右归饮，熟地黄用至1～2两；大补气血的两仪膏，熟地黄用至一斤。

清初名医陈士铎在《本草新编》中谈到："或问熟地宜多用以奏

功，抑宜少用以取效乎？熟地宜多不宜少也。然而用之得宜，虽重用数两不见多；用之失宜，虽止用数钱未见少。用之于肾水大亏之日，多用犹觉少；用之于脾土大崩之时，少用亦觉多；用之于肾火沸腾之病，用多而殊欠其多；用之于胃土喘胀之症，用少而殊憎其少。全在用之得宜，而多与不多，不必计也。""熟地系君药，可由一两以用至八两。……补阳之药，可少用以奏功，而补阴之药，必多用以取效。以阳主升而阴主降。阳升，少用阳药而气易上腾；阴降，少用阴药而味难下达。熟地至阴之药，尤与他阴药有殊，非多用之，美以取胜。"

已故著名中医学家姜春华教授生前临证治疗痹症，生地的用量一般为 60～90 克，最多可用至 150 克。

最后，再说一下，就是服用这个偏方后很多人会有腹泻的感觉，自觉大便很稀，但肚子不会疼，这是正常的药物反应，不用害怕。

还有，经常用脑的人，每个月有两三天喝喝地黄肉桂汤，感受一下，你会觉得头脑很轻松、很舒服。当然，服用方法还是晚上睡觉前半小时一次性喝完。

（《中医师秘藏的小验方》）

（2）对于阴阳偏盛之病证，根据"寒者热之，热者寒之"的原则来治疗：阳盛则热的病证，我们可以应用寒凉性的药物来治疗；阴盛则寒的病证，我们可以应用温热性的药物来治疗。

对于阴阳偏盛之病证，根据"寒者热之，热者寒之"的原则来治疗。

道理说起来简单，可做起来就很有可能将其抛于脑后了，比如冬春季的感冒，好多人用"大青叶"之类的药物治疗，这就是明显的错误。

（3）我们还须注意的是要看偏盛病证中有无偏衰的情况出现，或是偏衰病证中有无偏盛的情况出现，如果有，我们就要同时应用补泻两法。

2. 指导临床用药

（1）根据前面谈的阴阳对应原则，对于部位病证和虚弱不足导致的病证，我们就可以用药物的阴阳属性来治疗人体的阴阳病证。

① 根据部位：植物类药物，也是药用部位在上者属阳，在

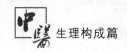

下者属阴。如花、叶、果实、种子等在植物的上面，这些药物都属阳，而人的上部也属阳，"同气相求"，我们就可用这些药物来治疗头面部的疾病。如菊花就可以治疗眼部疾病；大青叶就可以治疗面肿之病证；辛夷花、苍耳子就可以治疗鼻部的病证；决明子就可以治疗头部的疾病等等；根类药物在植物的下部而属阴，人的下部也属阴，所以，根类药物就可以治疗人体下部之病证，如独活、续断、牛膝、苦参等就可以治疗腿脚、腰腹部的疾病。

② 根据质地：质地轻者上浮而属阳，质地重者沉降而属阴，所以，质地轻者也可以治疗人体上部之疾病，如升麻、葛根、柴胡等，它们虽为根类药物，可以治疗人体下部之病证，但它的质地很轻，所以，它们也可以治疗人体上部的病证，如脖子、口腔、头面部的疾病等。拿葛根来说，既能治疗腹泻脱肛的下部病证，也能治疗颈部僵硬的上部病证，就是这个道理；决明子为种子类植物药，其药用部位位于植物的上部，所以可以治疗上部疾病，如头晕等，但因其质重而属阴，故而，决明子也可以治疗人体下部之病，如润肠通便而治疗便秘等。

（2）根据阴阳的对立制约关系和长消关系，利用药物之性以阴制阳或以阳制阴来治疗亢盛性的疾病。

药物之性，就是指寒、凉、温、热四种药性，寒凉属阴，温热属阳，根据"寒者热之，热者寒之"的治疗原则，选用不同属性的药物来治疗相反属性的病证，如附子、干姜温热属阳，就可以治疗病性属阴的寒证；黄连、大青叶寒凉属阴，就可以治疗病性属阳的热证。

（3）根据药物之味的阴阳属性，不但可以治疗部位之阴阳病，也可以治疗虚弱、亢盛的阴阳病。

药物的味，指的是气味和味道，根据动属阳，静属阴的原则，对于中药来说，气味属阳，味道属阴。味有厚薄之分，对气味而言，厚是强的意思，薄是弱的意思，由于气味强，容易走窜，所以，厚者为阳，薄者为阴；对于味道而言，厚是重的意思，薄是轻的意思，味道重的容易滞留而不动，味道轻的相对可以走散，所以，厚者为阴，薄者为阳。《珍珠囊补遗药性赋》中对此谈得很是明确："气为阳，气厚为阳中之阳，气薄为阳中之阴，薄则发泄，厚则发热；味为阴，味厚为阴中之阴，味薄为阴中之阳，薄则疏通，厚则滋润"。

我在前面提到治疗阴虚所致失眠的病人，大量地应用生地，就是取其阴中之阴的厚味而达到滋润的目的；少量的肉桂，则是取其阴中之阳的薄味而达到疏通血脉的目的。

虽然，失眠是头部的疾病，但因为生地滋阴，剂量大了以后从味道来说则是阴中之阴，故而滋阴效果更好，因头部的失眠是由阴虚导致的，治病求本，所以，阴虚治好了，失眠也就消失了。这就是中医治病的奥秘。

味道，一般有辛、甘、淡、酸、苦、咸等，《黄帝内经》中谈到"辛甘发散为阳，酸苦涌泄为阴，咸味涌泄为阴，淡味渗泄为阳"，所以，味道之中又分阴阳：辛、甘、淡属阳，酸、苦、咸属阴。故而，对于阳虚之证，就要选用适当的辛、甘、淡味类药物来"以阳补阳"；对于阴虚之证，就要选用适当的酸、苦、咸味类药物来"以阴补阴"；相反，对于阴盛之寒证，我们就要用辛、甘、淡味的属阳药物来"热之"；对于阳盛之热证，我们就要用酸、苦、咸味的属阴药物来"寒之"。如辛味的肉桂，就可以治疗阴寒之证；而苦味的大黄就可以泻火而治疗阳胜之热证，等等。

（4）根据药物升降浮沉之阴阳归属来治疗部位之阴阳病。

升、浮属阳，降、沉属阴，由于人体之上属阳，下属阴，表属阳，里属阴，所以，具有升、浮功能的药物就可以治疗上部疾病和表证，具有降、沉作用的药物就可以治疗下部疾病和里证。如菊花、蔓荆子、麻黄具有升、浮之性，就可以治疗头部疾病和表证；决明子、大黄具有降、沉之性，就可以治疗下部疾病和里证，等。

总之，我们临床治疗的目标就是《黄帝内经》中所谈到的"谨察阴阳所在而调治，以平为期"。

五、进一步了解阴虚和阳虚

临床上，包括生活当中，好多人问：我是阳虚体质还是阴虚

气为阳，气厚为阳中之阳，气薄为阳中之阴，薄则发泄，厚则发热；味为阴，味厚为阴中之阴，味薄为阴中之阳，薄则疏通，厚则滋润。

味道之中又分阴阳：辛、甘、淡属阳，酸、苦、咸属阴。

具有升、浮功能的药物就可以治疗上部疾病和表证，具有降、沉作用的药物就可以治疗下部疾病和里证。

谨察阴阳所在而调治，以平为期。

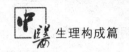

体质？我需要补阳还是需要补阴？

呵呵，人们现在更多地注重身体健康，注重保养了，这确实是好事，但是，最怕的就是乱补。

要明白自己的体质，必须要知道阴虚中的阴指的是什么？阳虚中的阳指的是什么？

首先，可以排除这里的阴和阳不是本义上的阴和阳，这是因为我们谈论的是人体现在的阴阳，而非两千多年前的。

其次，我们既然已经排除了本义，那么，就只有延伸含义了。阴阳在人体之中更多表述的是形体和功能，上下、前后、表里部位，脏与腑，气与血和津液等。

那么，阴阳究竟表述的是所有的延伸含义还是其中的一部分？

要知道这个问题，我们必须要看中医的病机总纲，因为前面提到的阴虚和阳虚都是人体的病理变化。

"阳胜则热，阴胜则寒；阳虚则寒，阴虚则热"是中医学的病机总纲。从这里我们就能明白：阳虚就会出现寒，阴虚就会出现热。那么，人体之中属阳的功能、上、外、后、腑、气哪一种虚能出现寒？

人体之中属阴的形体、下、里、前、脏、血和津液哪一种虚能出现热？

还是用排除法，气虚会出现寒；血和津液不足也会出现热。所以，阳虚，经常会说阳气不足；阴虚，经常会说阴血不足或是阴液不足。现在，我们应该知道，阳虚体质实际上指的是气虚加有寒象之人，阴虚体质实际上指的是血虚和 / 或津液不足加有热象之人。明白了这些，体质阴阳属性也就清楚了。

更进一步，中医谈的更多的是具体脏腑的阴虚或阳虚，比如肾阴虚、肾阳虚，心阴虚、心阳虚等等，如何辨别？

说真的，这个比较简单，就是首先辨别患者是阴虚还是阳虚，然后再辨别此阴虚或阳虚是发生在哪个或哪几个脏腑上就成了。如阴虚发生在五脏之心，这就是心阴虚，发生在五脏之肺，就是肺阴虚，以此类推。

当后面我们了解了五脏功能之后，就能知道，阴虚加某一脏

阳虚体质实际上指的是气虚加有寒象之人，阴虚体质实际上指的是血虚和 / 或津液不足加有热象之人。

或某几脏的功能、所开之窍、所主之体、所在之"府"、所主之情志等等出现异常，这就是某脏或某几脏的阴虚。

比如心阴虚的症候表现是：心悸、心烦、失眠、多梦，口燥咽干、形体消瘦、两颧潮红，或手足心热、潮热盗汗、舌红苔乏津。脉细数。其中"心悸、心烦、失眠、多梦"是心功能异常所致，"口燥咽干、形体消瘦、两颧潮红，或手足心热、潮热盗汗、舌红苔乏津，脉细数"这是阴虚的表现，加起来后，就是心阴虚。

肾阴虚的证候表现是：腰膝酸软而痛，眩晕耳鸣、男子阳强易举，遗精早泄，舌红少苔或无苔，脉细数。其中"腰膝酸软而痛，眩晕耳鸣、男子阳强易举，遗精早泄"是肾功能异常所致，"舌红少苔或无苔，脉细数"是阴虚的表现，合在一起就是肾阴虚。

其他的以此类推即可。

第二章
五行是中医关系学的概述

我喜欢做饭。有次炒菜，需要放盐的时候，才发现调料盒里的盐不够了，喊老婆，她从柜子里取了包盐，情急之下，撕个口子直接就往锅里倒，没想到盐放多了，我赶紧用勺子从锅里向外"捞"盐，最后，还是咸。老婆自责之后说"太咸了，不能吃，要不倒掉吧"。呵呵，我笑着说"看我的"，取点白糖放入锅中，搅拌均匀，让老婆尝味，"不咸了"，老婆高兴地说，"怎么回事？"

"这就是五行理论在生活当中的具体运用。"

第一节　五行的本源

> 当我们知道了五行的本源之后，就会对古代先哲们的智慧加以由衷的赞叹。

五行是由五材演变而来的，五材，指的就是金、木、水、火、土五种物质。

五行是由五材演变而来的，五材，指的就是金、木、水、火、土五种物质。而有金、木、水、火、土这五个字的最早记载为《尚书·大禹谟》，其中说道："禹曰：吁！帝念哉！德惟善政，政在养民。水、火、金、木、土、谷，惟修；正德、利用、厚生、惟和。九功惟叙，九叙惟歌"。用现在的话来说就是"啊！帝要深念呀！帝德应当使政治美好，政治在于养民。六种生活资料：水、火、金、木、土、谷，应当治理，正德、利用、厚生三件利民的事应当配合，这九件事应当理顺，九事理顺了就应当歌颂"。

《尚书·大传》中说得更为明白："水火者，百姓之所饮食也。金木者，百姓之所兴作也。土者，万物之所资生，是为人用"。这段话说的就是"水和火，是百姓们做饭时必须要用到的；矿物质和木材，是百姓盖房子做家具，下地干活，制作劳动工具所需用的；土壤，化育万物，可以为人们提供食物"。

所以，水、火、木、金、土这五种老百姓生活当中常用的物质，就是我们常说的"五材"。

"五行"这两个字最早见于《尚书·甘誓》中："启与有扈氏大战于甘，乃召六卿。王曰：嗟！六事之人，予誓告汝：有扈氏威侮五行，怠弃三正，天用剿绝其命，今予惟恭行行天之罚"。用现在的话说就是："夏启与有扈氏即将在甘（古时候的地名）进行一场大战，于是夏启召集了六军的将领。王说：啊！六军的将士们，我要向你们宣告：有扈氏违背天意，轻视五行，怠慢甚至抛弃了我们颁布的历法。上天因此要断绝他们的国运，现在我只有奉行上天之意对他们惩罚"。

而水、火、木、金、土就是五行，则见于《尚书·洪范》中，它的原文是这样的："五行：一曰水，二曰火，三曰木，四曰金，五曰土。水曰润下，火曰炎上，木曰曲直，金曰从革，土爰(yuan)稼穑。润下作咸，炎上作苦，曲直作酸，从革作辛，稼穑作甘"。

翻译成现在的话就是："帝王的第一要务，就是要紧抓水、火、木、金、土这几种经济工作。原因就是注重开发水利、治理水患可使下面老百姓的生活过的滋润（润下）；抓好火种管理，防止失火之后向上燃烧而引起的烧屋毁林（炎上）；合理安排树木的砍伐与制作（曲直），既可满足眼前的需求，又可使青山常在；进行必要的矿物开采，冶炼金属（从革），以满足社会各方面的需求；大力发展农业，适时种植，加大人力保障收获（爰稼穑）。但物极必反，乃是世间万物的基本规则，君王必须时刻小心，不要走上极端。比如说，只注重土地的浇灌，不注意其排泄，就会造成土壤的盐碱化（润下作咸）；疏忽了火的使用和管理，就会导致火灾

"五行"这两个字最早见于《尚书·甘誓》中。

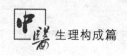

的接连不断，使民众痛苦不已（炎上作苦）；滥伐树木，修造建筑，会使人民感到心酸（曲直作酸）；过度地开采矿物，并进行冶炼与铸造，则会使百姓非常辛苦（从革作辛）；而大力发展农业经济，做好种植与收获的工作，则会使人民过上甘甜的生活（稼穑作甘）。"

第二节　五行的含义

> 五行，是由"五"和"行"两个字构成的，"五"，指的是五种物质。

木的本义为树木。

木：是象形字。从甲骨文字形来看，像树木形状，上面为枝叶，下面为树根，所以，木的本义为树木。

火的本义是物体燃烧所发的光、焰和热。

火：是象形字。从甲骨文字形来看，像火焰。所以，火的本义是物体燃烧所发的光、焰和热。

土的本义为土地、土壤。

土：是象形字。从甲骨文字形来看，上像土块，下像地面。所以，土的本义为土地、土壤。

金的本义为矿物质。

金：是会意字。从人（表示覆盖），从土，从二。从"土"，表示藏在地下；从"二"，表示藏在地下的矿物。所以，金的本义为矿物质。

水的本义是以雨的形式从云端降下的液体。

水：是象形字，从甲骨文字形来看，中间像水脉，两旁似流水，所以，水的本义是以雨的形式从云端降下的液体，无色无味且透明，形成河流、湖泊和海洋。

现在，看看我们的周围，撇开合成品、提取物等不谈，是不是都是由金、木、水、火、土构成？我们到自然保护区、原始部落去看，更能体会到金、木、水、火、土构成的万物。

五行，说得就是金、木、水、火、土这五种物质的运行。

行，本义为走路、行走，实为运动之意。早在几千年前的古人已经发现，世界是物质的，所有的物质都是在运动中存在的，所以，五行，说的就是金、木、水、火、土这五种物质的运行。

　　既然五行是五种物质的运动，那么，它们靠什么运行？

　　东汉末年的经学大师郑玄说"行者，顺天行气也"，其意就是说这五种物质是依循本身固有的规律而自然运行。这里就又有一个问题：五种物质本身固有的规律是什么？

　　无巧不成书，前面谈的"水曰润下，火曰炎上，木曰曲直，金曰从革，土爰稼穑"，也正好是五种物质的运行规律。

　　水曰润下：润，是滋润，而滋润就是向里；下，是向下，所以水的运行规律是滋润、向里、向下。

　　火曰炎上：炎，是一个会意字，从二火，它本义为火苗升腾，实为向外；上，是向上。炎上，就是说火苗向外、向上的意思。所以，火的运行规律是升腾向外、向上。

　　木曰曲直：曲，是弯曲，直，是顺直。把弯曲弄顺直则是顺畅生长之意，所以，木的运行规律就是顺畅生长。

　　金曰从革：从，甲骨文字，像两人紧跟而行，是随行、跟随之意，后引申为顺从；革，是个象形字，本义为去毛的兽皮，后引申为改革、改变。从革，即顺从需要而改变，有清除旧有之意，所以，金的运行规律是顺从需要而改变，清除旧有。

　　土爰稼穑：爰，甲骨文字，像两手相援引；稼穑，《毛传》解释说："种之曰稼，敛之曰穑"，也就是说种植为稼，收获为穑。所以，土爰稼穑，就是说在土的援引之下，种植和收获交替进行。由于种植和收获是由于土的存在而化生的，故而，古人就把具有化生、生新这一运动规律都归属于土。

　　世间万物，都具有化生、生长、向上或向下、向里或向外、最后改变而被清除这一变化过程。而化生是土的运行规律，生长为木的运行规律，向上、向外为火的运行规律，向下、向里为水的运行规律，顺从改变而被清除为金的运行规律。所以，延伸之后，五行不但能表达事物和现象某一个时间段的运行特点，更能概括事物和现象的产生、发展、衰退、消亡的运行过程。

　　古人很有智慧，用五个字就表示了万事万物的运行特点，这种高度概括很是了不起。

水曰润下。水的运行规律是滋润、向里、向下。

火曰炎上。火的运行规律是升腾向外、向上。

木曰曲直。木的运行规律就是顺畅生长。

金曰从革。金的运行规律是顺从需要而改变，清除旧有。

土爰稼穑。土的运行规律是化生、生新。

延伸之后，五行不但能表达事物和现象某一个时间段的运行特点，更能概括事物和现象的产生、发展、衰退、消亡的运行过程。

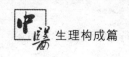

第三节　五行字义的延伸

> 只有掌握了五行的延伸含义，才能知道世间万物和所有现象的五行归属。

　　和阴阳两个字一样，由于在龟甲、骨头上的写作不便，所以，五行中的金、木、水、火、土就有了其他更多的含义。

　　人们认识到自然界中不只存在有物质，更存在有现象，而现象是由物质的运动产生的，所以，把五行的含义进一步延伸，通过取象比类，对所有的事物和现象进行归纳，这就是我们现在所谈的金、木、水、火、土。

　　木的运动规律为顺畅生长，故而，就把具有生长、升发、条达舒畅等作用或性质的事物和现象都归属于木。

　　火的运动规律为升腾向外、向上，故而，就把具有温热、升腾向外、向上等作用或性质的事物和现象都归属于火。

　　土的运动规律为化生、生新，故而，就把具有化生、承载等作用或性质的事物和现象都归属于土。

　　金的运动规律为顺从改变，清除旧有，故而，就把具有清洁、消除等作用或性质的事物和现象都归属于金。

　　水的运动规律为滋润向内、向下，故而，就把具有寒凉、滋润、向内、向下等作用或性质的事物和现象都归属于水。

　　如一年的时间，中医上分为五季：春、夏、长夏、秋和冬，春天，万物苏醒，开始生长，条达舒畅，所以，春天归于木；夏天，气温升高，同于火性，所以，夏天归于火；长夏，为热转为凉的季节，而凉的产生就相当于土的"生新"，所以长夏归于土；秋天是农作物成熟的季节，人们顺从自然的恩赐而收获，之后，旧有的农作物被清除，所以秋天归于金；冬天，天气寒冷，气温下降，"寒则收引"，等同于向下、向内"运动"，所以，冬天归

旁注：
具有生长、升发、条达舒畅等作用或性质的事物和现象都归属于木。

具有温热、升腾向外、向上等作用或性质的事物和现象都归属于火。

具有化生、承载等作用或性质的事物和现象都归属于土。

具有清洁、消除等作用或性质的事物和现象都归属于金。

具有寒凉、滋润、向内、向下等作用或性质的事物和现象都归属于水。

于水。

如方位有东、西、南、北、中，东方是太阳升起的地方，和木的生发一样，所以，东方归于木；西方，是太阳降落的地方，降落，就是太阳的消失，和"被清除"一样，所以，西方属金；南方气温高，和火的特性相似，所以，南方属火；北方寒冷，气温低，和水的特性相似，所以，北方属水；不管是从南到北的气温差异，还是从东到西的太阳升落，都要经过中间的"化生"，而"化生"为土的特性，故而，中，就属于土。

第四节　五行之间的关系概述

五行中相生相克的关系不仅可以用到疾病中，也可以用到生活中，常常起到意想不到的效果。比如，对于喝完中药后口中苦味的消除，用糖不如用淡盐水漱口有效，就是用了水克火的道理。

世间的任何一个事物和现象都不是孤立存在的，而是与其他的事物和现象有着紧密联系的，而它们之间的联系，靠的就是五行的相生相克关系。

量变为生，量变到质变也是生。

一、相生

生，本意是指新事物成长到一定程度（量变），打破其原有的平衡状态，突破重重障碍而展现出新的面貌（质变）。也就是说，量变为生，量变到质变也是生。

相生，就是指这一事物或现象对另一事物或现象具有促使其改变的作用。五行相生的次序是：金生水，水生木、木生火、火生土、土生金。只要我们理解了"生"是促使量变或质变，就能很好地理解五行之间的相生关系。

五行相生的次序是：金生水，水生木、木生火、火生土、土生金。

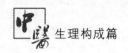
1. 物质层面上的相生关系

金生水：就是说矿物质可以改变水质。

水生木：就是说在水的灌溉之下，树木能更好生长。

木生火：就是说在火里加木材，可使火更旺。

火生土：就是说火可以改变土质。如森林大火之后，其土质就发生改变；砖头的制作，更是火的杰作。

土生金：就是说土质决定着矿物质的成分与含量。

2. 归属含义层面上的相生关系

金生水：金的特性是顺从改变、清除旧有，旧的不去，新的不来，在清除过滤之下，水更加洁净，滋润之力更强，所以，金生水。

水生木：有了水的滋润，动植物才得以更好地生长，而生长是木的特性，所以，水生木。

木生火：生长是向上向外长，越生长则越向上向外，由于生长是木的运动特性，向上向外是火的运动特性，所以说，木能生火。

火生土：向上向外会产生变化而化生新的东西，比如植物的生长，向上向外之后就会有新的枝叶等。而向上向外是火的特点，化生、生新是土的特点。

土生金：化生新事物之后，旧有的事物自然就被清除，如新中国成立之后，封建旧中国自然就不存在了，所以，化生可以助推旧有的清除。由于化生是土的特性，清除旧有是金的特性，所以说，土生金。

二、相克

克，是象形字。从甲骨文字形来看，下面像肩形，上面是物体。整个字形的意思是人扛物。所以，克的本义为胜任的意思。延伸之后，则是克制、制约之意。所以，相克，是指这一事物或现象对另一事物或现象的生长或功能具有抑制和制约作用。

五行相克的顺序是：金克木、木克土、土克水、水克火、火克金。

相克，是指这一事物或现象对另一事物或现象的生长或功能具有抑制和制约作用。

五行相克的顺序是：金克木、木克土、土克水、水克火、火克金。

1. 物质含义层面上的相克关系

金克木：矿物质类可以捣毁树木。

木克土：树根的力量强大，能突破土的障碍而生长。

土克水：水来土挡，土能防水。

水克火：着火了怎么办？喷水啊。看看消防车的功用就可以知道。

火克金：矿物因火而改变，即使金子也不例外。

2. 归属含义层面上的相克关系

金克木：生长在清除的作用下就会停止，如草木生长之后，我们不停地割除，试想，您还能看到正常的生长现象吗？不能。这就是金克木。

木克土：土的特性是化生，要防止化生，就要不停地顺畅条达。比如要防止树干在生长的过程中生化出新芽，就要让树干顺畅条达的向上生长。这就是木克土。

土克水：水有滋润、向下的特性，一旦有了"化生、承载"的存在，则水的特性就会改变。比如一个东西从楼上掉下来了，其方向是往下，这是水的特性，此时，一个人用手接住了这个东西，"承载"，是土的特性，此时，向下的运动就不复存在，这就是土克水。

水克火：火性向上，而水性向下，在向下的作用下，向上的不能向上，这就是一种制约。比如一个人正在向上爬梯子，可下面有两条狗咬住其脚而往下拉，试想，这个人还能正常的往上爬吗？不能。这就是水克火。

火克金：向上向外是火的特点，顺从改变、清除旧有为金的特点。人们在砍伐木头时，都是由外向内砍；衣服上脏物的清洁，也是由外向内的洗干净。这个"砍伐"和"清洁"就是清除，为金的特点。而火的特点是从内向外，其有制约"从外向内"的作用，所以说，火能克金。

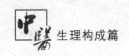

三、五行之间的生克制化关系

由于五行之间存在着相生相克的联系，所以，对于五行中的任何"一行"来说，都存在着"生我""我生""克我""我克"四个方面的关系。

"生我"和"我生"在《难经》中比喻为"母"和"子"的关系。"生我"者为"母"，"我生"者为"子"，所以，五行中的相生关系又称为"母子"关系。如以金为例，由于土生金，所以，"生我"者为土，土为金之"母"，金是土之"子"；而金生水，所以，"我生"者为水，金又是水之"母"，水又是金之"子"。

"克我"和"我克"在《黄帝内经》中称作"所不胜"和"所胜"，即"克我"者是"所不胜"，"我克"者是"所胜"。还是以金为例，由于金克木，所以，"我克"者是木；由于火克金，所以，"克我"者是火。

五行，之所以能够保持动态平衡，就是因于制化调节的作用。

制，就是制约；化，就是化生。所谓制化调节，就是指五行在正常状态下，通过相生和相克的相互作用而产生的调节作用，又称为"五行制化"。

首先，从五行的整体作用可以明显看出，任何两行之间的关系并不是单向的，而是相互的。五行之中任何一行都具有生我、我生、克我、我克四方面的关系，所以才能保证"制化"关系的正常。

木能克土，土能生金，金又能克木，从而使木不亢不衰。

火能克金，金能生水，水又能克火，从而使火不亢不衰。

土能克水，水能生木，木又能克土，从而使土不亢不衰。

金能克木，木能生火，火又能克金，从而使金不亢不衰。

水能克火，火能生土，土又能克水，从而使水不亢不衰。

从这里可以看出，这种相反相成的生克制化关系，调节并保持着事物之间的相对协调和平衡。

如果五行的生克制化遭到破坏，就会出现不正常的相克现象，这就是相乘或相侮。

乘，是以强凌弱的意思，相乘，就是说五行中的某"一行"对被克的"一行"克制太强，从而引起不正常的运动变化。侮，是侮辱之意，本来是你克我，但现在由于我的强大而导致我来克你，这就是一种侮辱。所以，相侮，实际上是反克之意。

举例来说，对于木克土而言，如果土正常但木太强，则会出现木乘土的现象；如果木正常而土太弱，同样也可能出现木乘土的现象；如果木太弱而土过强，这时则会出现土反克木的现象，即土侮木。

由于五行是一个统一体，所以，乘和侮都可能同时出现，还是拿木克土来说，当木过强的时候就会乘土；由于金克木，木过强也会侮金。这就是乘、侮的同时出现。

相乘，就是说五行中的某"一行"对被克的"一行"克制太强，从而引起不正常的运动变化。相侮，是反克之意。

第五节　五行在中医学中的应用

人体健康，就必须满足两个条件：一个是"天人合一"，即人要与自然相和谐；另一个是必须要让体内的脏腑关系正常。如果脏腑的生克不及或太过，都会出现病态。

在中医上，五行不仅能说明人体五脏的自然归属，更能说明五脏之间的关系，它在人体的病理、诊断和治疗上都有很强的实用性。

一、五脏的自然归属

中医上有段话："肝升于左，肺降于右，心布于表，肾治于里，脾胃运行于中焦。"对五脏而言，肝之升和木的生发相应，故而，肝属于木；肺之降和金的清洁、消除相应，故而，肺属于金；心的向外发散和火的炎上相应，故而，心属于火；肾的向里收敛和水的向下运动相应，所以，肾属于水；中焦属土，脾胃运行，故

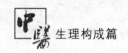

而脾属于土。

和阴阳的属性归属一样，凡是五行同一属性的事物和现象，都存在着相关的联系。如《素问·阴阳应象大论》中就谈到"东方生风，风生木，木生酸，酸生肝，肝生筋"等等，就是把方位的东和自然界的风、木以及酸味的物质都和人体中的肝联系起来了。

下表就是与五行相关的联系（见表1）。

表1　五行相关的联系

五行	五脏	六腑	季节	情绪	五官	五味	形体
木	肝	胆	春	怒	目	酸	筋
火	心	小肠	夏	喜	舌	苦	脉
土	脾	胃	长夏	思	口	甘	肉
金	肺	大肠	秋	悲	鼻	辛	皮毛
水	肾	膀胱	冬	恐	耳	咸	骨

掌握知识的目的就是为了应用，现在已经知道了五行的归属，那么，我们就可以应用这些知识来解决能解决的问题。

"人禀天地之气而生"，人和自然是紧密联系的，所以，我们就可借助自然界中的物质来补养身体。比如，一个人得了肝虚之证，怎么办？肝属木，而东方也属木，所以，这个人就可以到东方的海边来休养；风也属木，所以，这个人要经常地透透气而适当地让风吹吹；树木当然属木了，所以，这个人就要经常在树木林郁的地方多呆呆；酸味属木，所以，这个人就要适当的多吃一些酸味的食物，如西红柿等；春天属木，所以，这个人春天的保养至关重要，等等。单纯性就这个问题而言，通过这些办法，身体会很快康复。

吃苦瓜之前先用盐水浸泡，苦味会变淡；喝中药之后，苦味难以消失，用盐水漱口，立刻缓解等，都是五行关系的具体运用。

吃苦瓜之前先用盐水浸泡，苦味会变淡；喝中药之后，苦味难以消失，用盐水漱口，立刻缓解，都是五行关系的具体运用。

二、五脏之间的关系

五行之间有生克制化关系，所以，五脏并不孤立，它们之间也有生克制化的关系。

水生木，就是说肾能促进肝的功能发挥；木生火，就是说肝能促进心的功能发挥；火生土，就是说心能促进脾的功能发挥；土生金，就是说脾能促进肺的功能发挥；金生水，就是说肺能促进肾的功能发挥。

水克火，就是说肾能制约心；火克金，就是说心能制约肺；金克木，就是说肺能制约肝；木克土，就是说肝能制约脾；土克水，就是说脾能制约肾。

生理情况下，由于生克关系的存在，五脏之间保持着相对的平衡，在病理情况下，疾病也可以按照五脏的这种关系而发生传变。

1. 相生关系的传变

相生关系的传变，包括"母病及子"和"子病犯母"两个方面。

母病及子，是指疾病的传变，从母脏传及子脏。如肾属水，肝属木，水能生木，故而，肾为母脏，肝为子脏，肾病及肝，就是母病及子。

子病犯母，又被称为"子盗母气"，是指疾病的传变，从子脏传及母脏。如肝属木，心属火，木能生火，故而，肝为母脏，心为子脏，心病及肝，就是子病犯母，或称为子盗母气。

当疾病按照相生关系传变时，母病及子的病情较轻，如《难经经释》说："邪扶生气而来，虽进而易退"；子病犯母时的病情较重，如《难经经释》上说："受我之气者，其力方旺，还而相克，来势必甚"。

相生关系的传变，包括"母病及子"和"子病犯母"两个方面。母病及子的病情较轻，子病犯母时的病情较重。

2. 相克关系的传变

相克关系的传变，包括"相乘"和"相侮"两个方面。

相乘，是相克太过为病。

相克太过，有两种情况：一种是一脏的功能过强，而致被克的一脏受到过分的制约；另一种情况就是被克的一脏功能太弱，

相克关系的传变，包括"相乘"和"相侮"两个方面。相乘时的病情较重，相侮时的病情较轻。

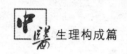

不能受任"克我"之脏的制约，而出现相对制约太过的情况。如以金和木的关系来说，前者是"金乘木"，后者是"木虚金乘"。

相侮，又称反侮，即是相克的反向而致病。

相侮的形成也有两种情况：一种是由于一脏功能太强，不仅不受"克我"的一脏所制约，反而对"克我"的一脏进行反制约；另一种情况就是由于一脏的功能低下，丧失了制约对方的能力，反而受到"我克"的一脏的制约，从而导致反克情况的出现。这两种相侮的原因虽然不同，但结果都是一脏的不足和一脏的太过。

当疾病的发展按照相克规律传变时，相乘时的病情较重，如《难经经释》说："所不胜，克我也。脏气本已相制，而邪气扶其力而来，残削必甚，故为贼邪"；相侮时的病情较轻，如《难经经释》说："所胜，我克也。脏气受制于我，则邪气不能深入，故为微邪。"

三、五脏病变的治疗

根据五行的生克制化关系，我们可以确定治疗原则。

1. 根据相生关系确定治疗原则

根据相生关系确定治疗原则：虚则补其母，实则泻其子。

相生，就是能促进功能的发挥，所以，根据相生关系确定的治疗原则就是补母和泻子，即《难经》中谈到的"虚则补其母，实则泻其子"。

所谓的补母，主要用于母子关系的虚证。如肝虚之证，我们就要补肾，这是因为肾水能生肝木；肾虚之证，我们就要补肺，这是因为肺金能生肾水；肺虚之证，我们就要补脾，这是因为脾土能生肺金；脾虚之证，我们就要补心，这是因为心火能生脾土；心虚之证，我们就要补肝，这是因为肝木能生心火。

所谓泻子，主要用于母子关系的实证。生活当中，水库蓄水太多，怎么办？肯定要泻水，而泻水的前提就是要有泻水的地方。五脏关系中的"母"，就相当于蓄水的水库，"子"就相当于泻水的地方。如肝功能过强导致的实证，我们就要泻心火，这是因为肝木能生心火的缘故。

2. 根据相克关系确定治疗原则

相克，就是相制约。虽然临床上由于相克规律的异常而出现的病理变化有相克太过、相克不及和反克几种，但总的来说，只有强和弱两个方面，即克者属强，被克者为弱，所以，根据相克关系确定的治疗原则就是抑强扶弱。

根据相克关系确定的治疗原则就是抑强扶弱。

抑强，可用于相克太过。如肝旺克脾土而出现的病证，我们就要抑肝。

扶弱，可用于相克不及，如肝虚木不疏土而导致的病证，我们就要补肝。

根据这些治疗原则，可以指导我们用药，也可以指导我们进行精神疗法。

精神疗法主要用于情志疾病，情志生于五脏，五脏之间有着生克关系，所以情志之间也存在着这种关系，而我们就可以利用这种关系来治疗情志病证。

悲为肺志，属金，怒为肝志，属木，由于金能克木，故而，悲可以制约怒。

悲为肺志，恐为肾志，怒为肝志，喜为心志，思为脾志。

恐为肾志，属水，喜为心志，属火，由于水能克火，故而，恐可以制约喜。

怒为肝志，属木，思为脾志，属土，由于木能克土，故而，怒可以制约思。

喜为心志，属火，悲为肺志，属金，由于火能克金，故而，喜可以制约悲。

思为脾志，属土，恐为肾志，属水，由于土能克水，故而，思可以制约恐。

我们都熟知的一件事，就是范进中举之后，狂喜不已。什么事过了头就成了病，中举是好事，喜是应该的，但过头的狂喜，就是病态，怎么办？老丈人的一个巴掌就够了。因为恐制约着喜，巴掌抡起来，范进害怕了，喜也就得到了制约，狂喜之病也就好了，这就是以情治情的具体应用。

当然，我们在治疗情志疾病的时候，也可以根据气的运行之逆来调治，比如恐则气下、怒则气上，当一个因惊恐而出现不舒

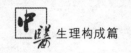

服的时候，就说明体内之气更多的往下"走"所致，这时，可以对患者进行适当地刺激，使其"气"上，则诸病皆愈。反之亦可：当患者因恼怒生气而出现头疼时，可以进行适当地刺激使其惊恐，从而使体内不该上的气往下走，这样一来，头痛也就缓解了。

第三章
脏腑是人体生命活动的职能部门

我们国家的最高权力机关是全国人民代表大会，他存在于什么地方？

只有开会的时候，也就是说只有在发挥功能的时候，我们才能看到。

人体的五脏也一样，它们是人体的五个职能部门，只有在发挥功能的时候，我们才能感知到，所以，绝不能把中医上的五脏等同于西医上的实体五脏来看待。

第一节　脏的功能

> 人体正常的生命活动，需要两大物质——空气和饮食物的充养，故而，五脏的主要功能就是管理好这两大物质的进入、利用和外排代谢；其次，五脏还主管着情志活动。

五脏，就是肾、肝、肺、心、脾的合称，它们都是人体中的功能单位。

五脏,就是肾、肝、肺、心、脾的合称，它们都是人体中的功能单位，不同于西医上的实体。

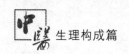

一、肾的功能就是纳摄

肾的功能概括，就只有两个字："纳摄"，只要理解了这两个字，就知道了肾的功能。纳，就是纳入；摄，就是固摄。纳摄，就是说把体外的东西纳入体内并固摄体内之物使它们不得外出。

正常情况下，对人体而言，能进入体内的东西只有空气和饮食物，所以，肾的一个职能就是把外界的空气和饮食物纳入人体。

正常情况下，体内需要外出的东西只有大小便、汗液、精和浊气，这里就不谈女性的月经了。由于气体交换是每时每刻必须进行的事，浊气需要不停地外排而不能被固摄，所以，肾的另一个职能就是固摄二便、汗液和精。

1. 肾主纳气

中医认为，肾主纳气，即外界空气的进入靠的是肾。

如果肾的纳气功能下降，导致空气的进入量减少，则会出现呼多吸少证。反过来，如果在临床上见到呼多吸少证，其直接诊断就是肾功能下降，即我们常说的肾虚。

肾主纳气还有一个意思，就是摄纳体内之气使之不得外散。我们临床上见到的气脱证就是由于肾功能极度低下所致。

2. 纳饮食

饮食物的进入，实际上，这是在纳气功能的发挥下进行的。没有气的进入，饮食物是不可能进入人体的，想想看，在呼气的时候能吃进东西吗？还有，仔细感觉一下，每次较长时间吞咽饮食物后是不是都是呼气？

在正常情况下，饮食物是随着气的进入而进入的，由于气的进入是肾的功能发挥，肾主纳气，所以，也可以说，肾纳饮食。至于胃的问题，我会在后面腑的功能里谈。

由于饮食物的进入是随着吸气而进行的，故而，如果一个人想吃但不能吃，在排除了进食途径中有物堵塞的情况之后，我们就可以直接诊断为肾虚。看看病房里面的危重病人，肾伤之后，他们不能吃饭，原因就在这里。

肾的功能就是纳摄，即把体外的东西纳入体内并固摄体内之物使它们不得外出。临床上见到纳摄功能异常的，直接责任者就是肾。

空气的进入靠的是肾。
呼多吸少证、气脱证的直接诊断就是肾虚。

饮食物的进入靠的也是肾。

3. 固摄二便

肾主二阴，肾只要管好二便外排之口，就能把二便固摄住了。

如果肾的固摄二便功能下降，导致二阴口在不该开的时候打开，出现二便失禁，这时，我们的直接诊断就是肾虚。

二便的固摄靠的是肾。

4. 固摄汗液

要想固摄汗液，就只有固摄外排汗液之孔，所以，肾也主管皮肤上汗孔的闭合。

如果肾的固摄汗液功能下降，则会导致不该排汗的时候出汗。临床上见到这种情况，我们的直接诊断也是肾虚。

汗液的固摄靠的是肾。

5. 固摄精

精，就是精微物质，包括脑髓、骨髓和生殖之精等（这点我会在后面详谈的）。固摄精，就是固摄脑髓中物质的外出、生殖之精的外泄等。

如果肾固摄精的功能下降，导致精在不该外出的时候外出，如晚上睡觉时，脑髓中的信号物质就不能外出，一旦外出，就可出现我们常遇到的病证——失眠多梦；如生殖之精不该外出的时候外出，就会出现早泄、遗精等病证。所以，凡是遇到精不该外出而外出的病证，我们的直接诊断也是肾虚。

精的固摄靠的也是肾。

6. 肾的在志、在液、在体、在华和在窍

肾在志为恐，在液为唾，在体为骨，其华在发，开窍于耳和二阴。

肾在志为恐，在液为唾，在体为骨，其华在发，开窍于耳和二阴。

7. 谈谈情志

肾主恐，轻微的惊恐可以对肾进行刺激，一过性的增强肾的功能，就如用一根小针轻微刺激人体皮肤之后，人体功能突然增强一样。生活当中受到轻微惊吓："倒吸一口凉气"，就是肾的纳气功能一过性的增强所致；"吓得起鸡皮疙瘩"，就是肾的固摄皮肤之汗孔功能一过性增强所致。

但是，惊恐太过则伤肾，可导致肾功能低下：如固摄汗液功能低下，便出现"吓得出了一身冷汗"；固摄二便功能低下，便出

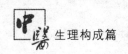

现"吓得屁滚尿流";固摄精的功能低下，导致脑髓信号的自由外出，便出现"吓成了精神病"。

恐则气下，惊恐之后，清气下行，导致上部的清气不足，大脑缺氧，便出现"吓得昏了过去"。

二、肝的职能就是疏泄

疏泄就是疏清气、泄浊气。

1. 疏清气

外界的清气进入到人体之后，在肝疏通道路的情况下被输送到所需之地。

2. 泄浊气

体内的浊气，不管是清气被利用后产生的浊气还是饮食物腐化后产生的浊气，都是在肝的作用下运送到需要外排的体表部位。

同输送清气一样，肝也是靠疏通道路来"指挥"浊气的运行。

一旦有物堵塞，导致道路不通，浊气滞留、郁结，便会出现我们常说的"气滞证"。这就是临床上常说的"所有实证均可导致气滞"的原因。

道路不通，不但浊气不得外排而郁结，而且还会导致堵塞之地后面的清气不足，这时就会出现我们常说的"气虚证"。这也是临床治疗实证时少佐以补气药之后效果更好的道理。

3. 谈谈肝调气

疏清泄浊，是肝的职能。肝调气，说的就是这个职能。肝不但调节气的运行方向，还调节气的运行速度：想让气往手臂上走，那么就疏通通往手臂的道路，气自然就运行到手臂了；想让气往腿脚运行，肝就疏通通往腿脚的道路，气自然就运行到腿脚了；要让气的运行加快，肝就疏通更多的道路；要让气的运行减缓，肝就疏通比较少的道路。

4. 谈谈肝调血

由于人体中具有自主运动的物质只有气，其余所有的物质都

肝的职能就是疏泄，即疏清气、泄浊气。临床见到疏泄功能异常的情况，其直接责任者就是肝。

手压指甲使之颜色由红变白后，松开，红色很快恢复的，说明"肝"功能正常。反之，则低下。

体内的浊气郁结病证，直接责任者就是肝。

中医讲究"整体"的同时也讲"局部"。

"我是一块砖，哪里需要就往哪里搬"，"搬砖"（即调气）就是肝的职责。

肝调血实际是肝调气的结果。

是随着气的运动而运行的。脉管内存有的气叫作营气，随着营气的运行，血液才流动。营气运行得快，血流加快；营气运行得慢，血流减缓。而气的运行速度是由肝掌控的，所以肝就调节着血流的快慢；又因为人体局部血量的多少是由输送的速度来决定的，故而，大学中医课本上就说肝具有调节血量的作用。

我们现在所说的心脏，其搏动实际上是（中医里的）肝调节血量的标志，其依据如下。

（1）中医基础理论课本上：在正常情况下，人体各部分的血量是相对恒定的。但是随着机体活动量的增减、情绪的变化以及外界气候的变化等因素，人体各部分的血量也随之有所改变。当机体活动剧烈或情绪激动时，肝脏就把所贮存的血液向机体的外周输布，以供机体需要。当人体在安静休息及情绪稳定时，由于全身活动量少，机体外周的血液需要量相对减少，部分血液便藏之于肝。所以《素问·五脏生成篇》说"故人卧血归于肝"。这是中医对"肝调节血量"的一段解释。

（2）从西医上看，当机体活动剧烈或情绪激动时，心跳加快；当机体安静休息或情绪稳定时，心跳减慢。也就是说通过心脏的跳动来调节外周的血量。

故而，从上面两段话就可以得出结论：（中医上的）肝对血量的调节是通过西医上心脏的搏动来完成的。由此更可以知道，西医上的心脏功能和中医上的心功能完全不是一回事。

西医上的心脏，是单位藏血量最多的地方，是人体内最大的脉，而心主脉，所以，在临床上，西医上的器质性心脏病要从中医上的心来论治；而西医上的功能性心脏病则要从中医上的肝来论治，因心脏的搏动是肝调节血量的标志，且"肝生于左"，正常人体的心脏就在左侧的缘故。

5. 肝的在志、在液、在体、在华和在窍

肝在志为怒，在液为泪，在体为筋，其华在爪，开窍于目。

6. 谈谈情志

我们都知道，怒伤肝。生气之后，可以刺激肝功能而增强疏泄，比如"气得发抖"，就是疏泄太过的缘故；而"气得吐血"则

我们现在所说的心脏，其搏动实际上是（中医里的）肝调节血量的标志。

西医上的器质性心脏病要从中医上的心来论治；西医上的功能性心脏病则要从中医上的肝来论治。

肝在志为怒，在液为泪，在体为筋，其华在爪，开窍于目。

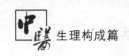
是肝在调气作用下调血太过所致。

由于肝开窍于目，所以，生气之人常常"瞪眼睛"。

由于目得血而能视，狂怒之后，气机逆乱，血不得正常调配而上达眼睛，这时很可能就会出现失明的情况。我在临床上就遇到好几例这样的病人。

三、肺的职能就是排浊

人体内的浊，主要包括两部分：浊气和浊物。

浊气，包括清气被利用后产生的浊气和饮食物腐化后产生的浊气；浊物，主要是指二便和汗液。当然痰和女性的经、带也是浊物的一种。

1. 排浊气

人要生存，则体内的浊气就必须外排；人要健康，则体内的浊气就必须要有规律地定量排出。你把汽车的排气筒堵住，试试汽车还能正常的发动前行吗？

肝是疏通气的运行道路来调气的，而肺却是打开浊气外排的大门（如上面的口鼻、下面的二阴、外面的皮肤毛孔等）来排气的。

体内浊气外排，还有一个附带功能，就是人的正常说话发声。做做看，吸气时你能正常说话吗？肯定不能。

如果肺功能低下，排浊气不力，则会导致浊气郁结：郁结在胸中可出现胸闷、吸多呼少证；郁结在肠道，可出现腹胀；郁结在胃可出现胃胀；郁结在皮肤，可出现皮肤发胀、发痒等。

反过来说，只要在临床上见到这些病证，我们的直接诊断就是肺虚，即肺的排气功能下降所致。

还有，浊气不能畅排，说话发声失常，可出现喑哑等病证。

2. 排浊物

人体之中，只有气具有自主运动性，其余所有的物质都是随着气的运动而运行的，浊物的外排也不例外，所以说，浊物外排实际上是肺外排浊气功能的一个附带：汗液是随着浊气的外出而外排的；粪便是随着浊气的外出而外排的；尿液是随着浊气的外

肺的职能就是排浊，即排浊气和浊物。临床上见到浊气和浊物不能畅排的，直接责任者就是肺。

体内的浊气向体外的排散，是肺的职能。临床上见到浊气郁滞之证，我们一定要区分是肝的气滞还是肺的气滞。

说话，是肺排浊的一个附带功能。

人体之中，只有气具有自主运动性，其余所有的物质都是随着气的运动而运行的，浊物的外排也不例外。

出而外排的；痰是随着浊气的外出而外排的；妇女的经、带等也是随着浊气的外出而外排的。

所以，如果肺的功能下降：浊物郁结肠道，不能畅排，可出现大便难、便秘等；浊物郁结膀胱，不能畅排，可出现小便淋漓不净；浊物郁结皮肤，不能畅排，可出现皮下水肿等；浊物郁结女子胞（子宫），可出现月经量少或不行等病证。临床上见到好多人从肺入手来治疗闭经，其道理就在此。

反过来说，只要见到这些病证，我们的直接诊断就是肺虚，肺功能低下。

平时，肾固摄着浊物外排之口，等到需要外排之时，肺发挥职能，打开外排之口，并用外排浊气来带动浊物的外出。

3. 谈谈中医基础理论课本上的肺功能

大学课本上，在肺的功能里写道"主气、司呼吸；主宣发肃降；通调水道；朝百脉而主治节"，实际上这些都可用一句"肺主排浊"来解释。

能不能呼气在于肺，能不能吸气在于肾，所以，这里的主气、司呼吸就是外排浊气。

宣发，就是说肺将浊气由上面的口鼻呼出、皮中散出；肃降，就是说肺将浊气由下面的肠道外排。

通调水道，就是说随着浊气的外排，体内无用之水液也随着外出，这是肺外排浊物的职能。旧的外出，新的补充，水道通调。

朝，为聚会之意。朝百脉，就是说所有经脉中的浊气都先聚集于肺（中医意义上的"肺"），然后通过特定的渠道比如口鼻、皮肤或肠道等进行外排。

治节，即治理和调节。肺主治节，就是说肺治理着浊气、浊物的外排，调节外排量，该多的多，该少的少。

4. 谈谈"肺为娇脏"

至于中基课本上谈的"肺为娇脏"，那是对肺的冤枉，是对肺的曲解，何来此说？

在中医五脏之中，肝为将军，属五行中之木。我们都知道，金克木，即金对木有制约作用，而金就是五脏中的肺。既然肺对身为将军的肝有制约作用，那么，肝对肺能好吗？故而，一是让肺远离肝，以降低制约力；二是让肺做最艰苦的事。于是，将

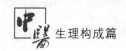

"皮"给肺。这样做，对肝而言，好处在于：重负之下，只要"皮"出现问题，不但可以追究肺的责任，更因为肺的功能低下而导致对肝的制约功能下降。一石二鸟，这就是肝的"谋略出焉"。

所以，肺在体为皮。而皮，指的是与外界能接触的部分，不仅仅是指体表之皮，还包括与外界相通的体内之"皮"：如西医的口腔黏膜、鼻腔内黏膜、胃肠内壁、阴道壁等等。人生活在自然环境中，必然要受到邪气的侵害。而邪气的侵害，首先损伤的就是人体之"皮"而使肺先受累。试想，除了情志和劳倦所伤之外，其余的六淫、饮食和外伤等等，哪一个不是先侵"皮"犯肺？说肺是娇脏，能不"娇"吗？

如果邪气侵犯，"皮"受损伤，这时的肺不但要增强皮的功能来抵抗外邪，而且还要发挥自身功能来修复受损之皮，这样一来，肺的排气功能就必然减弱，胸中浊气郁结增多之后，肺以"命"拼之，故而，咳喘是常事。这也是更多的人误会肺为"娇脏"，说其遇热遇冷都能咳喘的原因，岂不知，咳喘正是排浊气的一种主要方式。

所以，肺的"娇"不是真娇，而是重压之下的易伤害。

5. 肺的在志、在液、在体、在华和在窍

肺在志为悲，在液为涕，在体为皮，其华在毛，开窍于鼻。

6. 谈谈情志

悲伤肺，忧、悲同类，所以忧也伤肺。

如果长久的忧愁悲伤，伤肺之后，排浊无力，浊气不得外出而郁结胸中，可出现咳嗽、喘促等病证，如林黛玉的病就与此情志有关。

我们现代人的便秘，好多就是忧愁悲伤之后使得肺功能低下，浊物外排无力，形成大便难而导致的。

高枕无忧这个词，我们都听过，常意是说垫高了枕头睡觉，无忧无虑，比喻平安无事。然而，垫高了枕头，真的就能无忧无虑吗？醉酒都解不了忧愁，更何况垫高枕头睡觉呢？肯定不能解忧愁，那么古人为什么要创造这个词呢？

其实很简单，这个词的原意是高枕之后可以减少肺病的发作。

肺在志为悲，在液为涕，在体为皮，其华在毛，开窍于鼻。

忧，是忧愁、忧虑，为肺所主，而肺主排气，垫高枕头之后，下半身的浊气由皮肤和肠道外排，不至于返行至胸中而增加肺从口鼻排浊的负担，这样就不会出现咳喘，而古时人们把咳喘之证就叫肺病，所以说，"高枕"之后无"肺病"。试看现在的老年性慢性支气管炎、肺气肿等病人，睡觉平躺之后则胸闷、上不来气，但半坐之后，病情缓解甚则平安无事，就是这个道理。

四、心的职能是主血脉

心主血脉，包括主血和主脉两个方面。《黄帝内经》中《素问·五脏生成篇》里谈到"诸血者，皆属于心"，其意就是人体内所有的血都由心来主管。脉，即血脉，为血之府，这也是由心来主管的。

肝的调血和心的主血有什么不同？我前面说了，肝主疏泄而调气，血是随着气的运动而运行的，所以，肝调血实际上是肝调气的结果，而心主管着脉，血只能存在于脉中，所以，心主管血之意就是主管着血的闭藏。换句话来说，心主管着储血之仓库，肝主管着仓库中血的调配。由于神志活动的产生之地是在血中（这点，我以后再说），所以，中医就说心藏神。

举个例子：游泳比赛，肯定是在游泳池里进行，当把比赛场地选定在某个体育场内的游泳池时，人们只要一提起游泳比赛之地，没有几个人会说是游泳池，而是说某个体育场；生活当中我们的吃饭更多的是在桌子上吃的，但问起你昨晚在什么地方吃饭时，要么就说在家里，要么就说在外面哪个酒店了，这就是人们的一种惯用思维。神志活动就好像是游泳池里的比赛，心主管之血脉就好像是这个体育场，所以，我们常言就说心藏神。

其实，心在神志活动中只是发挥着接受外界信息的功能。《黄帝内经》中《灵枢·本神》里说："所以任物者谓之心"，任，是接受、担任之意，即接受外来信息是心的作用，所以，在日常生活当中，我们经常会说或听到一句话"你要用心学"，意即你要发挥心功能，更好地接受外来信息。

为什么说"十指连心"？

心的职能是主血脉。临床上见到血脉的病变，直接责任者就是心。

心主管着储血之仓库，肝主管着仓库中血的调配。

接受外来信息是心的作用。

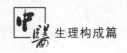

人之体表，手指的血管相当丰富，西医的少量取血化验是在手指上进行的道理就在于此，这是心主血脉的体现；手指更能感受外界信息，如抚摸等，这是"任物者谓之心"的体现，所以，生活当中就有"十指连心"一说。

心在情志活动中是主喜的。大喜伤心，心不藏神，可出现发狂等病证。中举后的范进就是如此。

心在体为脉，在液为汗，其华在面，开窍于舌。

心在体为脉，在液为汗，其华在面，开窍于舌。

五、脾的职能是运化

运化：运，是运送；化，是转化之意。脾的"运化"，说的就是脾具有运送物质到某处并把其转化成另一种物质的功能，如把从饮食物中吸收而来的营养物质和水液进行运送并转化为血；把津液中的无用水液运送到皮下并转化为汗液等等。

如果脾的运化功能下降，饮食物中的营养物质不能被及时运走，就可导致积食证；饮食物中的水液不能及时运送到血中而滞留于肠道，就可出现泄泻证；血液不能及时得到补充，则可出现血虚证等等。

再说说中基课本上脾的"升清和统血"：

清升浊降，自然之理。升清，就是说脾"运化"人体所需的营养物质和水液，但不运送饮食物中的浊物。这是对脾主运化的进一步解释。

关于"统血"：

统，古时是一个形声字，从糸（mì），充的读音，它的本义为丝的头绪。脾统血的说法来源于《难经·四十二难》中说的"脾裹血，温五脏"，而裹，也是一个形声字，从衣，果的读音，它的本义为包、缠。由于血本来就存在于脉之中，靠心主管，那么，血还用得着包缠吗？既然用不着包缠，可为什么还要说"包缠"呢？其实，我们只要从包缠的目的和脾的功能就不难理解这个说法：包缠的目的就是保护，由于血具有损耗性，所以，要保护，就要不断地补充血的不足，而脾主运化，能增加血的含量，补充血的不足，故而，脾就能"裹"血。

心在体为脉，在液为汗，其华在面，开窍于舌。

脾的职能是运化，即把从饮食物中吸收而来的营养物质和水液进行运送并转化为血；把津液中的无用水液运送到皮下并转化为汗液等等。临床上见到运化功能失常的病证，直接责任者就是脾。

从这里可以看出，脾统血里的"统"，实为"充"之意，即脾具有补充血液不足的功能。人体中的血液，不只含有营养物质，更含有大量的水液。脾，在运化营养物质的同时，更是运化水液入血，以补充血液的不足，所以，脾之充血实际上是脾主运化的目的。

这里有一个问题，就是用"脾统血"的理论治疗"脾不统血"的出血，效果很好，这个怎么解释？

养过鱼的人都知道，如果鱼缸里的水太少了，则鱼就会乱蹦跶。气和血的关系就好像鱼和水的关系，如果血少了，气也会乱"蹦跶"而更多的出脉，随着气的外出，血也随着外出，这时就导致了"出血"。和加水之后鱼安静的道理一样，治疗此类病证只需补血即可，由于血之所充在于脾，故而健脾补血，效果不错。

气和血的关系就好像鱼和水的关系。

脾在液为涎，在体为肉、主四肢，其华在唇，开窍于口。

脾在情志活动中主思。思虑伤脾，在吃饭时看书思考，可导致脾的运化功能下降，饮食物中的营养物质不能很好地被运化，这样很有可能会出现积食证，故而，不到万不得已时，最好不要边吃饭边看书。

脾在液为涎，在体为肉、主四肢，其华在唇，开窍于口。脾主思、

第二节　腑的功能

中医大家，主张用药时必须照顾胃气，要知道其中原因，就要知道腑的功能。

饮食物进入人体之后，虽然其消化、吸收及利用代谢等都是在五脏发挥功能时进行的，但是，人体必须要给五脏以发挥功能的地方，如受盛新进饮食物的地方、消化的地方、吸收的地方、盛装稠浊废物的地方、盛装废水的地方，这就是腑，即胃、小肠、胆、大肠、膀胱。

取象比类：生活当中，如果要流水作业来洗菜的话，就必须

腑的功能是给饮食物的进入利用和代谢提供场地。

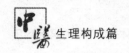

准备这么几个盆：盛放新买之菜的盆；进行洗菜的盆；盛装洗过菜之废水的盆；盛放摘菜时无用之垃圾的盆；盛装洗洁液的盆。我们人体之中，胃，就相当于盛放新买之菜的盆；小肠，就相当于进行洗菜之盆；膀胱，就相当于盛装洗菜后之废水的盆；大肠，就相当于盛放垃圾之盆；胆，就相当于盛装洗洁液的盆。

一、胃的功能是受盛饮食物

饮食物进入人体，必须要有一个受盛的地方，这个地方首先就是胃。就和汽车里的油箱一样。

二、小肠的功能也是受盛饮食物

胃中的饮食物，下降到小肠中，被吸收之后变成两部分：稠浊的废物和稀薄的水湿。在肺的排浊作用下，稠浊的废物被传化到大肠，稀薄的水湿被传化到膀胱，所以，《素问·灵兰秘典论》说"小肠者，受盛之官，化物出焉"。

三、大肠的功能是受盛浊物

从小肠传化来的稠浊的废物，受盛于大肠，必要时由肺排出体外。《素问·灵兰秘典论》说"大肠者，传导之官，变化出焉"。意即大肠是传化糟粕的场所，稠浊的废物变化为粪便，必要时排出体外。

四、膀胱的功能是受盛水湿

由小肠传化来的稀薄的水湿，受盛于膀胱，必要时由肺排出体外，所以，《素问·灵兰秘典论》说"膀胱者，州都之官，津液藏也，气化则能出焉"。这里的"气化"，就是随着浊气外出之意。

五、胆的功能是受盛胆汁

藏存胆汁，是胆的功能。《素问·逆调论》说"肾为水脏，主津液"，胆汁为津液，由肾所主，有帮助人体消化吸收的作用。这也是我在后面将要谈到肾主吸收的一个原因。

第三节　脏腑功能发挥靠的是气

> 正气存内，邪不可干。正气，指的就是人体内正常的脏腑功能。

上海人民出版社出版的《辨证施治》中有两段话："各个脏腑之气，体现了各个脏腑的生理特点，如肺气主呼吸；脾气主运化；胃气主受纳；肝气主疏泄；肾气主生长发育、主生殖等等"；"心阳虚的症候如心悸、倦卧、嗜睡、神情呆钝、健忘、面色苍白、自汗、气短、胸闷、形寒肢冷，舌淡或舌色青紫，脉沉迟或结代等，表现为心的功能衰退、抑制，并有寒象；如果没有寒象就称为心气虚。"从这里可以看出：气，就是脏腑的功能。

陈潮祖老先生在《中医治法与方剂》第 31 页中谈到"脏腑功能衰退所出现的一类证象，称为寒证；脏腑功能亢进所出现的一类证象，称为热证"。

中医里有一句话"气有余便是火"，火即热，火热同义，结合"脏腑功能亢进所出现的一类证象，称为热证"一句，就可知道，脏腑功能亢进是"气有余"。从此可以推出：脏腑功能发挥靠的是气。

人民卫生出版社出版的《气的现代研究》（王新华编）中，谈到："人体生命物质的气是通过人体脏腑组织的功能活动而表现出来的。换句话说，人体脏腑组织的生理功能就是生命物质的气的

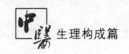

功能表现"。由此也可以知道，气是脏腑发挥功能的物质。

再看看精、血、津液的功能就可以知道，它们不可能让脏腑发挥功能。用排除法，也可推出：脏腑功能发挥靠的是气。

由以上四点可知，气是脏腑发挥功能的物质，脏腑的功能就是脏腑之气：肺功能就是肺气、心功能就是心气、脾功能就是脾气、肝功能就是肝气、肾功能就是肾气、胃功能就是胃气、小肠功能就是小肠之气等。

我们常说的正气，就是正常的脏腑功能。

我们常说的"气虚"，实际上说的就是"脏腑功能衰退或者功能不能正常发挥"，如脾气虚，就是说脾的功能衰退，肾气虚就是说肾的功能衰退等。

以前的中医都很笼统，由于一个脏腑可能会有好几个功能，但任何一个功能的衰退都会说成是"气虚"，如肾的藏精功能减退为"肾气虚"，肾的纳气功能减退同样为"肾气虚"。翻翻中医课本，有明确提到补肾气的药物吗？而补肺气、脾气、心气的药物却很多，原因就在于肾的功能较多，而心、脾、肺的功能单一。

对于肝，书上也没有具体谈到补肝气的药物，这是因为肝的功能就是主疏泄，而理气之药可以助肝疏泄，所以说，理气药其实就是补肝气之药。

> 气是脏腑发挥功能的物质，脏腑的功能就是脏腑之气。我们常说的正气，就是正常的脏腑功能。

第四章

经络是气血运行的通道

有一天下午，上次带孙女看病的老爷子过来了。

"姬大夫，你能给我说说经络吗？"

"老爷子，我对经络不是很熟悉，您知道，我是搞中医药的，换一个话题，怎么样？"

"哈哈哈，你是大学生，再不熟悉，也能说出来东西，你就说说吧。"

"我只能给您说点皮毛，有好多问题我也没有弄明白。"

"明说吧，我对你十秒钟针刺法很感兴趣，所以，才请你说的。"

"哦，老爷子，原来是这么回事啊。经络的好多问题直到现在还只是一个谜，没有解开。我只能把我所想的简单地说说，也许还有错误的地方。"

"不是百家争鸣吗？只要你说得有理，能在临床上取得好的效果就成。"

第一节　经络的起源

《黄帝内经》中没有谈经络的起源，原因就是：经络太简单，不值得一谈。

"关于经络的起源，现在中医界还没有明确的统一说法，可以说，还是一个谜。就是在网上，对于先有经络还是先有穴位的争论也不断，这里，我说说个人的一些观点。"

"《黄帝内经》中没有谈到经络的起源；我想，原因只有两个：一个是太简单，不值得一提；一个是太复杂，没办法说清楚。老爷子，您想想，古人都可以把天地人谈清楚，难道把经络的起源谈不清楚？所以，《内经》中不谈经络起源的原因只有一个，那就是太简单。"

"太简单？你快说说。"

"老爷子，中医的最大缺点是什么？"

"不知道。"老爷子说道。

"是只定性而不定量，所以，对于阴阳也是只定性而不定量。但阴阳毕竟有量的区别啊，故而，阴就有太阴、少阴和厥阴之分；阳就有太阳、少阳和阳明之别。"

"哦，太阴就是说阴特别多，少阴就是说阴比较少，厥阴则介于两者之间；太阳就是说阳特别多，少阳就是说阳比较少，阳明则介于两者之间。可以这样理解吗？"

"您前面说的都很对，但阳明的含义说错了，什么是'明'？'明'是'日'和'月'两字构成，而日为阳，月为阴，所以，阳明的意思就是说阳特别少而要转化为阴。"

"哦，物极必反。"老爷子说道。

"下来，我就说经络的起源。"

"1973年马王堆汉墓出土的帛书中，有两本灸书，一本是《足臂十一脉灸经》，一本是《阴阳十一脉灸经》。这两本书都早于《黄帝内经》，它们的循行路线非常简单，有的甚至只有起点和终点，而且脉与脉之间甚至和内脏之间都没有联系，经脉循行的方向也是单一地自下而上。这说明什么问题呢？说明经络的起源很是简单。"

"怎么个简单法？第一，说说方向：人所需要的物质都是从自身之外来的，所以，经脉的方向都是从外向内的，由于中医所讲阴阳，是先阴后阳，下为阴，上为阳，所以，经脉的方向就是从下而上的。第二，说说经脉的分布。我现在以手臂为例来说明，

中医的最大缺点是只定性而不定量。

太阴就是说阴特别多，少阴就是说阴比较少，厥阴则介于两者之间；太阳就是说阳特别多，少阳就是说阳比较少，阳明则是阳与阴相交接的地方，因为"阴阳相贯，如环无端"。

老爷子，您站起来。"

"做什么？"老爷子很疑惑，但还是站立起来。

"自然站立，看看您手臂的位置。"

"哈哈哈，我以为干什么呢？"老爷子看看手臂，手心朝内。

"在前面阴阳里已经谈过了，前为阴后为阳，内为阴外为阳，取象比类，当手臂自然下垂的时候，我们把整个手臂的皮部人为的平均分为六个区域：前侧与内侧相交之处是阴最多的地方，我们就定为太阴；然后依次向内向后就定为厥阴和少阴；后侧与外侧相交之处是阳最多的地方，故而，就是太阳；然后依次向外向前就是少阳和阳明。"

"这里的阳明刚好和太阴相结合，现在，老爷子，您对阳明的含义有更深的了解了吧。"

"是的。"

"还是根据前为阴后为阳、内为阴外为阳的原则来定位手指的经脉点：把手自然下垂，大拇指的内侧是最靠前最靠内的，是阴最多的地方，故而大拇指内侧就是太阴的经脉点；小拇指在外，它的掌心侧为内属阴，所以，小拇指指端掌心侧为少阴经脉点；由于厥阴为太阴和少阴的中间，故而，厥阴的经脉就在中指，由于掌心侧属内为阴，所以，中指的指端掌心侧就是厥阴的经脉点。看看经脉图，是不是这样？"

"哦，这么简单啊。"

"是的，老爷子，我继续给您说。"

"对于足腿部，首先，您把脚伸直，我们根据'内为阴、外为阳、前为阴、后为阳'的原则来定位腿脚的经脉皮部：腿的内侧、前侧为阴特别多的地方，所以，腿内侧前缘就是太阴经脉，它起于大趾内侧；依次向后就是厥阴、少阴。同手一样，脚的小趾掌心侧为阴较少的地方，故而为少阴经脉起点。腿的外侧和后侧相交的地方是阳特别多的地方，所以，这就是太阳，依次往外往前，就是少阳、阳明。"

"哦，我知道了，前为阴，后为阳，胸腹前面的正中线为阴特别多的地方，为任脉，所以，就说任脉主人体一身之阴；后背的正中线就是阳最多的地方，为督脉，所以就说督脉主人一身之阳，

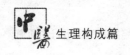

是吧。"

"呵呵，老爷子，现学现用，很不错，确实是这样的。"

"你谈了三阴三阳经脉皮部的腿脚分布，是不是对于胸腹和腰背的皮部分布，只需把腿、臂的进行延伸就可以，是吗？"

"是的，只要进行等分延伸即可。"

"我有几个问题，就是《黄帝内经》中的经脉走向和你前面谈的这两部灸书中的走向不大一样，这是为什么？头的经脉联系是怎么样的？经脉是一条线，而你刚才说的皮部是一个片区，这又是这么回事？"老爷子问道。

"问得好，我来逐一说说您的问题。"

"随着社会的发展，人类认识的提高，慢慢就觉得这个里面有不完善的地方，既然'阴阳相贯，如环无端'，那么阴阳交会就是必须的。怎样解决这个相交问题呢？有一个办法，就是适当地改变一下经脉的走向即可。脚在下部，手在上部，因上下相反，脚和手就是相反的，既然脚部的三阴经脉是从外向内的，那么，手的三阴经脉就应该从内向外；一条阴经脉配合一条阳经脉，且方向相反，这样，就解决了这个问题。由于人体的胸腹相对于手脚而言，为内，所以，经脉的入内和外出都应该是相对胸腹来说的，这时就出现了您说的另一个问题，头的联系，第一，头也是人体的组织器官，也必须要有经脉联系，第二，下为阴，上为阳，头在人体的上部，所以头为阳。要解决这个问题，有一个办法，就是把所有的阳经都和头联系。"

我停了一下，在纸上写了"头、胸腹、手、脚"几个字，然后说道："老爷子，您根据这么几个原则来画一下这经脉的走向图：①脚部的三阴经脉从外向胸腹；②手的三阴经脉从胸腹向手指；③阴阳经脉走向相反；④头为诸阳之汇；⑤阴阳相贯。"

老爷子在纸上画，几分钟后，"哦，是这样的，对吧。"

呵呵，我一看，说道："老爷子，您再看看《中医基础理论》书上的手足阴阳经脉走向交接规律示意图，是不是一样？"

老爷子翻书，"对，就是这样的，哈哈哈，我不笨啊。"

"老爷子，这就是《黄帝内经》中谈到的'手之三阴，从脏走手，手之三阳从手走头，足之三阳，从头走足；足之三阴，从足

手之三阴，从脏走手，手之三阳从手走头，足之三阳，从头走足；足之三阴，从足走腹。

走腹'。"

"这么简单啊。"老爷子说道。

"所以，比《足臂十一脉灸经》和《阴阳十一脉灸经》成书年代稍晚的《黄帝内经》就丰富和完善了经络图。"

"现在，说说您的最后一个问题，看看铁路，是不是也有宽度，但为什么我们经常会把某条铁路说成是'线'？这是因为铁路很长，而宽度对于长度而言就太小了，所以，就用'线'来表示。人体之中，经络皮部的宽度和长度的比例就如生活当中的铁路一样，所以，我们常把经络用'线'表示。"

"哦，我知道了，不过，你刚才不停地提到经络的皮部，这个和经络有什么关系？"老爷子问道。

"老爷子，《黄帝内经》中在《灵枢·经脉》里谈到'经脉十二者，伏行分肉之间，深而不见'，就是说十二经脉是皮之下肉之间的部位，所以，我们对经脉的刺激一定要让人体的肉有感觉才可以。"

经脉十二者，伏行分肉之间，深而不见。

"可为什么有的大夫用皮针就能治病呢？还有浅刺激的腹针？"老爷子问道。

"这就是经络系统的问题，我给您说说。"

"等一下，还有一个问题，就是从你所谈经脉的起源画出的图形和现在所用的经络图相似但有些地方不一样，这是为什么？"老爷子问道。

"是这样的，我刚才说了经脉，但还没有说穴位啊。我们现在的经络图，更多的是把穴位连接起来组成的，等我说完穴位的起源，您也许就明白了其中道理。"

"好的，你说。"

"在很早很早以前，就出现了砭，即刺激人体的石针。巴普洛夫说过'有生产活动，就有医疗活动'，人们在生产生活当中，不免要生病，生病了就要治疗。古时候，也许人们还不懂'治疗'这个词，但是一些自我护理措施还是有的，比如膝盖碰了一下，好疼，怎么办？自然的动作就是揉一揉。一揉，疼痛缓解了，这就是经验。慢慢地，人们发现刺激身体某些部位可以让疾病缓解或痊愈，这样，就出现原始的'穴位'。随着社会的发展，知识的增多，等到了《黄帝内经》时代，人们又根据'动脉'而发现了

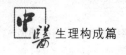

很多穴位。"

"等等，什么是'动脉'？"老爷子问道。

"动脉，可不是我们现在西医上的动脉，古人说的动脉，是指能摸到跳动的脉。以外揣内是中医的思维，正常情况下，人体有几个地方会摸到'动脉'，如手腕、脚踝、脖子等，其他地方是摸不到的，但异常情况下，即生病的时候，不该有'动脉'的地方却能摸到跳动，这就是疾病的外在反映，而这个反映点就是'穴位'。比如《灵枢·厥病》里说道'厥头痛，甚者，耳前后脉涌者有热，泻其血'，这里的'脉涌'就是脉动之意。"

"民间有一个诊断怀孕的方法，就是用手在妇人两手中指、无名指的两侧来诊摸，如果出现放射性搏动的，就是怀孕了：脉动显于第一指节的，为怀孕2~3个月；脉动显于第二指节的，为怀孕5~6个月；脉动达于第三指节的，为怀孕8~9个月。这就是以'动脉'来诊病。由于穴位不是一个点，而是一小片，所以，脉动的地方就可以说是穴位。"

"哦，我明白了，把病态下'动脉'的地方连接起来，就是我们现在的经络，是吧？"老爷子说。

"是的，老爷子，您看现在的经脉不是一条直线，有些地方还出现弯曲，甚至和其他的经脉相交，这就是由于经脉线之外的穴位能治疗本经病证，故而，就把这个穴位也放入到这个经脉中，这就是有的经络会出现曲线的原因。"

"真是简单。哦，对了，当人生病的时候，是不是可以在诊断的脏腑经脉上用手摸异常脉动的地方，然后根据补泻手法进行治疗？"

"老爷子，您说得太对了。"

"你的十秒钟针刺法就是这样来的？"老爷子问。

"我先说说经络系统的问题，过会儿再说这个问题，好吗？""好的。"

民间有一个诊断怀孕的方法，就是用手在妇人两手中指、无名指的两侧来诊摸，如果出现放射性搏动的，就是怀孕了。

因为连接穴位的缘故，经脉不是一条直线。

第二节　经络系统

> 不明经络，动手便错。《黄帝内经》中谈到治病养生时需"一针二灸三用药"，经络系统不清楚，何以施针和用灸？

"经络系统，包括经脉和络脉，在内联系脏腑，在外连属筋和皮，其是由经脉、络脉、经筋和皮部四部分组成的。"

"经是路径，络是网络，经脉有一定的循行路线，而络脉则是纵横交错，网络全身，把人体所有的脏腑、器官、孔窍以及皮肉筋骨脉等组织连接成统一的有机整体。"

"经脉，有正经和奇经之分：正经就是我刚才说的手足三阴经脉和手足三阳经脉，共计十二条，它们有一定的起止、一定的循行部位和交接顺序，在肢体的分布和走向有一定的规律，同体内脏腑有直接的联系；奇经是十二经脉之外的另一些重要经脉，包括任脉、督脉、冲脉、带脉、阴跷脉、阳跷脉、阴维脉、阳维脉，有统率、联络和调节十二经脉的作用；十二经别是从十二经脉别出的经脉，它们分别起止四肢，循行于脏腑深部，上出于颈项浅部，主要是加强十二经脉中相为表里的两经之间的联系，还由于它能通达某些正经未循行的部位，因而能补正经的不足。"

"络脉是经脉的分支，它循行在人体比较表浅的部位，有别络、孙络和浮络之分：别络是比较大的络脉；孙络是比较小的络脉；浮络是浮现于表的络脉。"

"经筋有十二，它们是十二经脉之气的'结、聚、散、络'于筋肉、关节的体系，是十二经脉的附属部分，它有联系四肢百骸、主司关节运动的作用。"

"皮部也有十二，我在前面说的人体皮肤十二等分之后，就成为'十二皮部'。"

"哦，人体左右、前后、上下、内外、交叉都联系起来的，复

经络系统，包括经脉和络脉，在内联系脏腑，在外连属筋和皮，其是由经脉、络脉、经筋和皮部四部分组成的。

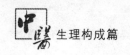

杂但不凌乱，古人就是有智慧啊。"老爷子说道。

"呵呵，是的。古人在生活当中发现，人不能单独生活，需要群居之后相互协作，且必须和自然相联系才能正常的生活，所以，人体中的经络也必须相联系、相协作才能正常的让人体发挥功能。您刚才说的刺激皮部就能治病，原因就是皮部和脏腑有密切的联系。"

第三节　经络养生与治病

> 更多时候，只要掌握了上下、左右、前后、交叉取穴法，就可以对相当多的疾病进行有效的治疗。一般不超过 10 秒钟的治疗时间，症状就会缓解或治愈。

经脉者，决生死，处百病，调虚实，不可不通。

"《黄帝内经》载有'经脉者，人之所以生，病之所以成，人之所以治，病之所以起'并有'决生死，处百病，调虚实，不可不通'的特点，故针灸'欲以微针通其经脉，调其血气，营其逆顺出入之会，令可传于后世'。由此可见，经络理论对于养生和治病都有决定性的作用。"

一、十秒钟针刺法

"现在，老爷子，给您说说我的十秒钟针法。"

可以根据"上下、左右、前后、内外、交叉"来取穴。

"首先，是选穴的问题。您刚才也说了，经络系统把人体左右、前后、上下、内外、交叉都联系起来的，复杂但不凌乱，所以，老爷子，您只要记住几个词，上下、左右、前后、内外、交叉，并随时应用取象比类的思维就可以了。"

"你这里谈的上下、左右、前后、内外、交叉是什么意思？"老爷子问道。

"这是《黄帝内经》中谈的一个取穴思想，意思就是说上病下取、下病上取、内病外取、外病内取、前病后取、后病前取、左病右取、右病左取，左手心有问题，就在右足心取穴，这就是交叉。比如，一个人把左脚扭了，很疼，这时，我们就可以在右脚相对应的部位进行按揉，慢慢地，左脚疼痛自然缓解。"

"假如一个人腰疼，根据上面的取穴原则，我们可以在胸骨部位取穴。找对应点，针刺之后，几秒钟就能缓解疼痛。当然，如果不能准确的找出对应点，可以这么做：用大拇指在胸骨部位按压，最痛的点就是需要针刺的部位。"

"同样道理，一个人的脖子很疼，你可以在耻骨部位取穴，效果真是立竿见影。"

"有意思，简单，也不用辨证。对了，你说的随时应用取象比类是什么意思？"老爷子问道。

"'全息'这个词您听过吗？老爷子。"

"没有听过，你讲讲。"

"全息，一词，最早始于物理学，是'全部信息'的简称。1948年，物理学家盖柏和罗杰斯发明了激光照相术，通过这种摄影术得到的图形如果在一定程度上被破坏，每一小的碎片上仍然能重现整体的原像，只是比例比原来的缩小。从信息论的角度来看，小碎片上包含的图像的信息，与原来图像包含的信息相同，这样就得出了'部分是整体的缩影'的结论。将这个理论应用于中医，人体的每一部分都包含着整体信息。看看现在的足疗就可以知道这点。"

"所以，当身体生病我们在局部取穴的时候，就可以利用全息原理，根据取象比类来取穴。老爷子，把您的大拇指伸出来。"

当身体生病我们在局部取穴的时候，就可以利用全息原理，根据取象比类来取穴。

"您看，大拇指的上部就相当于头，根部就相当于腰腹。如果您的头顶疼，您就可以在大拇指的最上面中央部位针刺，效果不错；如果谁的腹部肚子疼，就可以在大拇指根部进行刺激。"

"好，不错，我明白了。不过，你刚才说的拇指根部为腰腹，那腿脚在什么地方？"

"老爷子，您的心可真细啊。中医认为百会穴部位为天，会阴穴部位为地，而腿脚则是地下的根，所以，当腿脚有问题的时候，您就可以在大拇指根部的下面进行针刺。"

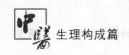

"哦，我知道了。其他地方也有这种全息现象，也可以根据取象比类来针刺，是吧？"

"是的，老爷子。还是用上面谈的腰疼来说，如果要在手背部位取穴，那么，就把整个手背当作后背部，这样，我们就能特别快的找到对应点，这就是传统针灸书上的'腰痛点'，针刺之后，效果很好。"

以皮治皮、以肉治肉、以筋治筋、以骨治骨，也是针刺的一个原则。

"这里还要说的一点就是，中医针刺的刺，实际上是刺激之意，并不是非要刺入。以皮治皮、以肉治肉、以筋治筋、以骨治骨，也是针刺的一个原则。"

"怎么讲？"老爷子问道。

"就是说皮肤的病变，我们取穴的时候可以浅刺激，骨头的病变，我们一定要深刺激到骨，才能取得好的疗效。比如骨质增生导致的脖子疼，我们在相对应的耻骨部位取穴时要深刺到骨头，效果才好。"

"哦，是这样的，我明白了。你就这样选穴的吗？"老爷子问道。

"还有两种办法，一种是简单的，一种是复杂的，您想听哪种？"

"当然是简单的。"

在异常的"动脉"处针刺，效好。

"简单的办法就是根据辨证之后，在病人的可能出现问题的经脉皮部用手来摸'动脉'，摸到之后进行针刺，效果很是不错。这里有个前提，就是辨证。"

"有个问题，就是你为什么针刺时间这么短？"

"老爷子，您的孙女犯错之后知错改错了，您还一个劲地不停说教吗？"

"当然不会。"

除了某些慢性病外，一般来说，见好就收，见效就取针，不留针，比较好。

"同样道理，针刺之后，已经取效了，您还一个劲地刺激，是不是和一个劲地说教小孩同理？小孩有逆反心理，人体脏腑也有'逆反'啊。"

"哦，是这么个道理。很不错。"

"你刚才谈了十秒钟针刺法，我们普通人自己不能做针刺，但还想养生和治病，该怎么办？"

"您问得好，我就说说不用针刺的养生治病方法。"

二、经络养生治病法

"刺激经络，有病治病，无病健身。由于经络和脏腑有密切的联系，对于虚证而言，刺激经络，就可以提高脏腑功能，'正气存内，邪不可干'，脏腑功能恢复，不但疾病得愈，而且不易为病邪侵犯；对于实证，不管是结石、血瘀、痰湿等，我们不能用手把这些东西去掉，只能提高脏腑功能，使得该运的运、该排的排，所以，刺激经络，提高脏腑功能之后，实证也得到治愈。"

"正常情况下，人的体表不会出现压痛点，所以，我们有时间的话可以用手在全身按压，一旦发现某个部位过于疼痛，就说明身体已经出现了异常状况。比如腰椎有问题的人在胸骨处按压，就会发现有明显的压痛点。这时我们要做的就是缓慢按揉，等到我们再次按压的时候，压痛点不疼了，再看看腰，也就没事了。"

按揉压痛点可养生。

"一般情况下，除了几个正常的'脉动'之外，人的体表不会出现其他的'脉动'，一旦我们发现不该出现脉动的地方却能摸到'跳动'，这就是异常。这时我们就要或按揉或针刺，从而使'脉动'消失。"

按揉或针刺，从而使'脉动'消失可防治疾病。

"怀孕之后出现异常脉动不能算。"老爷子说道。

"当然。"

"上面说了自我测病治病，当我们在保健的时候，要养护什么脏腑，就在什么脏腑的经络上进行敲打。如要护胃，就在胃经上敲打；要健脾，就在脾经上敲打。这里要说的一点就是，经脉在'分肉之间'，所以，敲打的时候力度要相对大点，一定要刺激到肉。"

当我们在保健的时候，要养护什么脏腑，就在什么脏腑的经络上进行敲打。

"由于肚脐内联十二经脉、五脏六腑、四肢百骸，所以，我们平时对肚脐做好保健是至关重要的。可以常灸，也可以把手搓热后按揉。"

"中医讲究的是心肾相交，所以，有时间的话，坐在床上，用手心搓脚心，左手搓右脚心，右手搓左脚心，对于心肾不交导致的失眠，效果很是不错。"

坐在床上，用手心搓脚心，左手搓右脚心，右手搓左脚心，对于心肾不交导致的失眠，效果很是不错。

第五章
形体和功能构成了正常的人

第一节　认识阴阳

> 只有熟悉精和骨、脉、筋、肉、皮毛的有关知识，才算了解了形体。

中医认为：人的形体是由精和骨、脉、筋、肉、皮毛组成的。

《灵枢·经脉》云"人始生，先成精，精成而脑髓生，骨为干，脉为营，筋为刚，肉为墙，皮肤坚而毛发长"。由于甲为筋之余、齿为骨之余，所以，人的形体是由精和骨、脉、筋、肉、皮毛组成的。

一、精

生活当中，人们常说一句话"天有日月星，人有精气神"，这里，把精和日相对应，可见精对人体是相当的重要；在《黄帝内经》中《素问·金匮真言论》里也提到"夫精者，身之本也"，就是说精是身体之根本，可见精对人体是何等重要。

精的含义为精微物质。人体内的精微物质主要是骨髓和生殖之精。

1. 精的含义

精，是一个形声字。从米，青声。本义为挑选过的好米，上等细米。后来，通过字义延伸，精的含义为精微物质。

我来推理一下什么是精微物质？

肾藏精；肾主骨，骨藏髓，所以，髓就是精。我们现在所说的脑髓、脊髓和骨髓就是人体中的精微物质，就是中医上的精。

肾藏精而主生殖，所以，生殖之精也是中医上的精微物质。

通常情况下，精被分为两类：先天之精和后天之精。

先天之精：就是先天形成，后天不可补之精，如脑髓。

后天之精：就是先天形成，但后天可补之精，如骨髓和生殖之精。

由于古时候人们的认知程度和中文的一字多意问题，导致了以前的书上对精的含义表述不够准确，也使得现在的人们更难理解前人所谈之精，其实，只要知道了精就是我们现在所知道的髓和生殖之精，就够了。

2. 精的作用

西医上，脑髓产生神经信号，让人体产生功能；骨髓生血；精子和卵子主管生殖；中医上，精也有三大作用。

（1）化合气和营养物质而产生功能　这里的营养物质是指后天从饮食中得到的物质。

人体功能，包括运动功能和神志活动两种，它们的发挥，要靠精来指导。就如汽车的发动，在完好的形体部件和充足的汽油具备条件下，必须要有火花塞的点火才可以。精，就相当于这里的火花塞。

人活一口气，人体之内，无时无刻不存在着气。髓中存有气，髓之外亦同样存有气。但构成形体的营养物质却只存在于髓之外。也就是说，人体之中，气在各个部位都存在，在不发挥功能的时候，有精的地方无营养物质，有营养物质的地方没有精，所以，精就不能够化合气和营养物质而产生功能。

由此，我们就可以真正理解"夫精者，身之本也"之义。没有精的化合，形体永远是形体，就如同植物人一样，没有功能的发挥，这不是正常意义上的"人"。

有了精的化合，运动功能、神志活动才得以发挥，人体才能正常的生长发育。

通常情况下，精被分为两类：先天之精（如脑髓）和后天之精（如骨髓、生殖之精）。

精有三大作用：化合气和营养物质而产生功能；化生血液；主生殖。

当人体功能出现异常的时候，血液出现问题的时候，不能正常生殖的情况下，我们必须要看"精"是否正常。

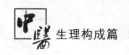

（2）化生血液　血中不只含有水液和营养物质，更含有精微物质，而这种精微物质就来源于精中之骨髓。

（3）主生殖　这是生殖之精的作用。

3. 精的出入

精的外出发挥作用靠的是肝；固摄精不使其无故流失靠的是肾。由此可以知道：精不能正常的外出发挥作用，我们要责之于肝；精的无故流失，我们要责之于肾。

人体之中，只有气具有自主运动性，其他所有的物质都是随着气的运动而运行：血随气而行；津液随气而布散；精随气而外出。

人体之脏腑，肝具有调气主疏泄的功能。也就是说，体内之气的运行是由肝掌控的，故而，精的外出靠的是肝：精进入血液化合气和营养物质而产生神志活动功能；精进入津液化合气和营养物质而产生运动功能。

肾主纳摄，所以，精的内入靠的是肾。这就是我们常说的"肾藏精"。

由于生殖之精是只出不入，所以，精的内入是对骨髓而谈的，其出和入也是相对于骨而言的。

拿弹簧来说：向外拉的力就是肝的疏泄；向内缩的力就是肾的摄纳。

理论是为临床服务的，认识精的出入之后就能很好地指导临床。比如常说的遗精，就是精不该外出的时候外出，这时，我们的直接诊断就要从两方面来考虑，一是肾虚，藏精不力；二是肝功能过强，疏泄太过所致。

4. 精的养护

（1）先天之精的养护　人之生，精已成。只有消耗，不能补充。"食物如同灯之油，药物如同拨灯芯"，而先天之精就是这个灯芯；照亮，就是灯的功能。试想，灯芯都用完了，灯还能亮吗？同样道理，先天之精都用完了，人体还有功能吗？答案是绝对没有。故而，要想长久拥有正常的神志活动和运动功能，就必须对先天之精进行很好地养护，否则，就会导致西医上的脑萎缩、老年痴呆等病证的出现。

西医学研究表明：人在出生之时，脑细胞就已经成为定数，只能死亡，不可再生。虽然我们可以激活以前没用过的脑细胞，但却不能生变新的脑细胞。这里说的脑细胞，就属于中医上的先天之精。不管生命有多长，但最终都脱离不了一个"死"，其原因就在此。

虽然每个人的结果都一样，都要死，但生命的过程却大不一样：有人开心地过，健康地活；有人却悲伤地过，病痛地活。

由于出生之时，先天之精就已经成为定数，故而，后天的养护就是要更好地保护，不使其更多地消耗。而消耗，就是精的外出，化合气和营养物质发挥功能，因生命在于运动，所以，适量的运动和神志活动是很好的，但绝不能太过。试看，重体力劳动者和繁累的脑力劳动者，他们的寿命都不是很长。

所以，养护的原则就是不能过度消耗。在条件允许的情况下，一定要保证充足的睡眠。失眠的病人要赶快调治。我们都知道，刚出生的婴儿，睡觉越多越好，中医认为这样做能很好地养护精。

① 由于精的外出靠的是肝，故而，尽量不要生气。因为"怒则气上"，肝的疏泄功能增强，可使更多的精外出而发挥功能。生活当中，更多的人在生气之后，要么精神亢奋，睡不着觉，要么就运动功能增强，"气得发抖"，这就是精的外出而化合气和营养物质的结果。饮食方面：肝主酸，酸性收敛，故而，适当的食用酸性食物可很好地防止精的过多外出。比如醋、西红柿等。

② 由于精的所藏在于肾，所以，养肾是关键。

因恐伤肾，故而，生活当中要尽量避免被恐吓。

肾开窍于耳和二阴，故而，不能常听噪音及长久的忍憋二便。

（2）后天之精的养护

① 后天之精亦为肾之所藏、肝之疏泄外出，故而，养肝护肾为第一，可仿上面之法。

② 因久立伤骨，故而，要尽量避免长久地站立。

③ 虽然后天之精可补，但也一定要注意消耗的量，如果过量，那就麻烦了，所以，对于性生活，一定要有度。看看历史书上的皇帝，凡荒淫无度的，都活不长。

④ 肾藏精，我们可以通过补肾的办法来补精。

黑色入肾，常食黑色食物可以补肾，如黑豆、黑米、黑木耳、黑芝麻等。有些东西虽不黑，但实践证明，也有补肾作用，如山

先天之精的养护原则就是不能过度消耗。不要生气，可以适当地吃点酸性食物。尽量避免被恐吓，不能常听噪音及长久的忍憋二便。

后天之精的养护，养肝护肾为第一。要尽量避免长久地站立；不能过量的消耗；常食黑色食物。

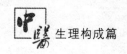

药、枸杞子、何首乌、干贝、鲈鱼、栗子等，可根据自己的具体情况而选择性地食用。

吃啥补啥有一定
的道理。

中医有句话"吃啥补啥"，所以，可以适当地食用猪、牛、羊等的骨髓，来补充我们后天之精的不足。这里，我再简单地说一下"吃啥补啥"的道理。"吃啥补啥"，是中医上的说法，也是生活当中老百姓常说的一句话，其意就是说吃了与人体相对应的东西之后能很快地补充人体相对应之地。吃骨补骨、吃眼补眼、吃狗鞭能增强性功能等就是如此。

天人相应，外界之物与人体相对应。动物与人体相对应之地，其营养物质的构成和含量也相差不多，故而，被吃进人体之后，能更快地补充人体局部之所需。

假如人体的1克骨髓是由1个A、2个B、4个C、5个D构成，当我们要补充骨髓时，不但要补充这些A、B、C、D物质，更要按照1:2:4:5的含量比例来进行。如果这个比例失调，那么，骨髓还是不能很好地补充。如补充100个A、B、C、D物质，这时只能补充20克骨髓，更为糟糕的是，留有的80个A、60个B、20个C会成为人体之负担，想要清除吧，对人体有用，不清除吧，人体一时还用不上，真是"鸡肋"。多说一句：人体肥胖的发生就与这个机制有关。

而动物的骨髓很有可能也是由1个A、2个B、4个C、5个D构成，人体食用后不但能更好地补充骨髓之不足，更不会导致"鸡肋"的出现。

也许有人会问：不运动，不消耗精，则更能养护精，可为什么说生命在于运动？

确实，不运动，精之所藏则更多，但是，人的寿命并不仅仅是由精的含量多少来定的。你的物质之精再多，遇上空难，也会立即毙命；你把物质之精藏的再多，但津液病变之后出现的痰湿堵塞、血液病变之后出现的血瘀、血溢等，你同样不会长寿。所以，只有适当的运动，使得血流畅通，津液布散正常，清者入、浊者出，且在排除外界灾害的情况下，才有可能活到该有的寿限。

二、骨

1. 骨的含义

骨，就是我们常说的骨头，里面藏有骨髓，所以，《素问·脉要精微论》中说"骨者，髓之府"。

中医古籍中将骨分为脆骨和硬骨两类。骨质较软的称为脆骨，骨质较硬而支撑力强的称为硬骨。《灵枢·骨度》对人体骨骼的名称、形态、数量等均有较为详细的记载。但古今对同一骨骼的命名不尽一致。如颈椎，古称项骨；胸椎，古称背骨；肱骨古称臑骨；尺骨，古称正骨；桡骨，古称辅骨；股骨，古称髀骨，等等，当然，也有古今名称相同的，如膝前之骨，均称髌骨。

骨，就是我们常说的骨头，里面藏有骨髓。

2. 骨的生理功能

支撑人体：《灵枢·经脉》说："骨为干"。骨是支撑躯体、维持形体的总支架。

保护重要器官：越是重要的器官，越有骨的保护，如头骨保护脑髓，肋骨保护西医上的"心肺"等。

协同运动：在肉和筋的作用下，骨出现屈伸或旋转，而表现出各种躯体的运动，故而《素问·脉要精微论》中说："不能久立，行则振掉，骨将惫矣。"

骨的功有三：支撑人体；保护重要器官；协同运动。

3. 骨与脏的联系

骨与五脏里肾的关系最为密切。《素问·宣明五气篇》说"肾主骨"；《素问·六节藏象论》说肾"其充在骨"；《素问·阴阳应象大论》说"肾生骨髓"，都说明了肾与骨的关系。

当骨发生病变的时候，肾就要发挥更多的功能而修复，这样会使肾的其他功能下降，如男性青年骨折后，易出现频繁遗精；老年人骨折后，常发生二便失禁；女性骨折后，多出现月经不调等等，这些都是肾主纳摄的功能下降而出现的病证。

因于叶天士《温热论》谓"齿为骨之余"；《诸病源候论》说："齿者骨之所终，髓之所养"，所以，我们取象比类、以外揣内，从齿

骨与五脏里肾的关系最为密切。齿为骨之余，齿的病变，直接责任者也是肾。

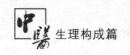

的情况就可以诊断出体内之骨的情况：牙齿好，体内之骨正常，肾功能强；牙齿松动，则体内之骨也弱，肾功能低下。

三、脉

1. 脉的含义

脉，为血脉，又叫作脉管、脉道、血府，实际上就是我们现在所说的血管，它是血气运行的通道。在《黄帝内经》中已经记载有搏动的血脉，并取名为"动脉"，如《素问·三部九候论》有"两额之动脉""两颊之动脉""耳前之动脉"的记述。在《灵枢·血络论》则注意到针刺血脉，有的"血出而射"，有的"血少黑而浊"，这显然是对我们现在认识的动、静脉差异的直观描述。

血脉与经脉、络脉（合称经络），虽然都是"脉"，但含义却有所不同。脉，原写作"脈"，先秦时又作"衇"，是一个会意字，表示身体里的一种支脉，其本义为血管。《说文解字》释为"水之衺流"，后世注为"水之永长流也"。先秦学者认为，天有天脉，以利星象之运；地有地脉，以畅江河之流；人有人脉，以利血气之用。在《黄帝内经》中明确提到"脉者，血之府也"，所以，我们常说的血脉，就是指血管。但经脉、络脉的含义却是经络，如"足臂十一灸脉""阴阳十一灸脉"等。

由于有些经脉（如肺经）有部分和血脉（桡动脉）平行，所以，现在有些人就将"经络"与"脉"混用起来。

2. 脉的生理功能

运行血气：脉是运行气血的管道，所以，明·李时珍在《濒湖脉学》中就说脉为"血之隧道"。

约束血行：脉有约束血行的功能。在《黄帝内经》中《灵枢·决气》篇里说："壅遏营气，令无所避，是谓脉。"张介宾的《类经》对此解释说："壅遏者，堤防之谓，犹道路之有封疆，江河之有涯岸。"

所以，脉，既可以防止血液逸出而避免出血，又可以规定血流方向，使之布达所需之处。

> 形体构成中的脉，实际上就是我们现在所说的血管。严格来说，是动脉血管（肺动脉除外）。因为中医上的血具有丰富的营养物质，脉者，血之府也，而动脉血（肺动脉除外）才是这样的，所以，血脉严格来说是指现在我们谈的"动脉（肺动脉除外）"。

> 血脉的脉和经脉的脉，含义不一样。

> 脉的作用有二：运行血气；约束血行。

3. 脉与脏的联系

脉与五脏均有联系，其中与心的关系最为密切。

《素问·痿论》说："心主身之血脉"，所以，中医里就有"心在体为脉"一说。

脉中有血，由于血的充盈靠的是脾，故而，脉与脾有联系。

脉中有气，由于肾纳气、肝调气、肺排气，故而，脉与肾、肝、肺都有联系。

由于五脏都与脉有联系，所以，中医就可以据脉诊病。

> 脉与五脏均有联系，其中与心的关系最为密切。

四、筋

1. 筋的含义

《灵枢·经脉》中说"筋为刚"，就是说筋为形体中一类坚韧刚劲的物质。其就相当于西医所说的神经、肌腱、韧带、筋膜等。

筋更多的是为关节运动服务的，所以，《素问·五脏生成篇》就说"诸筋者，皆属于节"，由于膝关节的筋最多，故而《素问·脉要精微论》中就说"膝为筋之府"。

至于《黄帝内经》中的"宗筋"，一个含义为多条肌腱筋膜的集合汇聚之处，如《素问·痿论》说"宗筋弛张，发为筋痿"；另一个含义是指男子的阴茎，如《素问·厥论》说："前阴者，宗筋之所聚。"

> 筋为形体中一类坚韧刚劲的物质，相当于西医所说的神经、肌腱、韧带、筋膜等。

2. 筋的生理功能

连接和约束关节：筋起着连接骨节肌肉的作用，并在骨与骨相衔处以筋膜包裹约束，形成关节，有利于骨节肌肉的相互联结与协同作用，保证了机体的正常运动。

主持运动：机体关节之所以能屈伸转侧，运动自如，除肌肉的收缩弛张外，筋在肌肉与骨节之间的协同作用是颇为重要的，所以，《素问·痿论》说"宗筋之束骨而利机关也"。

> 筋的作用有二：连接和约束关节；主持运动。

3. 与脏的联系

筋为肝所主。《素问·宣明五气篇》说"肝主筋"，所以，筋与

> 筋为肝所主。

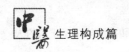
肝在生理病理上有相当多的联系。

生理上，肝的气血濡养着筋：《素问·经脉别论》里的"食气入胃，散精于肝，淫气于筋"和《素问·平人气象论》里的"肝藏筋膜之气"，说的都是肝之精气，布散于筋而充养筋膜。

病理上，肝病之后自然要伤及筋：如《素问·上古天真论》所说的男子七八，"肝气衰，筋不能动"；《素问·痿论》中指出："肝气热则胆泄口苦，筋膜干，筋膜干则筋急而挛，发为筋痿。"当然，筋病之后也可伤肝，如《素问·痹论》中说的"筋痹不已，复感于邪，内舍于肝"等。

五、肉

1. 肉的含义

肉，包括肌肉、脂肪和皮下组织等，也就是我们现在所说的瘦肉和肥肉。

肌肉，中医古籍中称为"分肉"；肌肉的纹理间隙，中医称为"腠"，亦名"肌腠"；分肉与分肉之间的凹陷，中医称为"溪谷"：其中小者为"溪"，大者为"谷"。溪谷为人体气血津液汇聚之处，也是经络穴位所在的部位，所以，《素问·气穴论》说："肉之大会为谷，肉之小会为溪。肉分之间，溪谷之会，以行营卫，以会大气"，并有"溪谷三百六十五穴会"的说法。

2. 肉的生理功能

保护内脏：《灵枢·经脉》中说："肉为墙"，意为肉起着屏障作用，可以保护内在脏器。比如当有外部强力作用于人体的时候，肉就可以起到缓冲保护的作用。

进行运动：机体正常运动，需要肉、筋和骨的协同作用。肌肉正常收缩弛张，人体运动自如，如果肉过于软弱或挛急，则会导致运动无力或运动受阻，甚至会出现四肢痿废不用或拘挛强直的情况。

3. 与脏的联系

肉与五脏之中的脾关系最为密切。

肉，包括肌肉、脂肪和皮下组织等，也就是我们现在所说的瘦肉和肥肉。

肉之大会为谷，肉之小会为溪。肉分之间，溪谷之会，以行营卫，以会大气。

肉的作用有二：保护内脏；进行运动。

肉与五脏之中的脾关系最为密切。

《素问·痿论》说"脾主身之肌肉"，故而，脾功能下降时，肉就弱；反过来说，我们只要见到肉的痿弱不用，直接诊断就是脾虚所致。

六、皮

1. 皮的含义

皮，就是我们与外界相接触的部分，包括我们的皮肤、口腔黏膜、鼻腔黏膜、胃肠道内壁、膀胱壁、尿道内壁、女性的阴道壁等等。

2. 皮的生理功能

（1）防御外邪　皮肤主一身之表，是人体抵御外邪入侵的第一道防线和主要屏障。

一般认为皮肤抵御外邪能力的强弱，主要取决于卫气的盛衰和腠理的疏密。

《灵枢·本脏》中说卫气具有"温分肉，充皮肤，肥腠理，司开阖"的功能，所以，当卫气虚弱时，皮肤不充，御邪的能力低下，外邪容易入侵。

腠理为皮肤上面的空隙，其疏与密，决定着汗孔的开与合。皮肤腠理疏松，汗孔异常开启，外邪则可乘虚而入，所以，《灵枢·百病始生》里说"是故虚邪之中人也，始于皮肤，皮肤缓则腠理开，开则邪从毛发入，入则抵深……"

（2）调节津液代谢　皮肤上的汗孔就是为了出汗而设的，所以，汗孔的开合度就决定着排汗的量。由于皮肤是通过这种形式来调节人体津液代谢的，故而，中医临床常以此来解释病机和指导治疗。如常说的暑热之邪最易伤津，原因之一就是暑性升散，热迫汗出，以致津液耗失过多；对于急性皮肤水肿之证，我们可以应用《内经》中所谓的"开鬼门"而宣肺利水，以排除多余水液，达到消肿目的，等等。

（3）调节体温　体温的相对恒定，是通过对体内产热和散热过程的调节而实现的。其中散热过程则主要靠皮肤（现代研究表明，

皮，就是我们与外界相接触的部分，包括我们的皮肤、口腔黏膜、鼻腔黏膜、胃肠道内壁、膀胱壁、尿道内壁、女性的阴道壁等等。

皮的作用有四：防御外邪；调节津液代谢；调节体温；辅助呼吸。

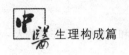

皮肤散发的热量约占人体总散热量的84.5%），所以，《素问·生气通天论》中就说"体若燔炭，汗出而散"。

（4）辅助呼吸　肺在体为皮而主排浊，皮肤上的汗孔在排汗的同时，更可以排浊气而辅助呼吸。《内经》中称汗孔为"气门"的道理也就在此。

3. 与脏的关系

皮与肺的关系最为密切，所以，《素问·五脏生成篇》中说"肺之合皮也"。

> 皮与肺的关系最为密切。

第二节　功　能

> 有人说中医很模糊，很教条，没理可讲，比如连脖子为什么会转动都谈不清楚，看完这一节的内容，就不会有人这样谈论中医了。

> 形体存在的目的就是为了功能，没有功能的形体则是无用的。一个正常的人必须具备两点：正常的形体和正常的功能。
>
> 人的功能，就是动，包括看得见的运动功能和看不见的神志活动两种。

形体存在的目的就是为了功能，没有功能的形体则是无用的。一个正常的人必须具备两点：正常的形体和正常的功能。

什么是功能？

功能就是事物或方法所发挥的有利的作用，或者指效能。人的功能则是指人体能发挥的正常的有用的作用，说得通俗点，功能就是"动"，脏腑的"动"就是脏腑的功能，人体的"动"就是人体的功能。

人体功能包括我们常说的运动功能和神志活动两种。

一、运动功能

1. 什么是运动

人体的各种活动称为运动。正常的人体有正常的运动功能，如脖子的转动、肩膀的耸动、嘴巴的开合、牙齿的咬动、手臂的移动、腰的活动、腿脚的走动、男性阴茎的勃起等。

2. 运动功能的产生

西医上，运动功能的产生，是神经中枢发送信号，由神经传递而产生。

取象比类：由于神经中枢就类似于中医上的精，神经类似于中医上的筋，由肝所主，所以，我们就可以推理出：在肝的疏泄作用下，精外出于"骨"来化合气和营养物质而产生运动功能。比如，生气之后的"发抖"，这就是"动"：怒则气上，生气之后，肝的疏泄太过，过多的精化合气和营养物质，这时就产生了异常的"动"。

因此，正常量的精、气和营养物质是运动功能产生的必备条件；而肝功能的正常则是运动功能发挥的前提条件。

由于运动是形体的"动"，所以形体的正常则是运动功能发挥的基础。试想，骨折了、筋断了之后还能正常的运动吗？肯定不行。

二、神志活动

1. 什么是神志活动

神志活动，就是人的精神意识思维活动，如思考、运算等等。

2. 神志活动的产生

神志活动也是人的一个功能，也是由精化合气和营养物质而产生的。

中医认为"心藏神"，也就是说神志活动是由心来主管的。生活当中的"灵机一动，计上心来"说的就是这个意思。

3. 神志活动与五脏间的关系

虽然是心主管着神志活动，但神志活动的整体完成没有其余四脏的参与却是不行的。将心比作一个小组的领班，虽然管着这个小组的工作，但没有其他的更多人，单靠自己是不能完

人体的各种活动称为运动。

在肝的疏泄作用下，精外出于"骨"来化合气和营养物质而产生运动功能。

神志活动，就是人的精神意识思维活动。

神志活动也是人的一个功能，也是由精化合气和营养物质而产生的。

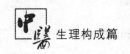

心藏神、肺藏魄、肝藏魂、脾藏意、肾藏志。

成工作任务的。这点，早在《黄帝内经》中谈得很明确，如《素问·宣明五气篇》中就说"心藏神、肺藏魄、肝藏魂、脾藏意、肾藏志"等。

心藏神： 由于"所以任物者谓之心"，任，是担任、接受之意，所以，心在神志活动中的作用就是接受外界信息。

肺藏魄： 魄，本义为人体躯壳。我们用眼睛来看人体躯壳，看到的肯定是皮毛，因肺主皮毛，故而，这里的魄就是皮毛之意。那么，皮毛在神志活动中有什么作用？生活当中，脸部的表情就表达了内心世界的情感，还有思考不出来时的"抓耳挠腮"吓得"起鸡皮疙瘩"等这些都是皮毛在神志活动当中的反应。更多时候，语言表达是自己神志活动的对外表示，但没有气的外出能正常发音吗？试试看就可以知道答案。而气的外出就是由肺主管的。中医，来源于生活，中医之理，就是生活之理，故而，肺藏魄，说的就是肺主管着神志活动的对外表现。

肝藏魂： 什么是魂？《黄帝内经》上说"随神而来往者谓之魂"。由于神为心所主，而心的功能是接受外界信息，"来而不往非礼也"，所以，对外界信息的反馈就是魂。

脾藏意： 意，会意字，从心从音。在《春秋繁露·循天之道》中说"心之所谓意"。而"所"的本义为"伐木声"，由于心的功能是接收外界信息，故而，外界信息的向里传递就谓之"意"。

肾藏志： 志，战国文字。形声。从心之声。志者，心之所至也。意为心愿所往。由于心是接收外界信息的，心的愿望就是把外界的信息进行处理，故而，肾就主管信息的处理，这就是我们常说的"智慧"，即对外界的信息和事物迅速、灵活、正确的理解和处理的能力。

从上所知，心接受外界信息，由脾运送到体内，经过肾的智能处理之后，由肝进行反馈，在肺之皮毛中进行表现，这就是神志活动的整个过程。

临床上，对于精神异常的病人，我们就要根据神志活动异常的环节来做诊断，比如"两耳不闻窗外事"的病人，就是接受外界事物的能力下降，这时的治疗更多的是补心；智力低下的病人，我们的治疗更多是补肾，等等。

第六章

两大物质供应人体所需

人活一口气，离开了气，没有任何人可以生存；人是铁，饭是钢，一顿不吃饿得慌，离开了饮食，也没有人能正常的生存。所以，空气和饮食物是人体生命活动和生命存在的必需物质。

人体的生理过程，就是外界的空气和饮食物进入人体被利用以及浊气、浊物被外排的过程。

第一节　空气的进入、利用和外排

> 旧的不去，新的不来，人体之气，排浊是关键。敲打腿部胆经，不如晃腿舒服；泡脚的热水中，加点麻黄，保健效果更好。

社会发展到了现在，早已不是只具有朴素认识的《内经》时代，我们知道，空气是人体必需的物质之一。

一、空气的进入

外界空气的进入靠的是肾。

1. 生理

人在胎儿时期，体内的气由母体输送，这时的气叫作元气，

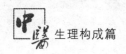

由肾主管。出生之后，此元气就如吸铁之磁石一样，将外界的空气"吸"进人体，这就是中医上的肾之"纳气"，所以，外界空气的进入靠的是肾。

2. 病理

当通过鼻进入人体的清气不足时，人体就会代偿性的用口来吸气。比如长跑之后的吸气、哮喘病人和鼻塞患者的吸气等就是这种情况。

如果通过鼻和口的吸气还是不能满足人体正常的清气供应，这时就会出现病态：轻则导致气虚；重则导致气陷。具体的诊断和治疗我都将在后面有详细谈述，简单的治疗就是要"补肾纳气"，药物可选：山药、补骨脂、磁石等。

3. 养生

（1）从养生学上来说，由于人体的气，来源于外界的空气，故而空气质量的好坏直接影响人体内之气的充足与否。

① 尽量生活在空气质量好的地方，且多用鼻来吸气。

② 常在树木多的地方呆，因为树能为人体提供所需的更多的氧气。

③ 阴雨天尽量不要外出锻炼。这时的气压相对增大，空气中的浊物含量相对增多，锻炼活动之后，人体所需之气量增加，在吸气的同时一并将更多的浊物吸进人体，结果岂不更糟？

（2）由于外界空气的进入靠的是肾，故而，保护肾功能是养生的关键。

① 避免对肾功能的耗伤。不该让肾发挥功能的时候就不要让肾发挥功能：肾纳饮食，不该吃的时候却常常在吃，如常食零食等，这就是对肾功能的耗伤。

该肾发挥功能的时候但不要让肾过度发挥功能：肾主二阴，固摄二便，如果长久憋二便，特别是憋尿，这就是对肾功能的耗伤。跑长途的汽车司机师傅，经常憋尿，耗伤肾功能，所以，他们的"职业病"就是性功能低下。

肾藏精，如果经常外排生殖之精，肾为了保证所藏之精的含量，就会加倍从人体吸收来的营养物质中"摄取"最精微部分以

尽量生活在空气质量好的地方，且多用鼻来吸气；常在树木多的地方呆；阴雨天尽量不要外出锻炼；避免对肾功能的耗伤；增强肾功能。

补充，这样势必也会导致肾功能的耗伤。看看历史书，荒淫无度的人没有一个肾功能是好的，且更是短命。

恐伤肾，过度的惊恐对肾的伤害是相当大的，所以，生活当中一定要尽量避免。

② 增强肾功能，是养生第二要。黑色属肾，更多的黑色食物有增强肾功能的作用，如黑米、黑豆、黑芝麻、黑木耳、海带、紫菜等，可以常吃而补肾。咸味入肾，我们也可用咸味之物来补肾，如食盐等。

二、清气的输送

1. 生理

肝主疏泄。清气进入人体之后，在肝的疏通道路下被输送到所需之地，例如：

输送到脉内血中之气叫作营气；

输送到脉外津液中之气叫作卫气；

输送到脏腑后就转化为脏腑之气而被人体利用。

生活当中，交警在马路上指挥交通，想让汽车往东行驶，就做个往东走的手势，这是因为有向东去的路。而在人体之中，更多的是没有路，如津液，那么，肝是怎样发挥功能而输送清气的？

开路，就是肝的作用，即肝要疏通体内之气的运行道路：想要气向上运行，肝就疏通向上的道路，想让上部之气的含量增多，肝就疏通更多的道路；想要气向下运行，肝就疏通向下的道路，想要下部之气的含量增多，肝就疏通更多的道路。

2. 病理

人体内局部之清气不能得到及时补充，这就是肝功能的下降（注意，这里说的肝功能，是中医上的含义表述，绝不可等同于西医上的肝脏功能）。如年轻人提重东西之后的手臂酸麻，几分钟就可以恢复，这是因为肝输送清气的功能正常的缘故，可是老年人提重东西之后的手臂酸麻，也许半个小时都不得以消失，原因就

清气是在肝发挥作用的情况进行输送的。输送到脉内血中之气叫作营气；输送到脉外津液中之气叫作卫气。

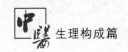

是肝的输送功能下降，清气不能及时得到补充所致。

肝主疏泄而调气，理气之药就是增强肝功能的药。临床上见到肝功能下降所致的病证，我们就可以选用适当的理气药物来做治疗，如柴胡、香附、郁金、玄胡、川楝子等。

3. 养生

现在的人，更多的是不运动，整天就是坐着，看起来很是悠闲幸福，然而对身体的伤害却很大，比如稍微干点活，一动就喘，这就是肝的疏泄功能下降，身体受损的信号。

肝的养护：生活当中一定要尽量避免生气；适当的运动；多吃一些青绿色的食物。

对于肝的养护，首先是不能伤肝。由于怒伤肝，所以，生活当中一定要尽量避免生气。

生气是拿别人的缺点来惩罚自己，所以，当你要生气的时候就想想，你生气的目的是什么？生气能解决什么问题？这样，你的"气"很有可能特别快就消了。

其次，我们要养肝。生命在于运动。我们的适量运动可以促使体内之气的运行速度加快，间接地增强肝的疏泄功能。比如练太极拳就是一种很好的运动方式。

当然，做任何事都讲究一个度，运动也一样。每个人的锻炼活动都要以自己不能感到太累为度。

在饮食上，由于肝主青，所以生活当中多食青绿色食物对肝很有帮助，比如青椒、绿豆、黄瓜等。当然，时令的绿色蔬菜更好；由于酸入肝，我们也可以食用一些酸味食物来补肝，如西红柿、酸橘子、酸葡萄等。

三、浊气的外排

肺是通过打开"外排之口"来排浊的。

1. 生理

肝主疏泄，疏，是疏清气；泄，是泄浊气。清气被利用后产生的浊气，也是在肝疏通道路的情况下到达人体和外界能接触的地方，如胸中、皮肤和肠道等；然后，由肺排出体外。

现在，我们已经知道了肝是通过疏通道路来输送清气和转运浊气的，那么，肺是怎么发挥功能而外排浊气的？

想想看，晚上在屋里玩牌，几个人抽了一晚上的烟之后，第二天早上该怎么做？潜意识的动作就是打开门窗，这时屋里的烟自然就会外出。

人体也一样，只要把"门窗"打开，浊气自然也会外出。所以，肺的职能就是负责打开外排浊气的"门窗"：肺司呼吸，通鼻开口，大部分浊气以呼气的形式外排；肺主皮毛，打开毛孔（注：古人认为的毛孔更多是指我们现在的汗腺，后面谈的所有毛孔含义同此），一部分浊气就从皮肤外排；肺与大肠相表里，打开肛门口，一部分浊气以矢气的形式从肠道排出。

中医上的发汗药，就是助肺排浊药，这里我来说说用发汗药治疗风寒感冒的道理。

风寒侵袭之后，"寒则收引"，"热胀冷缩"，导致皮肤之毛孔闭塞，浊气不得外排，郁结皮下，出现头身疼痛、项僵；浊气必排，在肝的疏泄下使得皮肤中的一部分浊气被运送到胸中进行外排，导致胸中的浊气含量增多，出现胸闷；浊气一过性的外排速度增大，就出现了咳嗽。经用发汗药后，皮肤上的毛孔打开，助肺排浊：皮下之浊气即刻外排，含量恢复正常，故而头身疼痛、项部僵硬等症状很快消失；这时，由于皮肤排浊功能正常，肝也就没有必要把皮中之浊气再运送到胸中进行外排，所以，胸中之浊气含量也恢复正常，胸闷随即消失；正常呼吸即可外排浊气，人体也就不会再出现咳嗽这个症状。

2. 病理

当有浊气外排不畅，即气滞的情况出现时，我们就要责之于肝和肺。在临床上见到气滞病证时，我们也一定要区分肺之气滞和肝之气滞。胸中、皮肤和肠道等"表"部的浊气不能外排而滞留的，为肺之气滞；体内之浊气不能有规律地到达胸中、皮肤和肠道等"表"部而出现郁结的，为肝之气滞。

简单地说，位于体表部位的浊气不能外排就要责之于肺，因肺主排浊；体内之浊气不能到达体表部位而郁结的，就要责之于肝，因肝主疏泄。因肝之气滞而导致的病证，临床治疗时就要增强肝之"疏泄"功能，药物选用理气之品，如柴胡、香附、乌药、

位于体表部位的浊气不能外排就要责之于肺，因肺主排浊；体内之浊气不能到达体表部位而郁结的，就要责之于肝，因肝主疏泄。

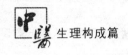

郁金、川楝子、荔枝核等。

对于因肺之气滞而导致的病证，治疗时只需外排浊气即可：郁结于胸中的浊气，可用皂角、桔梗等开肺之品来治疗；郁结于皮毛的，可用麻黄、生姜等发散之药来治疗；郁结于肠道的，可用厚朴、枳实等下气之药来治疗。

3. 养生

（1）要保护和增强肝、肺功能。前面我已经谈过肝功能的养护了，这里，就谈谈对肺功能的养护。

① 悲伤肺，忧、悲同义，所以，要尽量避免忧愁悲伤情绪的出现。

② 白色入肺，故而，常食一些白色之物可补肺，如白萝卜、白菜、豆浆、豆腐等。

③ 辛入肺，我们也可以适量食用辛辣之物来提高肺功能，如辣椒、生姜、大蒜等。

（2）旧的不去、新的不来。浊气不排，清气不进。我们要尽可能将体内之浊气更多地排出体外。那么，怎样能使更多的浊气外排？

① 对于腿部：有人谈到，敲腿部之胆经对身体很好，故而好多人都在敲打胆经。我认为，其实你在腿脚的任何部位敲打，都能起到养生的作用，不独胆经（不过腿部之胆经是手便于敲打的部位罢了）。原因就是敲打之后可以使浊气更多更快地到达肠道和胸中而外排。腿部之浊气含量减少，清气含量增加，故而，健康舒服。

但有没有更好的办法来排腿部之浊气？有。用取象比类法，生活当中，在杯子里的水中放点泥土，当杯子中的水静止时"泥浊"沉于杯底，晃动时，杯底之"泥浊"上行。此"泥浊"就相当于人体中之浊气，要让其上行，最好的办法就是晃动，而不是敲打。有报道说一个百岁老人的养生经验就是每天坐在床边晃动双脚，其道理就在于此。所以，想要更好的健身，那就利用你的空闲时间来晃动腿脚吧。

还有，更多的人喜欢热水泡脚，其道理就是受热之后，脚腿

肺功能的养护：尽量避免忧愁悲伤情绪的出现；常食一些白色之物；也可以适量食用辛辣之物；我们要尽可能将体内之浊气更多地排出体外。

想要更好的健身，那就利用你的空闲时间来晃动腿脚吧。

部的毛孔打开，浊气外排，之后，使局部清气含量增多，人则感到很舒服。推之，在热水中加上麻黄，增加浊气外排，效果不是更好？同样道理，因浊气郁结而导致胸闷、咳喘的病人，用麻黄煎水洗脚，亦能减轻病痛。

因浊气郁结而导致胸闷、咳喘的病人，用麻黄煎水洗脚，亦能减轻病痛。

② 对于胸中：这里，说一件事，就是很多老年人在公园里晨练时用背靠树，由于不知道其中的道理，不能很好地配合呼吸，这样不但达不到强身健体的目的，甚至还会损伤身体。原因就是：

胸中，是宗气所呆之地，有清气，更有浊气。当后背受到撞击时，胸中之宗气就要晃动，浊气就要上升，这时如果刚好遇到向外呼气，则浊气随之而出。浊的更多外出，使得清气的留存空间相对加大，清气聚集更多，人就会很舒服。但在撞树之时刚好遇到吸气，那就麻烦了，上升之浊气，随着空气一并进入胸中，使得宗气中的浊气含量更多，清气含量更少，则很容易导致气虚之证的出现。

所以，在撞树的一瞬间必须做呼气动作，不撞时做吸气动作，这样才可达到健身的目的。

在撞树的一瞬间必须做呼气动作，不撞时做吸气动作，这很关键。

我们对呕吐的病人拍击后背也是这个道理，不过这时排的是胃中之浊气。浊气快速外排，胃中之气的含量正常，胃内之物就不会随着浊气的外排而出，呕吐自然停止。

③ 对于皮肤：一定要正常地出汗。汗液的外出，不但能将人体中无用的浊物外排，更能将体内的浊气外排。

现在，更多的人冬天不出汗，夏天有空调，一年也出不了几次汗，这对身体健康来说，是相当不好的。

④ 对于肠道：一定要保持大便的通畅，使得肠道中的浊气更畅外排。所以，好几天才大便一次的人一定要注意。

四、气的分类

（1）人体内之气按用途来分，可分为清气和浊气两种。
清气，就是对人体有用的气。
浊气，就是清气被人体利用后产生的气和饮食物腐化后产生的气。

人体内之气按用途来分，可分为清气和浊气两种：清气，就是对人体有用的气；浊气，就是清气被人体利用后产生的气和饮食物腐化后产生的气。

（2）按产生时间来分，气有先天之气和后天之气。

先天之气，就是先天产生的气，即胎儿时期体内存在的气，中医把这个气又叫作"元气"。

后天之气，就是后天产生的气，即后天通过呼吸、随着饮食而进入体内的气。

（3）按存在地方来分，气又分为以下几种：

宗气：存在于胸中之气。

营气：存在于血中之气。

卫气：存在于体内血之外的气。

脏腑之气：存在于脏腑中的气。

经络之气：存在于经络中的气。

五、气的特性

气有五个特性。

1. 运动性

清气进，浊气出，这是人体与外界的气体交换，往复循环，直到生命的结束；人体之中，清升浊降，遵循自然之理，这就是气的运动，气的运动又称为气机。随着气的运行，其他所有该动的、能动的物质都随之而动。

所以说，气是以运动的形式而存在的，升降出入是气的运动形式：入和升是清气的自主运动形式，出和降是浊气的自主运动形式。

因于气的这种固定常态运动，运动产生摩擦，摩擦生热，所以，人体才能保持正常的体温。这也正是我们中基课本上所谈"气有温煦作用"的原因。活动之后，人感到热，就是因为体内之气的运动速度加快，摩擦增大的缘故。

我们的古人由于知识的局限，只能用抽象之语言来阐述，象《素问·六微旨大论》中说："出入废则神机化灭，升降息则气立孤危，故非出入，则无以生长壮老已，非升降，则无以生长化收藏。是以升降出入，无器不有，故器者，生化之宇，器散则分之，生化息矣。故无不出入，无不升降"。

生活当中，经常能见到一类病人，就是睡觉起来病情加重，活动后则好转。中医的直接诊断就是气滞所为，原因是休息时，气的运动减缓，而活动之后，气的运动增强，现在，病人睡觉起来病情加重，就说明是气的运动减缓所致，而气的运动减缓就属于中医上的气滞范畴。

所以，询问病人休息时加重与否、活动后是否好转也是诊断气滞病证的一个指标。

由于其他物质都是随着气的运动而运行的，故而在治疗痰湿、瘀血等实证导致的所有疾病时，加用适当的补气理气药，则疗效更好。

2. 消耗性

脏腑功能发挥靠的是人体中之清气。为了维持基本生命活动和人体正常的功能活动，脏腑不停地发挥自己的功能，清气不停地被消耗。

清气被利用后产生的浊气由肝、肺主管而排出体外。

正是因为气具有消耗性，所以，人体就必须不停地进行呼吸，以排出浊气而补充清气。

这里，我要说一个问题，就是人体之中有藏血之脏、有藏精之脏，可为什么没有藏气之脏？

原因很简单：藏血就是藏营养物质和水液，而营养物质和水液不是随时就可得到补充的，所以，人体要藏之以备急需；而气就不一样，虽然具有消耗性，但只要有呼吸，就可以随时补充，既然能随时补充，还有藏的必要吗？所以，虽然气对人体是相当得重要，但人体却没有必要来设立一个藏气之脏。

3.可调性

就是说人体在肝的调气作用下，可使某局部之气增多或减少。

这里用几个生活中的事例来说明：①咳嗽或打喷嚏时，有人会出现遗尿现象。②入厕时，由于大便难而出现脑溢血。为什么会出现这些现象呢？如果人体本身就存在着清气不足的情况，即我们常说的气虚，不过气虚并不严重，还能发挥其固摄作用。但

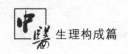

是当人体出现咳嗽或打喷嚏的动作时，瞬间就必需大量的清气，也就是说，这样的动作需要把身体其他地方的清气调用过来才能完成，这时由于下部之清气被上调，以致于下部气虚更甚，气虚不固，尿液外出，则形成遗尿。同样，如厕时由于大便难，使得肠道中肺气增多而排浊，导致上部之清气更虚。由于一部分心气已经转化为肺气，导致心气的一过性不足，主脉的功能下降，脉不固血而出现血溢脉外的情况。

临床应用：

（1）流鼻血的病人，民间有一疗法就是让病人的双手猛然高举。为什么高举双手能起到一定的止鼻血作用？因为高举双手时，上部之气随之增加，气能固血，所以鼻出血的情况即刻可以得到缓解。

（2）由于长时间的憋尿，以致小便时尿不出，这时，用提壶揭盖法取嚏，使上部之清气瞬间增加，下部之清气瞬间减少，浊气增加，随着肺的排浊，小便出焉。

4. 可转化性

> 气的可转化性，就是说人体内之气可以相互转化。

就是说人体内之气可以相互转化。营气出于血则转化为卫气，卫气入血则转化为营气；营气入胸中则转化为宗气等。

大气下陷证的出现就是由于营气从宗气中的转化减少所致；过度生气之后出现的脑溢血，就是由于一部分心气转化为肝气，脉虚不固而导致血溢脉外。

临床应用：

食后不宜剧烈运动：就是因为吃完饭后，更多的气要转化为脾气进行升清运化。如果此时进行剧烈运动，则要消耗更多的气，这样就导致了脾气的含量减少，之后，会出现食物中的营养物质不能充分运化的情况。食物不化，不但能导致人体所需的营养物质含量减少，更能导致积食证的出现。

5. 可补性

> 人的呼吸就是补充人体之气不足的基本且最有效最直接之法。

有消耗，就要有补充，这样，生命才得以延续。

人的呼吸就是补充人体之气不足的基本且最有效最直接之法。中医上也有补气药，可以提高脏腑功能，增强机体活力。

六、气的功能

中医基础理论课本上在气的功能一节里谈到：气有推动作用、温煦作用、防御作用、固摄作用、气化作用。

下面，我就用通俗的语言来解释一下这些功能。

1. 推动作用

人体中只有气具有自主运动性，其他的物质都是随着气的运动而运行：血，随着气的运动而运行；津液，随着气的运动而布散、代谢；精，随着气的运动而从骨中出来以指导功能发挥。只要知道了气的运动性，就不难理解气的推动作用。

2. 温煦作用

前面已经谈过，运动产生摩擦，摩擦生热，因气是以运动的形式而存在，故而，人体的体温保持就是气运动的结果，这也就是气的温煦作用。

3. 防御作用

防御，不但是抵抗外邪，更要防止内乱。因为气是脏腑功能发挥的物质，只要脏腑功能正常，则外邪不侵，内乱不生。《素问·评热病论》说："邪之所凑，其气必虚"，就是说外邪侵袭人体致病是因脏腑功能低下所引起的，这和生活当中"苍蝇不叮无缝之蛋"的道理是一样的。

4. 固摄作用

（1）固摄血液　血液运行于脉中，因脉的固摄而不至于外溢，脉为心所主，所以，气对血液的固摄作用实际上是心主脉功能的发挥表现。

（2）固摄津液　正常情况下，人体各部位之气的含量是一定的，局部的浊气过多，清气就不足；反之，局部的清气量多，则浊气含量就少，如同阴阳图中的阴阳鱼一样，一个多，另一个就少。

由于津液的代谢外出，靠的是浊气的外带，如果局部浊气含

气有五个功能：推动作用、温煦作用、防御作用、固摄作用、气化作用。

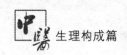

量减少，外出之量亦少，随之代谢的津液也就少；如果局部清气不足，浊气含量增加，随着浊气外排，津液外带增多，这样就出现了临床上的气虚津液不固之证，所以，气对津液的固摄作用大小，实际上是由局部浊气的含量决定的。

如果出现津液不固的情况，只能说明局部有过多的浊气聚集，而浊气的含量增多又表示局部清气的不足。掐头取尾：津液不固是由清气不足，气虚引起的。

5. 气化作用

气化，是指通过气的运动而产生的各种变化。气化作用就是通过气的运动而使得血液、津液相互转化并代谢；饮食物进入人体之后出现的营养物质、水液和废物的分离，无用之废物的外出；精出于骨而指导功能发挥等等。

总之，只要了解了气的特点和功能，就不难理解书上所谈的"气的功能"。

其实，人体内之气，它还有两个非常重要的功能：

（1）气是脏腑功能发挥的物质，这点，在前面已经谈过了。

（2）气是人体功能发挥的必需物质。正常的人，不但要有完整的形体，更要有与之相配的功能。由于人体的功能是气和营养物质在精的化合下产生的，所以，人体之功能发挥，就必须要有气的参与：自主运动需要气，如走路、跑步、跳绳、拿东西、吃饭等等；被动运动也需要气，如与病邪做斗争等，所以，我们常常能见到剧烈运动之后则会觉得气不够用；感冒之后会出现身困乏力等等。

气的另外两个功能是：气是脏腑功能发挥的物质；气是人体功能发挥的必需物质。

第二节　饮食物的进入、利用和代谢

脾主运化、肾主摄纳。积食证的治疗，强肾是关键，伤什么食，就把什么东西烧焦了来吃，简单且有效。

人是铁，饭是钢，一顿不吃饿得慌。饮食对于人体生命的维持也是相当重要的，所以，我们必须要了解：饮食物的进入、下降、营养物质的消化吸收、营养物质的运化、浊物的外排和营养物质的利用等。

一、饮食物的进入

饮食物的进入靠的是肾。

1. 生理

我们都知道，人体中只有气具有自主运动性，其他物质都是在气的带动下才运行的，饮食物的进入也不例外。

没有外界空气的进入，饮食物就不可能进入人体（排除外力强制进行的情况）。试想，你在呼气的时候能将饭吃进来吗？肯定不能。前面已经谈过，外界空气的进入，是靠肾的功能发挥，因肾主纳气。肾的功能发挥就是肾气，所以，饮食物的进入靠的就是肾气，并非我们常说的胃气。

胃属于腑，只是一个受盛器官，所谓胃气，就是胃的功能，即受盛功能。一个受盛器官是不可能把饮食物"吃"进体内的。胃就相当于汽车里的油箱一样，只具有受盛功能，外界油的进入却与它无关。

故而，《素问·水热穴论》篇说"肾者，胃之关也"。

> 饮食物的进入靠的就是肾气，并非我们常说的胃气。

2. 病理

由于肾主纳气，食随气入，所以，能不能吃在于肾；脾主思，故而，想不想吃在于脾。当一个人进食量减少时，常见以下三种情况。

> 能不能吃在于肾；想不想吃在于脾。

（1）想吃而不能吃

① 原因

a）肾的功能下降所致。这时，就要看是肾的本藏自病还是其他原因导致的肾功能相对下降：大病之后、失治误治之后，导致肾功能极度低下的病人，这时的想吃而不能吃就是本藏自病；另一种常见情况就是宿食积聚，"旧的不去，新的不来"，由于宿食的

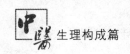

占位而导致不能食，这就是他因导致肾功能不能发挥所致。

b）有某种东西堵塞：如现在西医上的喉部肿瘤等，导致想吃而不能吃，这是他因导致肾功能不能发挥而出现不能食的情况。

c）胃体受损，吃进去的东西无以受盛，使得肾功能"自我下降"而出现

想吃但不能吃的情况。所以，对于想吃而不能吃的病人，一定要从以上三个方面考虑。

② 治疗

a）因肾本脏问题引起的，我们的直接治法就是补肾纳气，药物可选山药、吴茱萸、核桃、熟地等。当然，因为肺属金，肾属水，而金生水，"虚则补其母"，故而适当补肺气，则效果更好。

b）他因导致的，一定要消除病因。这里的他因，无非就是气滞、血瘀、痰湿、积食等。试想，能导致堵塞的，都属于中医上实证范畴，而实证的产生，就是气滞、血瘀、痰湿、水饮、积食、结石、虫积等，对于堵塞所致不能食的病人，结石和虫积这两种情况是不存在的。

因气滞导致的，用理气之法，选理气之药；因血瘀导致的，用理血之法，选活血化瘀之药；因痰湿导致的，用通利之法，选逐痰祛湿之药；因积食导致的，用除积之法，选消食通滞之药。当然，更要治疗导致积食停滞的原因。

民间有一办法：伤什么食就把什么东西烧焦后温水冲服，效果很好。比如吃面食导致的停食胃胀，可把馒头烧焦，服用即可。注意，服后要多喝水。

还有一单方：砂仁烧焦，服用，有点酸苦味，效果很不错。

c）针对胃体受损的情况，我们一定要辨证论治，当然，一些有效的单验方也可以用，如常食烤馒头，对胃溃疡效果不错；将炒白术90~150克装到猪肚中，煎煮到猪肚熟，什么也不放，喝汤、吃肚，一次就可缓解甚至治愈胃下垂；《中医杂志》1987年的第二期上谈到，对于慢性萎缩性胃炎：取宁夏枸杞子，洗净，烘干，打碎分装。每日20克，分两次于空腹时嚼服，2个月为1疗程。服药期间一般停用其他中西药物。共治疗20例，经2~4个月观察，显效15例，有效5例。

伤什么食就把什么东西烧焦后温水冲服，效果很好。比如吃面食导致的停食胃胀，可把馒头烧焦，服用即可。注意，服后要多喝水。

将炒白术90~150克装到猪肚中，煎煮到猪肚熟，什么也不放，喝汤、吃肚，一次就可缓解甚至治愈胃下垂。

（2）能吃而不想吃　能吃，说明肾功能正常；脾主思，不想吃，说明脾功能下降。

在排除正常吃饱了饭的情况之下，遇见能吃而不想吃的病人，我们就要从以下几个方面来考虑。

① 脾失健运：如果脾失健运，则饮食物中的营养物质不能正常运化，导致持续堆积，便出现不欲食的情况。而脾气不足和中寒都可导致脾失健运；脾主思，思虑过度更可伤脾，故而，在生活当中经常能见到因思虑而不欲食之人。

② 肝之疏泄太过：因肝木克脾土，肝气太强时，克制脾功能，使脾的运化功能降低，出现不欲食。生活当中也能遇到大怒之后"气得不想吃饭"的人，原因就在于此（某些女性的越生气越能吃，则是生气的轻症）。这里，建议想要保健的人们：在吃饭的时候千万不要生气。因为"怒为肝所主"，当生气的时候，更多的肾、脾之气转化为肝气，如果遇到吃饭，则可导致饮食物在胃中不能充分正常下降而出现宿食滞留，不但有胀闷堵之感，更可发生其他杂病——这是根据前面"气的转化特点"而做出的推理；"怒则气上"，生气之后，气上而不降，则导致胃中的食物不能随气下降而出现滞留，导致病态发生——这是根据"气的运行特点"做出的推理。总之，吃饭时的生气很是不好。

③ 挑食，不喜欢的食物，不欲食。针对这种情况，采用疏导之法，培养好的习惯，纠正偏食。不能乱用药物，毕竟"是药三分毒"。

治疗时：在把饭菜做可口的基础之上，要用诱导之法，循序渐进，改变不良习惯。

（3）不想吃也不能吃　脾肾两伤所致。在补虚的同时更要针对病因做治疗。

3. 养生

历代医家，没有几个不注意保护胃气的，而胃气，就是胃的功能。胃为仓廪之官，水谷之海，人以水谷为本，"食物如同灯之油，药物如同拨灯芯"，油都没了，灯还能亮吗？饮食物不进，生命还能存在吗？

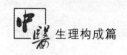

所以，饮食物对于养生更是至关重要。

这里，我简单谈谈：

（1）饮食　现在的好多人都不知道该吃什么好，其实，只要把握两点即可。

天人相应，多食
时令之物。

① 天人相应，食时令之物即可。时令蔬菜是指那些根据蔬菜生长特点，在自然环境条件下，通过人工栽培管理（或野生），采收后新鲜上市的蔬菜。这些蔬菜的最大特点是采收时间与春、夏、秋、冬四季密切相关，所以消费者把它们称为时令蔬菜。吃时令蔬菜有两方面的好处：一是口味、营养比较好。不同的蔬菜品种，由于遗传特性不同，适应在不同季节、不同环境下生长，在适宜的条件下长得最健壮，营养最丰富，口味最佳。如青菜，适应低温气候，夏天收获的青菜口味清淡，冬季收获的青菜吃起来味甜质糯，十分爽口。有经验的消费者都知道，霜打过的青菜味更甜，这是因为低温时青菜里的淀粉在淀粉酶的作用下水解成麦芽糖，麦芽糖又转化成易溶于水的葡萄糖，使得细胞液内糖分浓度增加，既增强了植株抗冻能力，也增加了甜度和口感。又如冬季的菠菜，不仅口味甜糯，营养含量也比夏季菠菜多 8 倍；相反，像番茄、黄瓜等蔬菜适应在较高温环境下生长，七月份采收的果实其维生素 C 含量是一月份采收的二倍。所以从营养和口味角度来看，时令蔬菜能达到完美的效果。

二是符合人体健康需要。孔子说过"不时不食"，意思是吃东西要按季节、按时令，什么季节吃什么东西。民间也有"冬吃萝卜夏吃姜，不要医生开药方"的说法，不仅是说萝卜和姜的营养丰富，而且从中医学角度来说，"春夏养阳，秋冬养阴"，姜有发散排毒作用，食姜排毒之后，人体功能更有利于发挥；萝卜被喻为"小人参"，具有很强的滋补作用，故而，更有利于养形体。

一方水土养一方
人，多吃本地菜。

② 一方水土养一方人。本土之物，应本地之气而成，养本方之人，更使天人相应。故而，外来之物只能品尝，或当药物来纠人病之所偏可也，万万不可当作食物而常吃。

（2）保胃气，护胃体　胃是人体中饮食物的受盛器官，相当于汽车、飞机的油箱。想想油箱对汽车、飞机的重要性就能知道胃在人体中的重要作用。

① 避免饮食所伤。过饱、过饥、过热、过凉、五味太过等都
会伤及胃。

② 按时饮食。

③ 常食清淡之物。

二、饮食物的下降

饮食物的下降靠的也是肾。

1. 生理

胃中之物，又必须依靠肾的摄纳之气才可进入小肠，因为人
体之中只有肾具有纳气功能。随着气的进入，饮食物才可下降。

生活当中，进食时吃辣椒后可增加人的饭量，"越辣越能吃"，
原因为何？

金生水，辛味为肺所主，肺属金，而肾属水，食辣椒后可刺
激肺而增强肾功能，由于饮食物的进入和下降是肾主管的，故而，
肾功能增强后可出现"吃得很多"。

2. 病理

饮食物下降过慢，则可导致积食证的出现；下降过快，则可
出现易饥多食的症状。这里，我只说临床上两个常见的病证。

（1）胃气不降　如果纳气功能丧失，则饮食物停滞不进；如
果纳气功能低下，不能下降的饮食物就会食滞胃脘，形成积食。
所以，见到积食证，我们不但要考虑是否是脾虚不运所致，更要
看肾的功能是否正常，不要只用消食化积之药来治疗。由此也可
以知道，以前更多书上的"胃气不降"实为肾不纳气的另一种表现。

也许有人会问：我们常说的胃气不降出现的呃逆是怎么
回事？

首先，要知道什么是胃气？气是脏腑发挥功能的物质，胃气，
就是胃的功能，就是受盛饮食物。

下来，我再说说胃气不降的问题。由于"腑宜空"，胃中之物
不下降而滞留，使得肾要更多地发挥功能，清气被利用后会产生
过多的浊气，这时，肺就要发挥自己的功能来排浊气，根据就近

> 胃中之物，又必须依靠肾的摄纳之气才可进入小肠，因为人体之中只有肾具有纳气功能。

> 胃气不降，实际说的是胃中的东西不往下走。

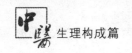

原则，浊气从口中排出，轻则嗳气，重则出现呃逆。

这就是"胃气不降"而出现呃逆的原因。所以，我们以前中医上的"胃气不降"实际上说的是"胃中的饮食物不下降"。

（2）肝气犯胃　中医诊断学里说肝气犯胃后可有"脘胁胀闷疼痛，嗳气呃逆，嘈杂吞酸，烦躁易怒，舌红苔薄黄，脉弦或带数象"的临床表现。这些症状都有其发病机制。

肝气，就是肝功能。肝的功能我在前面已经说过了，只有一个，就是主疏泄，即疏通道路之后让清、浊气按人体所需而运行；而胃的功能就是受盛饮食物。

现在出现了肝气犯胃之病证，就说明肝因某种原因而出现功能异常，疏通道路之后，让气进入受盛饮食物的胃中，这样胃中之气增多，就出现了脘胀、嘈杂；酸为肝所主，随气一并进入胃中就出现了吞酸症状；气有余便是火，故而就有火热症状出现，如烦躁易怒、舌红苔黄、脉弦数等；浊气必排，而肺主排气，根据就近原则而排浊，则出现恶心、嗳气和呃逆；肝主两胁，而胁胀痛则是肝功能失常之后气郁于本部而出现的症状。

肝开窍于目，肝的功能是主疏泄。好看的东西能养目，丑陋可怕的东西能伤目，如果猛然间不该看见的东西刺激眼睛之后，就会引起肝功能的一过性增强，疏泄太过，浊气冲击过强，肝木克脾胃之土：由于脾具有运化功能，是动的，可以"运而化之"；但胃为受盛器官，是静的，故胃中之浊气过多之后，只能靠肺进行外排，肺排浊气，轻则出现恶心、嗳气，重者则出现呃逆、呕吐等病证。这就是由于不正常的"看"而引起的人体不适。比如好多人看到臭水沟里的东西之后出现的恶心、呕吐等症状就是这个道理。不知何时，世人就借用中医上的这个道理，当厌恶某人、不愿见某人时就说自己感到恶心。

3. 养生

由于饮食物不降，导致宿食停滞，可出现胃脘闷堵等不适感觉。因为饮食物的下降靠的是肾，故而，强肾是关键。黑为肾所主之色，平时常食黑色的补肾食物比较好。偶尔食用黑焦之物亦可强肾纳气，促使饮食物的下降。有胃病之人常食烧烤之馒头，对胃的恢复比较好。

说个冬季养胃法：大枣、生姜、冰糖各适量，泡水当茶饮，效果很好。注意：有糖尿病的人在饮用时一定要去掉冰糖。

说个健胃单方：三个乌梅七个枣，十个杏仁一块捣，十人胃病十一好。

三个乌梅七个枣，
十个杏仁一块捣，
十人胃病十一好。

三、饮食物的消化吸收

营养物质的消化吸收靠的还是肾。

1. 生理

西医知识告诉我们：饮食物中营养物质的消化主要靠胃酸、胆汁和胰腺分泌的胰液，而这些在中医上都属于津液的范畴，而肾主津液，故而，营养物质的消化靠的是肾。

中医知识告诉我们：气是人体内惟一具有自主运动的物质，营养物质的吸收，是在气的进入运动下进行的。而气的进入即纳气为肾主管，故而，营养物质的吸收靠的也是肾。

营养物质的吸收
靠的也是肾。

2. 病理

吸收消化不好，营养物质滞留，可出现胃的堵闷感；肾"矫枉过正"的超常发挥功能，清气被利用之后，使得浊气产生过多，则可使人体出现胃胀感。

临床上常常能见到胃部有堵闷感的病人，我们在治疗时，用助消化药如焦三仙、鸡内金等和导滞药如赭石、玉片等的同时，少佐一点补肾纳气之药如山药、熟地、磁石等，效果很是不错。

对于消化不良出现的胃胀问题，用降气排浊之品如厚朴、玉片、川楝子、陈皮、木香等可很快缓解症状。也可用民间一单方：服用少量烧焦的食物即可。道理就是这些烧焦的物质有吸附浊气的作用。浊气被吸附并随烧焦的物质一起下行，则胃中之浊气含量得减，胃胀缓解。中医上的道理就是：黑为肾所主之色，黑色之物，更多有补肾作用，用烧焦之物来补肾，肾的纳气功能增强，不但能增强消化吸收功能，更能使胃中之物很快得降，则胃胀缓解。但此种方法只可暂用，不可久用，原因就是烧焦的食物中含

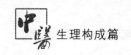

有致癌物。

在《名老中医之路》里，蒲志孝写到蒲辅周老先生时谈到：先父相当重视病人的客观反映，从中积累知识，他曾举一脾胃病患者，腹胀、胸闷，不思饮食一个多月，形容消瘦，身倦。治疗多次无效，求他诊治。他套用古人消食导滞药如山楂、谷麦芽、鸡内金合阿魏丸，一剂后，病者未再求诊。一个月后在路上碰见，病人面色红润，形体也较前丰满。病者笑着说"上次您那药服后并没有什么效果。别人说伤了什么食，就把什么食物烧焦来吃，可以化积。我是吃海参得病的，因此我买了大海参，烧焦服后泻下黏涎不少，胸膈顿觉宽敞，没再服药就好了"。先父说"此事对我深有教益。病人讲真话可察知我们治疗上的正确与否。如果病者碍于情面，不讲真话，我们则以非为是，必然不能得到提高。伤于某种食物即以某种食物炭为引，大约是同气相求之理，几十年我用此法确有效果"。

蒲老的"同气相求"不过是一种猜测，但烧焦的食物食用后确实能帮助消化吸收，却是不争之理，这也正是补肾以促消化吸收的临床道理。

四、营养物质的运送

饮食物中营养物质的运化靠的是脾。

饮食物中营养物质的运化靠的是脾。

1. 生理

脾主运化，不只是运化饮食物中的水液，更运化由肾吸收而来的营养物质。包括运和化两方面。运，就是运送，即把由肾吸收来的物质进行运送；化，就是转化，即把运送的物质转化为血和津液，以补充它们的不足。

2. 病理

如果脾的运化功能下降：吸收来的物质不能很好地转运，停滞于胃肠道，则形成积食积滞，这就是可以用健脾法来治疗积食积滞证的道理；吸收来的物质没有得到转运，又能导致血虚证的出现，这也是血虚证要用补脾法来治疗的道理。

3. 养生

首先不能伤脾。脾主思，忧思忧虑而伤脾，所以，平时一定要注意这方面的情绪。

其次，我们要健脾。黄色为脾所主，更多的黄色食物有补脾作用。如香蕉、芒果、玉米、高粱、小麦等都可选择食用。

甘味健脾，所以，适量的服用甜味食物可以补脾。大多数人都知道，女性在月经期最好服用一定量的红糖，其道理就是红糖性温而味甘，有健脾作用，而脾能补充血液的不足，在月经期服用味甘之红糖以健脾而补血，虽月经排血，但体内之血却不亏，这样，人体也就没有什么不舒服的症状出现。

还有，一定要注意饮食物的质和量。如质硬不易消化之物会增加肾的负担，而过饱则会增大脾的运化负担等。

五、浊物的外排

浊物的外排靠的是肺。

1. 生理

小肠"泌别清浊"，稠厚之浊物要运送到大肠，清稀之水液要运送到膀胱。由于这个时候是人体对浊物的外排，外排同样靠气，人体脏腑之中只有肺具有排气功能，故而，大肠中粪便的排出、膀胱中尿液的代谢都需要肺功能的正常发挥，这就是肺的"肃降"功能。

2. 病理

（1）肺的排浊不力可导致大便难。送佛送西天，管入就得管出，肾开窍于二阴，主摄纳，故而，前后二阴的闭合由肾主管。当粪便和尿液达到一定量的时候，肺就发挥功能，开始外排。

所以，在临床上只要见到二便问题，就要从以下方面考虑：

首先，要看肾和肺的功能是否正常。肾功能低下者，健肾；肺功能低下者，补肺。

其次，大便问题还要从脾来考虑。由于脾主运化，不只运化营养物质，更运化水湿。如果脾的功能下降，运化不力，饮食物

黄色为脾所主，更多的黄色食物有补脾作用。如香蕉、芒果、玉米、高粱、小麦等都可选择食用。

浊物的外排靠的是肺。

肺的排浊不力可导致大便难。

中的水液不能正常运送入血，致使其留入肠道，则出现肠道中水液过多，超出了肾固摄"后阴"之力，导致泄泻；津液中的废弃水液不能运化到肠道，致使肠道干涩，"无水行舟"，其干黏之力超出了肺的外推之力，这样就可导致大便难出。看看陈潮祖老先生的《中医治法与方剂》中的五苓散治疗便秘验案就可知（详见后面章节的便秘治疗）。

这里也许有人要问，为什么饮食物进入胃和小肠靠的是肾，而进入大肠和膀胱却靠的是肺？这是因为，对人体而言，进入胃和小肠，是入的过程，靠肾的纳气才能完成；而进入大肠和膀胱，则是出的过程，这个必须靠肺的排气才能完成。

（2）肺的排浊不力可导致小便不能畅排。

同样，膀胱中小便的外出靠的还是肺功能的发挥，如果肺虚之后，排浊不力，就可以导致小便淋漓不出，外排不畅。

（3）肺的排浊不力也可导致肥胖。

对于肥胖而言，更多的人说，是由于吸收的多、消耗的少而形成的，这个说法是对的，但谈的只是表面原因，而没有谈到为什么吸收多的这个根本问题。

人体之吸收，胃中很少，更多的是在小肠。每个人都有自我调节和自我控制的能力，人体需要的营养物质吸收够了，肺就把小肠中的东西赶快下送到大肠。如果小肠的排空时间正常，何有吸收增多之说？吸收多，只能说明饮食物在小肠中的停留时间延长所致，而导致这种情况出现的原因一个是大肠积滞；另一个是肺功能下降，排浊不力。

大肠中宿便积聚滞留，使得从小肠而来的物质下达受堵，导致这些物质长时间地呆在小肠，被迫人体吸收增多。而肺主管排浊，现浊物不能畅排，直接原因就是肺功能下降。

所以，出现这种情况的根本原因只有一个，就是肺气虚，肺的功能下降所致。常听说"喝口凉水都长肉"就是这个理。肥胖之人，动则喘，也是因为肺功能下降之后，代偿性地加速浊气的外排所致。

临床上治疗肥胖，用通滞泄便之法，能起到一定的效果，但没有补肺，故而，多有反弹。

肺的排浊不力可导致小便不能畅排。

肺的排浊不力也可导致肥胖。

（4）肺的排浊不力也可导致腹部胀大。

久坐之人，常见的问题就是腹部胀大，其原因为：饮食物腐化之气的顺排是必须通过肛门口外出的，而坐的这个姿势可使肛门口的收缩增强，这样势必就增加肺的排浊负担；经常性的坐，导致肺的负担长久加重，这样，肺则受伤；肺伤之后，排浊不力，浊气和浊物同时滞留，腹部自然膨大。

3. 养生

旧的不去，新的不来，宿食、宿便等积滞不去，导致新的饮食物不容易进入和下降，则出现诸多病变。关于宿食，前面已经谈过了，这里再说一下宿便的去除。

后面将会详细地谈到治疗，这里只谈养生方面。

网上搜搜，宋美龄的养生是从年轻时就开始每天晚上洗肠，晚年时依然头脑清楚，精神状态很好。所以，这是排浊的一个很好方法。

这种方法，普通老百姓都可以做。可以到专业的医院、门诊用结肠灌洗机做。

如果不方便，也可自己在家里做，方法是：

取单腔导尿管一根，剪掉后面的硬管结合部，将前面的圆头缓慢插入肛门内 5~20 公分（在圆头部涂点香油则更好），再用50毫升的注射器通过外部之管头注入烧开过的温水（37℃左右）100~2000毫升，过几分钟后去厕所，则大便立刻顺畅而下。

六、营养物质的利用

营养物质被人体吸收之后，首先转化为血，其次，血中的营养物质进入津液而营养形体。

（一）血

1. 血的概念

血是运行于脉管之中的红色液态样物质。其内藏有气、精微物质、营养物质和水液。藏于血中之气为营气，随着营气的运

肺的排浊不力也可导致腹部胀大。

简易洗肠：取单腔导尿管一根，剪掉后面的硬管结合部，将前面的圆头缓慢插入肛门内 5~20 公分（在圆头部涂点香油则更好），再用50毫升的注射器通过外部之管头注入烧开过的温水（37℃左右)100~2000毫升，过几分钟后去厕所，则大便立刻顺畅而下。

营养物质被人体吸收之后，首先转化为血，其次，血中的营养物质进入津液而营养形体。

血是运行于脉管之中的红色液态样物质。其内藏有气、精微物质、营养物质和水液。严格来说，身体内的动脉血（肺动脉除外）才是我们中医上谈的真正意义的血。

肾主管血的生成。在临床上，遇到血的生成有问题的病变，中医是从肾来论治的，而西医则是从骨髓来论治的。

脾为充血之脏。

动，血液运行；精微物质，来源于髓；血液中的营养物质和水液，他们都来源于饮食物。血必须运行在脉管中，才能发挥它的生理效应。

2. 血的生成和充盈

（1）血的生成　人在出生之前，母体之中，体内之血由精所生；出生之后，精继续为血液提供精微物质。西医上，胎儿之血由骨髓产生；出生之后，骨髓的主要作用还是造血，即生血。而骨髓，就类似于中医上的精。在这一点上，中西医不谋而合。精为肾所主，故而，肾主管血的生成。在临床上，遇到血的生成有问题的病变，中医是从肾来论治的，而西医则是从骨髓来论治的。

血的生成不足，可出现血虚证。

（2）血的充盈　饮食物入胃，在脾的运化作用下将营养物质和水液送进血中，补充血的不足。

所以，脾为充血之脏。以前的中医书上都说"脾主统血"，实际上这里的"统"为"充"，因为血之所统在于脉，而脉为心所主。脾只能运化，补充血中营养物质和水液的不足。

凡是血中有人体所需的营养物质和精微物质不足的情况出现，就说明血的充盈不足。因血的充盈不足而导致的病证，也是我们所说的血虚证。对于中医上血虚证的理解，有三种情况：一是血中的营养物质、精微物质不足；二是水液含量减少；三是前二者兼而有之。

3. 血的运行

人体之中，具有自主运动功能的物质只有气，其他所有物质的运行都是随着气的运动而运行，血的运行也不例外。

存在于血中的气叫作营气。营气的运动推动着血的运行。充足且正常的营气是血运行的前提。如果营气不足，推动力下降，就会出现血流缓慢。由于血流缓慢，不只是可以导致人体所需的营养物质运送不及时而出现血虚证，更可致血中物质的瘀积，从而形成血瘀证。在临床上常听到的西医上之高血糖、高血脂、高血黏，就是因为血中营养物质的瘀积所致。

肝主疏泄而调气，所以，血的运行由肝主管。

肝主疏泄而调气，所以，血的运行由肝主管。

由于血行脉中，所以正常的脉是血运行的基础。随着血的运行，其内的物质才被运送到津液中，以补其不足。

如果脉的功能下降，就会出现血液外渗，比如临床上的紫癜；如果脉的功能丧失，则可出现血溢，比如衄血、咯血、吐血、尿血、便血、妇科的大出血等等。

脉是由心主管的，所以，血之所统在于心。

4. 血之所藏

对人体而言，所需之气由空气而来，只要呼吸，随时都有，但人体中的营养物质和水液却来源于饮食物，不是时时都可以产生的，故而就要藏存。而血液就是藏存营养物质和水液的地方，所以，藏血就是藏营养物质和水液。

脉为血府，正常人体中的血液都藏在脉管中，而脉为心所主，故而，血为心所藏。

血为心所藏。

也许有人会问，既然是心藏血，那么人体出现局部血虚的时候就应该责之于心，但为什么在临床上更多的是从肝论治？

想想生活当中的仓库管理员，其工作就是保管库存内的物件，使其不得无故流失，但仓库内放多少东西及这些东西的使用权却是仓库管理员所管不着的。心主脉而藏血，就是说心保管着血液，使之不得外溢，所以，心就相当于仓库管理员；由于肾生血、脾充血，所以给仓库内放东西是肾和脾的工作；由于肝主疏泄，调气调血，所以，仓库里面东西的使用权就在于肝，现在，局部出现血虚，只能说明是肝没有及时地将仓库里的血调配到所需之地，故而，就要责之于肝，这就是临床上从肝来论治血虚之病证的原因。

5. 血的生理功能

（1）由于血中含有丰富的营养物质和大量水液，故而，血的功能就是充足津液。没有血液，就没有津液，津液不足，轻则百病皆出，重则生命不存。临床上的补血生津就是这个道理。

（2）血中更含有精微物质，精微物质能化合气和营养物质而产生功能，这种功能，就是人的神志活动。

神志活动，是指人的精神、意识和思维活动。血虚之后，血

血的功能就是充足津液、产生神志活动。

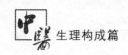

中的精微物质不足，则人的精神、意识和思维活动下降，如大出血后的昏迷等。

这里，我摘录一段中医基础理论课本上的话来说明血和神志活动之间的关系：

血，是机体精神活动的主要物质。故《素问·八正神明论》说："血气者，人之神，不可不谨养。"人的精神充沛，神志清晰，感觉灵敏，活动自如，均有赖于氧气的充盛，血脉的调和与流利。正如《灵枢·平人绝谷》中说的"血脉和利，精神乃居"。所以，不论何种原因所形成的血虚、血热或运行失常，均可以出现精神衰退、健忘、多梦、失眠、烦躁，甚则可见神志恍惚、惊悸不安，以及谵狂、昏迷等神志失常的多种临床表观。

6. 血的代谢与清理

血的代谢，实际上就是血中之营养物质和水液出脉而补充津液的过程。

现在的社会，人们的生活水平都不错，进入血中的营养物质不是适量，更多的是过量；而且还有很多的是人体所不需的物质，这些都须要清理。人体内的血，处于一个相对封闭的环境，就如公园里相对封闭的湖水一样。可湖水每过几年都要清淤一次，而人体中的血液，一辈子有几人清理过？

上面说了，血液的代谢就是让血中的物质出脉而入津液，故而，血液的清理：

首先，就是要改善脉管的内外通畅。只有脉管的内外通畅，血中的物质才可以顺利地出脉而入津液。如西医上的血管硬化，导致通透性下降，这样势必会有更多的物质滞留在血中而不得外出，对脉管外而言，可出现营养物质不足之证；对脉管内而言，可出现血瘀之证。由于脉为心所主，脉的功能就是心的功能，气是脏腑发挥功能的物质（前面已经谈到），所以补心气是关键。

其次，消除津液病态。如果津液出现了病态，形成痰湿堵塞，这时即使脉管的通利性很好，但出路被堵，血中的物质还是不能很好地外出，故而，除痰利湿法也要考虑。

最后，改善血液的流通速度。在生活当中，我们好多人都见

(旁注)
血的代谢，实际上就是血中之营养物质和水液出脉而补充津液的过程。

血液的清理：改善脉管的内外通畅、消除津液病态、改善血液的流通速度、适量的释放静脉血。

过水管子漏水的情况：水的流速越大，则漏水越多，水的流速越小，则漏水越少。同样道理，血液流速大的时候，血中的物质更容易外出。中医上，血的流动靠的是气的运动，所以，气足的时候，血的流速增强；气顺的时候，血的流速也增强。故而，补气和理气两法一定要用。当然，中医上就有活血化瘀之药，他们更能改善血的流速，并能改善微循环，修复微血管，这种直接治法肯定适合血的清理。

从上所知，血液清理之法为：补心气、除痰湿、活血化瘀和理气。

在古时候，人们根本就不知道血还有动脉血和静脉血之分，更不知道动脉血输送营养，静脉血输送代谢废物（肺之动静脉除外），故而，中医书上也就没有谈及。由于动脉血富含营养物质，相当于中医上的"血"，而静脉血含有代谢废物，所以，我们就可以利用静脉血的这个特点来对血液进行清理：

（1）不定期地抽放静脉血，减少人体浊血量。

（2）找出体表不正常的静脉血管，并点刺放血。

（3）三伏天里对体表进行拍痧，增加血液的代谢。拍击皮肤之后，局部有瘀阻的毛细血管破裂，释放出堵塞之物。过段时间，在自我修复作用下，破裂的血管重新连接。

这里多说一点：放血的作用就是放气。因为我们选择放血的血管更多的是静脉血管，里面存有大量的二氧化碳，即中医上所说的浊气。放血之后，浊气快速外排，不但能改善气滞、气郁之病情，更可使得清气得到补充，脏腑功能得到提升，所以临床上见到腿疼、腿沉之患者，在局部寻找异常的静脉血管，点刺放血，或用输液管绑扎放血，效果是立竿见影的。如果局部没有的话，可以在其他对应部位找异常血管，如在上肢部位找，找到后放血，效果也是很好的。当然，一定要把握好出血量。

放血的作用就是放气。

生活当中，有些人感觉发痒后就使劲地抓挠，抓破之后才觉得舒服，原因就是痒为风所致，风为浊气的郁结所致，抓破后，浊气外排，则风平痒止。临床上，对于这种痒证，用梅花针点刺之后，其痒即可消失。这些都是放血就是放气之理论的临床应用。

（二）津液

1. 津液的概念

津液是人体内一切水液的总称。一般来说，性质较清稀，流动性较大，布散于体表、皮肤、肌肉和孔窍，并能渗注于血脉的，称做津；性质比较稠厚，流动性比较小，灌注于骨节脏腑等地方的，称作液。

津液是人体内一切水液的总称。不但包括各脏腑器官的内在液体及其正常的分泌物，如胃液、肠液、唾液、关节腔液等，还包括代谢产物中的尿、汗、泪等。一般来说，性质较清稀，流动性较大，布散于体表、皮肤、肌肉和孔窍，并能渗注于血脉的，称作津；性质比较稠厚，流动性比较小，灌注于骨节脏腑等地方的，称作液。

2. 津液的生理作用

津液的生理作用有四：津液具有濡养和滋润作用、补充后天之精、津液是人体运动功能产生的场所、津液是人体运动功能产生的场所、津液具有排毒作用。

（1）津液具有濡养和滋润作用　更多的津液中含有由血运送而来的大量营养物质和水液，故而，津液具有濡养和滋润骨、脉、筋、肉、皮之五体和孔窍的作用。换句话说，津液是直接充养形体的物质。

（2）补充后天之精　津液中的部分营养物质变成精微物质而补充后天之精的不足。

（3）津液是人体运动功能产生的场所　人体功能包括运动功能和神志功能，是气和营养物质在精微物质的化合作用下形成的。神志活动的发生是在血中，而运动功能的发生则是在津液中。

（4）津液具有排毒作用　人体内无用的、有用但过剩的和对人体有害的物质统称作毒。随着津液的代谢，毒，亦被排出体外。冬吃萝卜夏吃姜，就是说夏天多出汗，以汗排毒，毒出身健。

冬吃萝卜夏吃姜。

3. 津液的生成、补充、布散及代谢

人生之初，体内就已经存有津液。因肾为先天之本，所以津液的生成由肾主管。故曰：肾为水脏，主津液。

饮食物中的水和营养物质在脾的运化下入血，在心保持脉管通利的前提下而入津液，补充津液的不足。又在脾的运化下，将此有营养的津液布散到所需的地方；发挥功能后的无用津液在肺的作用下随气排出：大部分是通过小便而排出体外；一部分合在大便中排出体外；一部分化作汗液，通过皮肤而排出体外；还有一部分是随着呼气从口鼻排出的；极少部分是化作泪液、鼻涕等

排出体外的。

　　简言之，津液的生成在于肾，补充在脾，布散在于心和脾，代谢在于肺。

　　这里有一个问题：肝在津液的新陈代谢中起作用吗？

　　当然起作用，而且起特别大的作用。因上面的四脏是起直接作用，所以就先提出，也就是说，见到津液布散失常时，首先要责之于这四脏中的某一脏或某几脏。因为它们要负直接责任。那么根本责任由谁负责？不用说，我们就知道是肝。为什么？因为肝主疏泄而调气，脾心肺肾要发挥功能，没有气是不行的，气的量少也是不行的。而各脏腑含气量的多少是由肝来调配的。所以，津液失常的根本原因就要责之于肝。写《难病奇治》一书的朱进忠老先生对好多津液之病就是从肝来论治的。

津液的生成在于肾，补充在脾，布散在于心和脾，代谢在于肺。肝乃将军之官，调理全身之气，气行津液。

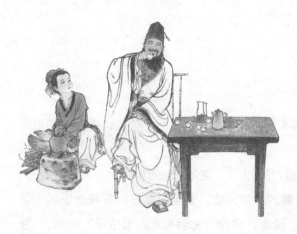

病理诊断篇

　　懂得了人的生理构成，就已经进入了中医的大门，而明确病理诊断则是通往中医殿堂的道路。

　　一个月后的一天下午，老爷子又来到了门诊，不过不是一个人，而是带来了一个女孩。一进门，就说："姬大夫，你看看这个女孩的病。"

　　"老爷子，怎么了？"

　　"唉，说出来不怕你笑话，我自认为对中医能懂点，特别是听了你的中医说讲以后，回去遇到邻居的这个女孩，十七八岁，你看，太'骨感'了，瘦的不行。一直都想'增肥'。在我的细问之下，她说平时不大想吃饭，所以，吃饭很少，大便正常，别无所苦。我就说这个病很简单，用点保和丸、山楂丸之类的消食药就可以。今天上午买了保和丸，吃了以后，中午饭量就增加了，很是高兴。但是，饭后半小时，胃就开始胀，她的家人找我，我也不知道是怎么回事，这不，你一上班就急忙赶过来了。"

　　"哦，是这么回事，我看看。"

　　看舌，舌淡稍紫暗苔薄白；诊脉，脉滑稍数，重按无力。

　　"月经的量是不是很少？颜色深，有血块？"

"对。"女孩说道。

"怕针灸吗？"

"有点怕。"

"呵呵，怕也得扎啊。"

针刺，准备和治疗，一分钟不到，胃胀缓解。然后，处方，嘱女孩交到中药房。

这时，老爷子迫不及待地问道："姬大夫，这是怎么回事？"

"我们来分析一下：从舌来看，舌淡为虚，紫暗为血瘀，苔薄白说明不是热证；从脉来看，脉滑为痰湿、积食，稍数，说明有热，重按无力为虚。"我在纸上写下"虚""血瘀""热""痰湿""积食"这么几个字。

"再来看看症状：消瘦是因为吃饭少引起，吃饭少是因为不想吃饭导致的，由于脾主思，想不想吃饭在于脾，所以，不想吃饭，直接就可以说明脾虚，脾的功能下降。而气是脏腑发挥功能的物质，脾的功能下降，就是脾气虚。脾充血主肌肉，现在消瘦就说明血虚肉弱，结合月经量少，我们就可以知道这里的虚就是气血两虚。"我指着纸上的"虚"字说道。

"月经颜色深有血块，直接就可以诊断为血瘀之证，结合舌质的紫暗，更可以确诊。"

"这个女孩到底有没有热？从舌上来看，没有，从脉上来看，有。这时我们怎么来判断？热三种，实热、虚热和郁热，女孩本来就虚，当进食猛然增多，由于吸收消化能力不足，这时必然就会导致食积，此食积就是导致女孩胃胀的原因；食积属于实证，由于所有的实证都可以导致气滞，所以食积也会导致气滞，气滞之后，气的运动摩擦增大，自然就会出现郁热；由于病程很短，故而只在脉上有表现。"我在"热"字的旁边写上"积食导致"。

我又指着"痰湿"说："脾的功能就是运化，不但运化营养物质，更运化水液，现在脾虚日久，必然运化水液的能力下降，而运化水液的能力下降，也必然会导致水液的凝聚，而水液的凝聚就是中医上说的痰湿。"

"所以，老爷子，这个女孩是气血不足，脾功能低下，痰湿血瘀阻滞，血脉不通，积食所致。要治疗这个女孩的胃胀，最快的办法就是用吐法，一吐而出积食，胃胀即刻就会缓解甚至消失。"

"我刚才用了针灸，胃胀已经不是很明显，故而标本兼治，益气健脾，补血活血，少佐以消食通滞之品即可。"

"哦，我是诊断不明，看来，中医的诊断是至关重要啊。"

"老爷子，问您个问题，您知道民间验方很多，也很实用，但为什么没有光大呢？"

"我也在思考这个问题，就是不知道原因。"

"这就是诊断不明的原因。如果诊断准确，用相应的验方治疗，那真是'偏方气死名医'啊。"

"哦，是这样的，你能给我详细地讲讲中医诊断吗？"

"好的。"我刚要讲的时候，来了一个30多岁的女病人，"老爷子，您先稍等一下。"

病人自诉一年前生完小孩后全身关节疼，怕凉，不敢让风吹。看的地方不少，但就是没有好。

"老爷子，您也来看一下。"

让病人伸出舌头，舌质红苔白稍厚。诊脉，滑而稍数，重按则虚。我对病人说："你有心烦的情况，头有时会晕，腿脚也会出现沉困、拖不动的感觉。"

"对，对，就是这样的，怪不得别人都说你看得好，你一号脉就知道了。"病人说。

"呵呵，"我笑了一下，继续说道："你的病很简单，之所以别人没有治好，原因就是更多的大夫从生小孩的伤风考虑，给你用了大量的热药和通血脉的药物，导致了你的身体更虚而形成的。"

"对，他们给我用了好多附子、细辛等药。"病人说。"你现在的病情，说白了，就是一个寒包火，外寒没有去掉，内火很大，治疗的时候只要滋阴养血以治本，少佐以散寒解表之药即可。"

"姬大夫，能说一下你的诊断吗？"老爷子问道。

"当然。您看，老爷子，舌质红，说明有火，而脉重按则虚，说明是内部虚火，由于虚火的治疗就是滋阴泻火，故而，我用了大量滋阴药；舌苔发白而不黄，就说明是外部有寒，所以，解表散寒即可；由于病人是生小孩之后所得病，此时感受风寒也许有可能，但是更重要的是气血两虚。故而，益气补血是关键，但更多的人只考虑风寒而用热药和通血脉的药，使得气血更伤；而气虚则会使脉更虚。由于有火，热胀冷缩，所以，脉跳得快且摸的明显，但重按就会虚。"

　　"哦，这么简单。"老爷子说道。

　　"对，就这么简单。"

第一章
认识疾病

疾病，简单地说，就是人体所生之病，它包括病因、病位、病态、病性和表象。

疾病，简单地说，就是人体所生之病，它包括病因、病位、病态、病性和表象。

第一节 病 因

人体病因只有两种，一种是直接原因，另一种是根本原因。

病因，就是发病原因，生活当中常说一句话"没有无名原因的爱，也没有无名原因的恨"，人体也一样，没有无名原因的病。

关于病因，《金匮要略》里提到"千般灾难，不越三条"，宋代陈无择根据这个而提出了"三因学说"，即外因、内因和不内外因。

外因，就是我们常说的外感六淫，即风、寒、暑、湿、燥、火六种外感病邪；内因就是情志所伤；不内外因就是饮食劳倦、跌扑外伤、虫兽所伤等。

其实，人体的病因只有两种，一种是直接原因，一种是根本原因。

直接原因，就是直接导致人体发病的原因；直接原因导致的

病因，就是发病原因：一种是直接原因，另一种是根本原因。直接原因，就是直接导致人体发病的原因；直接原因导致的人体根本变化，因这种根本变化而导致疾病出现的原因就是根本原因。

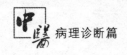
人体根本变化，因这种根本变化而导致疾病出现的原因就是根本原因。

疾病发生的直接原因有三种：气候因素、生活因素、精神因素。

一、疾病发生的直接原因

1. 气候因素

自然界的气候，古人把它归纳为六种，即风、寒、暑、湿、燥、火，常常把它称为六气。这六种气候的正常变化，在人的适应能力下，一般不会发病，但气候如果出现了异常变化，如冬天过于寒冷，夏天过于炎热，或冬天不冷反而很热，夏天不热反而很凉等，当人体适应不了的时候，就会发病。当六气变成致病因素的时候，我们就叫作六淫。还有一种情况，就是气候的变化虽然正常，但有些人的适应力低下，同样也能引发疾病，如夏天的中暑、春天的伤风、冬天的受寒等，这也是属于六淫致病。

气候因素有风、寒、暑、湿、燥、火六种。

六淫致病，季节性很强，一方面是由于自然界气候的异常变化影响人体，一方面是人体的适应能力低下而发生疾病，这就是中医对六淫致病的基本看法。如果这种疾病在人群中广泛流行，我们就叫作"疠气""瘟疫""时行"，比如流行性感冒就叫作"时行感冒"。

六淫引起的疾病，虽然季节性比较强，如夏天多暑病，冬天多寒病，但是由于自然界气候变化的复杂性和人体个体的差异性，在同一个季节里，可以感受不同的外邪，发生不同的疾病。

我们怎么来认识病因？

当我们掌握了六淫致病的特点后就不难认识它们，现在，我来具体说说各自的特点。

取象比类，是中医的思维，我们随时都要想到应用，根据六气的特点来判断出六淫的特点。

（1）风邪　自然界的风来去比较快，流动性强，时有时无，能使树木摇动，尤其是树梢摇动最为显著，且起风之后会夹带其他的东西如沙土等一起动，所以，六淫中风邪的表现就是人在生病时所出现的类似于自然界"风"所致现象的一系列证候。

　　发病急，变化快，一会儿在这个地方，一会又在另一个地方，具有游走性，这就是"风善行而数变"；人体有像树摇动一样的症候，如抽搐、震颤、摇头、瘙痒、怕风等。

　　从阴阳属性上来说，风属阳，根据同气相求的原则，风邪容易侵袭人体属阳的部位，如头面部、皮肤和阳经等，这点，《黄帝内经》中也明确提到了，如"伤于风者，上先受之""故犯贼风虚邪者，阳受之"等。

　　"风为百病之长"，容易结合其他病邪而使人生病，如我们常说的风湿、风热、风寒等。

　　这里我还要说一点，就是人体病邪中的风有外风和内风之别。外风就是我刚才说的六淫中的风邪，而内风则是由体内病因导致的，如肝阳上亢可以化风，出现眩晕、震颤甚至惊厥等；热极可以生风，出现高热、昏迷、颈项强直、手足抽搐等。

　　外风是外来之邪，属于中医上的表证，而内风属于中医上的里证，对于表里的鉴别，一个是问病人的发病原因，一个是看脉，以脉的浮沉分表里，也就是说，浮脉的风证为外风所致，沉脉的风证为内风所致。在治疗上，外风需要宣散，内风需要平息。这就是它们的不同点。

　　风寒：就是风邪和寒邪结合共同侵犯人体；出现的症状有怕冷重，发热轻，头痛，无汗或有汗，鼻塞流涕，咳嗽，吐白痰，舌苔薄白，脉浮紧；治疗方法是疏风散寒，辛温解表；常用药物有葱白、细辛、麻黄、苏叶、荆芥、防风、桂枝等。

　　风热：就是风邪与热邪结合共同侵犯人体；出现的症状有发热重，微怕冷，头痛，头胀，目赤，咽喉肿痛，口渴，鼻流黄涕，咳吐黄痰，小便色黄，量少，舌苔薄黄，脉浮数；治疗方法是疏风散热，辛凉解表；常用药物有金银花、连翘、薄荷、菊花、芦根、桑叶、牛蒡子等。

风热，就是风邪与热邪结合共同侵犯人体。

　　风湿：就是风邪和湿邪结合共同侵犯人体；出现的症状有头痛而重，全身困倦，关节酸痛，窜走不定，出汗，怕风，舌苔白腻，脉缓；治疗方法是疏风化湿；常用的药物有防风、防己、羌活、独活、秦艽、威灵仙、木瓜、苍术、薏仁、桑枝、五加皮、地龙等。

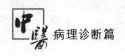

（2）寒邪　同样，我们用自然界中"寒"的寒冷、冰冻、凝结等现象来看人体中的病证特点。

全身或局部有寒冷的情况，如怕冷、喜热、四肢不温、小便清长，痰的颜色发白等，就是受寒了。

不过，外寒致病，可分为两种，一种是伤于皮肤的"伤寒"，如受寒的感冒等；一种是直中于里的"中寒"，如手足厥冷等。

不管是伤寒还是中寒，它们都有这么几个特点：

以阴阳属性来说，寒属阴，一个是容易侵袭人体属阴的部位，如腿脚和肚子等，平时最常见的就是受凉的肚子疼；一个是寒性病证出现。寒性凝滞：凝滞就是凝结、阻滞不通的意思，如受寒会导致血的流动受阻，即"寒则血涩"等。

寒性收引：收引，就是收缩牵引。热胀冷缩，自然之理，受寒之后，会导致筋肉收缩而挛急，如晚上腿肚子受寒，则会出现"抽筋"的感觉等。

寒，也有内外之分，如冻伤、着凉、喝冷水等导致的病证就是"外寒"所致；由于人体阳气衰退，"阳虚则寒"，而出现的病证就是"内寒"所致。在治疗上，外寒更多的是温散，内寒的更多的是温补。

这里要注意一点的是，外来的寒邪可在一定条件下进行转化，如由寒化热。

风寒感冒，怕冷的感觉消失以后，出现的咽干、口渴、痰黄稠等就是寒邪化热。

寒邪为什么能转化为热？

寒性收引，人体受到外寒的侵袭，皮肤肯定要收缩，而皮肤也有很好的排浊气的作用，这点我在前面已经说过了。现在皮肤收缩，浊气不能顺畅外排，大量的浊气郁结在皮下，由于气是以运动的形式而存在的，所以，郁结在皮下的大量浊气过强的运动，产生更多的摩擦，摩擦生热，这时，人体就会出现"热"的症状。

这就是我们常说的"气有余便是火"。火、热同义，只是量的不同。

（3）暑　暑为夏季所主之气，具有很强的季节性。暑邪致病，主要发生在夏至以后，立秋以前，它具有以下这么几个特点。

从阴阳属性上来说，暑为阳。从人体部位上来说，更容易侵犯头部，所以，好多人中暑以后，就会出现头晕，甚至昏倒等；也容易侵犯皮肤，导致腠理开合失司，大量的出汗等；从病性来说，可导致阳性病证出现，如壮热、面赤、脉洪大等。

暑邪伤人，更容易夹湿，就是说暑湿两种病邪常常会同时侵犯人体。原因就是，这时的气候多雨潮湿，所以，常会出现胸闷、不思饮食、困倦无力、腹泻、舌苔腻等症状。

伤暑之后，就会出现头疼、烦躁、口渴、自汗、呕吐、腹泻、四肢疲倦无力、小便短赤、脉浮滑而数等症状，治法是清解暑热，常用药物有藿香、佩兰、扁豆、香薷、竹叶、荷叶、滑石、甘草等。当然，多喝绿豆汤也很不错。

中暑之后，就会表现突然昏倒、发高烧、呕吐、恶心、面色苍白或昏迷不醒、四肢抽搐、牙关紧闭、脉细数；治疗方法为清心解暑、息风解痉；常用药物有麦冬、玄参、竹叶、钩藤、菖蒲等，可针刺人中、百会、十宣、合谷等急救穴，清醒后再用药，如知母、石膏、山药、甘草等。

暑湿，就是暑邪与湿邪共同侵犯人体，常出现胸口胀闷、呕吐、肚子疼，或赤白痢疾、舌苔白滑、脉濡等症；治法为芳香化湿解暑；常用药物有藿香、佩兰、厚朴、苍术、半夏、薏仁、茯苓、猪苓、车前子等。

（4）湿　湿为长夏所主之气。长夏，就是夏秋之交的这一段时间。在这段时间里，气候潮湿，所以，人体稍不注意就会被湿邪侵犯，如经常坐卧湿地、住处潮湿、水中工作、汗出沾衣等。

湿邪致病，有这么几个特点：

从阴阳属性上来说，湿属阴，所以，很容易侵犯人体阴性部位，如脚腿等。这点，《黄帝内经》中就谈到"伤于湿者，下先受之"。

湿性重浊：重，就是沉重的意思，所以，只要见到病人有沉重之感，我们的直接诊断就是有湿邪存在，如身体沉重、四肢困倦、头重如裹、腿脚发沉拖不动等。

湿性黏滞：黏，就是黏腻；滞，就是停滞。湿邪的黏滞主要表现在两方面：一是湿邪导致的症状黏滞，如排出物滞涩不畅；

暑为阳。从人体部位上来说，更容易侵犯头部；暑邪伤人，更容易夹湿。

湿属阴，所以，很容易侵犯人体阴性部位；湿性重浊；湿性黏滞；湿邪容易侵犯脾胃。

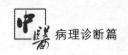
一是湿邪致病之后，病久不愈，反复发作。

全身或局部水湿淤积，如水肿、湿疹、疮疡流水等都属于湿邪致病。

由于"脾恶湿"，故而，湿邪容易侵犯脾胃，出现食欲不振、腹胀、大便稀、舌苔厚腻等症状。

湿邪也有外、内之别，外湿指的是外感湿邪而引起的病证，内湿是由脾虚运化失常所致。但不论内湿还是外湿，治疗上一般都用芳香化湿、清热燥湿和利湿之法，稍微不同的是，对于内湿为主的病证，一定要注重健脾。

单纯性的湿邪致病，临床上很少见，更多的时候是和其他的病邪夹杂，如与热邪、寒邪、风邪、暑邪等，治疗时就要同时治疗，如清化湿热、温化寒湿、祛风燥湿、清暑利湿等。

寒湿，多因风、寒、湿三邪结合共同侵犯人体，常表现为全身疼痛、四肢关节沉重、变天阴冷时加重、腰脊酸痛、沉重无力、大便稀或四肢浮肿、舌苔白腻、脉濡迟；治法是温阳化湿；常用药物有桂枝、麻黄、秦艽、苍术、附子、独活、防己等。

湿热，是湿邪和热邪结合共同侵犯人体，常见的症状有低烧、心烦、口渴、四肢关节红肿热痛，胸闷、黄疸、小便黄赤、舌苔黄腻、脉濡数；治法是清热利湿；常用药物有苍术、生石膏、知母、栀子、茵陈、茯苓、白茅根、滑石、薏苡仁等。

内湿常见的症状有胸闷痞满、腹泻便溏、肢软无力、身体沉重、舌苔白腻、脉濡缓；治法为健脾利湿；常用药物有党参、黄芪、山药、白术、茯苓、猪苓、苍术、桂枝等。

（5）燥　燥为秋季所主之气。秋凉干燥而得。

燥邪致病有这么两个特点：

燥邪干涩，易伤津液：燥邪伤人之后，病证表现为干燥、津液不足，如咽干口渴、皮肤干涩等，所以，《黄帝内经》中就谈到"燥胜则干"。

燥易伤肺：肺喜润而恶燥，燥邪伤人，干涩伤津，所以，肺自然就会受到伤害。治法应该养阴润燥，常用的药物有沙参、石斛、麦冬、天冬、玉竹、生地、天花粉、知母等。

（6）火　火、热同义，只有量的区别，热之过为火，火不及

旁注：
湿邪也有外、内之别。

寒湿，多因风、寒、湿三邪结合共同侵犯人体。

湿热，是湿邪和热邪结合共同侵犯人体。

燥邪干涩，易伤津液；燥易伤肺。

为热。

火邪致病，有这么几个特点：

从阴阳的归属来说，火热属阳，所以，容易侵犯人体属阳的部位，如头部等。我们常见的目赤面红等就是火热之邪所致。

火易耗气伤津：热胀冷缩，火热之邪侵犯人体，"热胀"之后，腠理打开，汗液自然外泄的同时，更能泄气，所以，火邪容易伤津耗气。

火易生风动血：空气流动形成风，人体之中，气的运动增强也会出现风，火热之邪侵犯人体，气的运动增强，超过正常的承受能力，就会出现"风"；血的运动加快，超出了脉的固摄之力，则"迫血妄行"而导致各种出血证。

实火：当外邪之火侵犯人体时出现的症状，叫实火。主要是直接感受火热病邪，灼津伤血，主要表现为发高烧、不出汗、烦躁、口渴、大便干燥、小便黄红、口唇干燥、神昏谵语、抽搐、角弓反张、舌红绛起刺等；治法为清热泻火，常用药物有生石膏、黄芩、生地、栀子等。

虚火：血（津液）为气之母，就是说血（津液）有藏气的作用，当血（津液）不足，有一部分气就没地方藏，这时，就出于血，本来则血中，气推血前行，有阻力而运行缓慢，现在出于血而运行较快，摩擦力大，生热就多，这就是我们常说的虚热，虚火。主要是体内阴血不足所致，表现症状有口干舌红、潮热、盗汗、午后颧红、耳鸣健忘、手足心热、舌红绛少苔、舌光起刺无苔、脉细数等；治法是滋阴泻火，常用药物有青蒿、鳖甲、龟板、玄参、黄柏、知母、丹皮、地骨皮、生地等。

郁火：人体之中，气以运动的形式而存在。当有物堵塞时，体内气的运动道路受阻，于是便在局部运动旋转，不停地摩擦生热，这就是郁热，也是我们常说的郁火。主要是因体内实邪堵塞，气运不畅所致，治疗时必须去实邪、通气血，少佐以连翘、柴胡、薄荷等药即可。

准确地说，外因里面还有一种病因，那就是疠气，即一类具有强烈传染性的病邪。它具有发病急、病情较重、症状相似、传染性强、易于流行等特点，临床上一定要多注意。

火热属阳，容易侵犯人体属阳的部位；火易生风动血。

分火为三种：实火、虚火、郁火。但不管哪一种，中医总是从"气有余便是火"来诊断。

疠气，即一类具有强烈传染性的病邪。它具有发病急、病情较重、症状相似、传染性强、易于流行等特点。

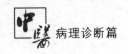

我们常常听一些病人说"大夫，我的寒气就这么重，这么长时间还没有去掉？""大夫，我的火就这么大，用了这多药还没有泄掉？"之类的话，这是怎么回事？

中医上讲的这六淫，是致病因素，哪一淫致病，就说这一淫的病证，如受寒，就说寒气重导致的病证。而寒气重，其实真正的意思为寒对病人造成的伤害，所以，中医上的祛寒气，实际上是用药物来修复"寒"对病人造成的伤害，只要这种伤害没有修复好，大夫就会说病人的"寒气"还没有去掉。比如类风湿关节炎的"寒"等，只有修复好了"寒"的伤害，"寒气"才会消除，病才能好。

2. 生活因素

饮食、劳作、休息是生活三要素，一旦这三者失常，则是疾病发作的直接原因，如饥饱失常、饮食不洁和偏嗜等都可导致人体不适；劳作当中的外伤、虫兽伤更是发病的直接原因；该休息而不得休息时的过度劳力、过度劳神，不该休息而休息的过度安逸等都可导致疾病的出现。

3. 精神因素

精神因素一般是指七情内伤。

七情，指的是喜、怒、忧、思、悲、恐、惊七种情志变化，正常情况下，一般不会使人发病，如果突然、强烈、长久的情志刺激，则可致病。

由于七情为五脏主管，故而，七情致病，首先会伤及五脏。如怒伤肝、喜伤心、思伤脾、忧悲伤肺、惊恐伤肾等。

其次，七情致病，可导致气机逆乱。如《黄帝内经》中谈到的"怒则气上""喜则气缓""悲则气消""恐则气下""惊则气乱""思则气结"等。

正是由于异常情志会对人体造成很大的伤害，故而，我们平素就要调情志，对生病的人来说，调情志更为重要。

中医上讲的这六淫，是致病因素，哪一淫致病，就说这一淫的病证，如受寒，就说寒气重导致的病证。而寒气重，其实真正的意思为寒对病人造成的伤害。

饮食、劳作、休息是生活三要素，因它们失常所致的病证，其就是因生活因素所致。精神因素一般是指七情，即喜、怒、忧、思、悲、恐、惊七种情志变化所伤。

怒伤肝、喜伤心、思伤脾、忧悲伤肺、惊恐伤肾。

二、疾病发生的根本原因

由于阴阳的正常平衡与否是判断人体有无疾病的惟一标准，所以，阴阳的失常失衡就是人体疾病发作的最根本原因。

人生活在自然界中，与自然界有相当密切的关系。有些自然因素是人体生命活动的必需条件，可有些自然因素却能在一定的条件下侵害人体而致病，这些能让人体生病的自然因素，中医就称为"邪"或"邪气"；人体对这些能致病的自然因素有一定的抵御能力，这种抵御能力就叫作"正"或"正气"。

"邪不压正"，在正常情况下，邪气被正气压制，所以不发病，故而，《黄帝内经》中就说"正气存内，邪不可干"。一旦"正不压邪"，就出现了"邪之所凑，其气必虚"的情况，这时，人体的阴阳正常平衡被破坏，人体便出现了病态。

毛主席说过"事物发展的根本原因，不是事物的外部而是在事物的内部"，人体内的病理变化才是发病的根本原因。

有一个问题，就是引起阴阳的不正常、不平衡的原因是不是也是根本原因？

我刚才说到阴阳的不正常、不平衡是最根本原因，所以，引起阴阳不正常、不平衡的原因当然是根本原因了，我们在临床上的对"本"治疗，更多的时候就是针对引起阴阳不正常、不平衡的原因来做治疗，比如血瘀、气滞、结石、气血不足，包括寒热等。

> 这些能让人体生病的自然因素，中医就称为"邪"或"邪气"；人体对这些能致病的自然因素有一定的抵御能力，这种抵御能力就叫作"正"或"正气"。

> 怒则气上、喜则气缓、悲则气消、恐则气下、惊则气乱、思则气结。

> 邪之所凑，其气必虚。

第二节 病 位

> 把结构定位和功能定位两种方法相结合，才能辨明中医上的病位。

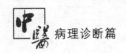
病位，就是疾病
发生的位置。中
医上的病位，包
括结构定位和功
能定位两种情况。

病位，就是疾病发生的位置。中医上的病位，包括结构定位和功能定位两种情况。

一、结构定位

人体结构有上下、表里、骨脉筋肉皮等的不同，故而，疾病的发生部位也就可以根据这些来定位。

人体结构有上下、表里、骨脉筋肉皮等的不同，故而，疾病的发生部位也就可以根据这些来定位。

由于上、表属阳，故而，上部和表部的疾病更多的是阳邪致病，如外感的风、暑、火、燥等病邪和体内属阳证的虚证、热证，它们更容易侵袭人体上部、表部这些属阳的部位。

同样，下部、里面属阴，所以，下部、里面的疾病更多的是阴邪致病，如外感的寒、湿等属阴病邪和体内属阴的实证、寒证，它们更容易侵袭人体下部、里面这些属阴的部位。

由于阴阳具有无限可分性，阴中有阳，阳中有阴，所以，根据上面的结构诊病一定不能绝对化。

五脏主五体，骨脉筋肉皮的病变直接找五脏就可以了。

二、功能定位

根据不同的辨证
方式而作不同的
定位，就是功能
定位。

根据不同的辨证方式而作不同的定位，如经络定位、卫气营血定位、三焦定位、气血津液定位、脏腑定位等。

第三节 病 态

> 病态，就是疾病的状态，有虚实两种。

虚性病态，就是我们常说的虚证。虚就是正虚，即正不足。临床上有四种：

气虚证：由于脏腑功能下降而出现的一类病证叫气虚证。

血虚证：由于营养物质供应不足而出现的一类病证叫血虚证。

阴虚证：由于阴液不足而出现的一类病证叫阴虚证。

阳虚证：由于人体阳气不足而出现的一类病证叫阳虚证。气虚之极，则会出现气陷。

和前面谈的阴阳的在脏一样，哪一个脏功能异常时的表象和哪一种虚同时出现，就叫某脏的某虚，如脾的功能异常而出现的不欲食、腹胀、食后胀甚，便溏、面色萎黄的同时，患者还有神疲乏力、少气懒言等气虚所致的症候，我们就叫这是脾气虚证。

其他的依次推理即可。

如果两脏或两脏以上的功能异常表象出现的同时还有两种或两种以上的虚性病态出来，这时的病证名称就是合起来的"证"，如脾肾阳虚、肺肾气虚、心脾两虚等等。

二、实性病态

实就是邪实。中医上的实证只有四种。

气滞证：由于气机郁结不畅而出现的一类病证叫气滞证，气滞之甚可出现气逆。

血瘀证：血流不畅而郁阻停滞所出现的一类病证叫血瘀证。

痰湿水饮证：是指津液凝滞、布散不利而出现的一类病证。

积滞证：是指由于积食、肠滞、虫积、结石等的阻滞而出现的一类病证。

气是人体中惟一具有自主运动性的物质，所以，气滞之后，必然会出现血瘀和痰湿水饮，也会出现积滞；而血瘀、痰湿水饮和积滞，也必然会导致气机不畅，出现气滞。不过，在临床上看以谁为主，就叫作这个"谁"之证。

有虚证，就很有可能会出现实证。如气虚之后，会出现血瘀痰凝等。有实证，必然有虚证，如痰湿水饮停滞之后，可出现局部津液不足；血瘀之后可出现血虚，积食之后，人体的营养物质吸收受阻亦可出现血虚、阴虚等等。

我们常说的虚证，只有四种：气虚、血虚、阴虚、阳虚。哪一个脏功能异常时的表象和哪一种虚同时出现，就叫某脏的某虚。

中医上的实证只有四种、气滞、血瘀、痰湿水饮、积滞(积食、肠滞、虫积、结石)。

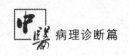

第四节 病 性

病性，就是疾病
的性质，有寒热
两种。
脏腑功能衰退所
出现的一类证象
叫作寒证；脏腑
功能亢进所出现
的一类证象叫作
热证。

> 病性，就是疾病的性质，有寒热两种。

陈潮祖老先生在《中医治法与方剂》里谈到：

脏腑功能衰退所出现的一类证象叫作寒证；

脏腑功能亢进所出现的一类证象叫作热证。

证象，就是症候表象。表象，就是患者表现出的现象，包括症状和体征两种。

由此可知，并不是人体出现怕冷、恶寒或畏寒之证就是寒证；并不是人体出现怕热、发热、高热之证就是热证。更多的时候，在临床上诊断出的寒证并没有怕冷，热证也并没有发热。比如：湿滞经脉，身体困重，就可以直接诊断为寒证，这是因为脾功能下降所导致的病证；由于肝的疏泄太过而导致头晕、目眩等病证就是热证。胃体不能受盛食物而出现纳少、恶心、食后欲吐等证就是寒证；由于胃的功能亢进，导致受盛过量而出现的多食、多饮、易饥等病证就是热证。

只要我们明白了脏腑功能，对于寒热病性的辨证应该不难，按照寒热之证的定义往里套就行。

（1）临床诊断时，一般情况下，从冷、白、稀、润、静来诊断寒证。

一般情况下，从
冷、白、稀、润、
静来诊断寒证。

冷：指恶寒、畏寒、喜温喜暖、四肢逆冷、腰、背、腹、腿等冷痛等。

白：指面色白，舌质淡、苔白、痰白、小便清长色白。

稀：指分泌物、排泄物清稀。如痰、涎、涕、唾、脓液、带下、大便清稀。

润：指舌苔润滑，口不渴，咽喉、鼻不燥。

静：指屈身倦卧、喜静少动，懒言少语、表情淡漠、脉迟等。

（2）从热、黄（赤）、动、燥、稠来诊断热证。

热：指发热，包括潮热、壮热、低热、烦热、五心热等各种热型。

黄（赤）：指面色或机体其他病变部位的颜色以及分泌物、排泄物等的颜色发黄或赤。

动：指烦躁不宁，善言好动，表情丰富，脉数等。

燥：指口干咽燥欲饮水，鼻腔干燥，舌干苔燥无津，大便秘结不通等。

稠：指分泌物、排泄物的质地黏稠等。

这里，我们要注意，更多时候，不能只见到一个症状就诊断为寒或热，比如上面所说的发热，不能看到病人有手脚心发热我们就诊断为热证，一定要结合其他的症状，四诊合参来诊断。

还有，临床上一定要知道寒热的真假以及导致寒或热的根本原因。我用《读医案学中医——中医是怎么看病的》上的一个病案来拓展一下思维：

从热、黄（赤）动、燥、稠来诊断热证。

张某，女，25 岁。

初诊：2012 年 11 月 1 日。

脸上布满红色丘疹，不疼不痒，已经好几年了，旧的还没有完全消失，新的又长起来了。别无所苦。舌质淡尖稍红苔白厚，脉滑紧。诊为痰湿阻滞，上热下寒。

处方：蒲公英 30 克，黄芩 30 克，白芷 30 克，川楝子 10 克，肉桂 30 克（后下），吴茱萸 10 克，生黄芪 30 克，桂枝 30 克，滑石 30 克。7 剂。水煎服。日 1 剂。

二诊：11 月 10 日。

红疹明显变淡，上方去川楝子，继用 7 剂。

三诊：11 月 19 日

红疹的颜色变得很淡，也没有再起新的。嘱咐其用金匮肾气丸巩固疗效。

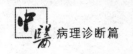

【按语】

临床上，此类病人甚多，好多人一看到红色丘疹，就直接诊断为热证，用大量的清热解毒药物治疗之后，有所好转，甚至有的会完全消失，但是，过不了多久，复发的更厉害。原因在于没有"治病求本"。

中医认为的火热之证，一般来说有三种，一种是实火，一种是虚火，一种是郁火。

实火证，是指由外感火热邪气而引起的病证，症见高热、目赤、渴喜冷饮、烦躁、大便秘结、小便黄、舌红苔黄干或起芒刺、脉数实，甚或吐血、鼻出血等。

虚火证，通常是指由于体内阴液不足、阴不制阳而引起的病证，症见全身潮热、夜晚盗汗、形体消瘦、口燥咽干、五心烦热、躁动不安、舌红无苔、脉细数等。

郁火证，是指因实邪阻滞日久，气机不畅，郁结之后，"气有余便是火"所引起的病证，症见易怒、舌尖红、脉弦数等。

其实，临床上还有一种火热病证，它的根本发病原因则是由于下焦寒凉所致：中医认为，心火位于上，肾水藏于下，肾水上升，吸引心火下降，水火既济，则人体平安无事。如果下焦寒凉，"肾水中一部分结冰"，上升之水量自然减少；由于上达之水量减少，导致吸引下行之火量亦相应减少，这样，相对多余之火则上升，达于口则出现口疮，达于面则出现红疹，达于头则出现头晕。

此例病人的病情就属于这种情况：舌质淡，属于虚证；尖稍红，属于火热之证；苔白厚、脉滑紧则是寒湿所致。故而治疗时须温里散寒祛湿以治本，清热祛火以治标。

蒲公英和黄芩清上焦之热；肉桂和吴茱萸温下焦之寒；川楝子质地沉重，理气降火；桂枝、白芷和滑石给寒湿以出路，标本同治，且给邪以出路，故而，见效较快。

二诊时由于疹色变淡，为了防止矫枉过正，故而去掉了苦寒的川楝子。

三诊时，由于病情明显好转，故而，用金匮肾气丸来温阳补肾，以巩固疗效。

生活当中，好多人会出现顽固性的口疮，我们只要见到病人的舌苔不黄的，就可以应用中成药金匮肾气丸或是一味肉桂泡水喝来治疗。这里，我引用一下《中医师秘藏的小验方》中的一点内容：有一次到河北沧州开会，遇见一个患者，口疮反复发作，问我怎么治疗，当时很忙，只看了一下舌头，舌苔是白的，就说"你每天用5克肉桂泡水代茶喝，试试看"，也没有多说其他的。

半年过后，这个患者打来电话说："自从上次你说用肉桂治疗口疮以后，我喝了半个多月，口疮就好了，但又怕反复，就继续喝了半个月多，直到现在，口疮没有再犯过，今天打电话的目的一个是表示感谢，一个是问你别人的口疮用这个药治疗可以吗？""你看病人的舌头，只要舌苔不是黄的，就可以用这个办法来治疗。"

口疮，我们在临床上经常能见到，反复发作，患者很是痛苦。记得当年实习的时候，遇到口疮病人，带教老师只看舌头，舌红苔黄的，就用黄连上清丸，舌不红苔不黄的，老师就让病人用肉桂泡水喝。毕业后，不管是在门诊还是在住院部上班，只要见到口疮的病人，也用这个办法来治疗，效果还真不错。

（《读医案学中医——中医是看病的》）

现在，我们对疾病就有了一个大概的认识，也就知道了疾病的根本原因就是虚实寒热。

临床上一定要仔细诊断，虚，是什么虚？实，是什么导致的实？病性是寒还是热？这些搞清楚了，结合病因、病位、表象，就可以做治疗了。

第二章
中医辨证的原则和方法

中医，是很人性化的医学。在古代，虽然对人体的解剖也有认识，但是随着"以人为本"思想的确立，中医用"以外揣内"的思维，通过外部的症状和体征来认识人体内部问题，不但简洁明了且没有西医的拍照射线、钡餐透视、抽血化验等对人体造成的伤害，所以，更多的人们现在已经很好地认可并接受中医。

从热、黄(赤)动、燥、稠来诊断热证。

第一节　中医辨证的原则

> 有些人，一见到妇科炎症患者，就用清热药，更多时候，不但治疗无效，而且还使病情更重，这就是没有掌握中医辨证原则的原因。

一、审察内外

中医的思维就是"以外揣内"，所以，察外以审内就是中医辨证的第一个原则。

临床上我们搜集的信息，都是病人的症状和体征，这些都是外部情况，然后通过人体内外的关系推断出病人的发病机制，这就是"审察内外"。

1. 从外在之"液"看"阴"

在前面生理构成篇里，我们已经谈了阴与津液的关系，故而，我们可以从外在之液的情况来看五脏的阴虚与否：肾在液为唾，唾液不足，口中发黏就说明肾阴虚；心在液为汗，汗液不足，皮肤干燥就说明心阴虚；肝在液为泪，泪液不足，眼睛干涩就说明肝阴虚；脾在液为涎，涎液减少，口中发干就说明脾阴虚；肺在液为涕，涕液减少，鼻腔干燥为肺阴虚。

2. 从外在之"华"看"血"

营养物质的运送靠的是血，如果给五脏运送营养物质的血不足，则五脏表现于外的"华"就不营，而出现暗淡失色的情况，如心血不足，则面色不红润；肝血不足，则指（趾）甲不红润；肺血不足，则毫毛干枯；脾血不足，则唇色淡白；肾血不足，则头发无光泽等。

二、四诊合参

搞中医的人都知道，中医诊断讲的就是四诊合参。四诊，即望、闻、问、切四种诊断方法，是中医诊察疾病的四种基本方法。四诊从不同的角度了解病情，它们之间既相互联系，但又不能相互取代，因此，在临床运用时必须将它们有机地结合起来，即四诊合参。

（一）望诊

望诊，就是对病人的神、色、形、态、五官、舌象以及分泌物、排泄物等进行有目的的观察。望而知之谓之神。以外揣内，我们通过患者的外在表现就可以知道体内的情况，最常见的有三点。

1. 通过"华"来判断脏腑之血

心之华在面、脾之华在唇、肾之华在发、肝之华在爪、肺之

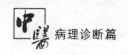

华在毛，它们正常，则五脏之血正常；它们失常，则五脏之血虚。

2.通过分泌物（如鼻涕、痰液等）来判断寒热

色白、质清稀者，为寒。

色黄、质稠厚者，为热。

色白、质稠厚者，为寒邪久留，郁而化热。

色黄、质清稀者，为本有热邪，复感寒邪。

3.通过排泄物（如鼻涕、痰液等）来判断虚实

大便中有不消化的食物，则为脾、肾两虚之证，因为脾主运化、肾主吸收。

大便中有黏液，则为痰湿，是实证。

大便中有红色血液，则为脉不固血之虚证。

大便中有黑色血块，则为血瘀，是实证。

小便浑浊甚或有砂石而出，为淋证，属实。

（二）闻诊

闻诊，就是用听觉对病人的语言、呼吸等声音及用嗅觉对病人外排之气味进行辨认。

1.从声音辨虚实

声音有力高亢者，为实证；声音无力低弱者，为虚证。

2.从气味辨寒热

大便臭秽为热、有腥气为寒；妇人经带有臭气的是热、有腥气的是寒。

（三）问诊

问诊，就是对病人或是陪诊者的询问而得知病人的发病原因、症状、体征或是平素的身体情况。

虽然前人创有《十问歌》"一问寒热二问汗，三问头身四问便，五问饮食六问胸，七聋八渴俱当辨，九问旧病十问因，再兼服药参机变，妇女尤必问经带，迟速闭崩皆可见，再添片语告儿科，天花麻疹全占验"，但是，中医门诊上没有几个大夫是按照这个来

闻诊，就是用听觉对病人的语言、呼吸等声音及用嗅觉对病人外排之气味进行辨认。

问诊，就是对病人或是陪诊者的询问而得知病人的发病原因、症状、体征或是平素的身体情况。

问诊的，都是根据主诉展开询问。

比如来了一个病人，主诉是胃疼，这时我们不但要问"胃疼"的时间、原因，更要从关于"胃"和"疼"相关方面问起：要问口的感觉情况、饮食物的情况、腹部情况、二便情况；还要问疼痛的性质、喜按还是拒按等，最后，再询问一下病人的其他兼症，如胃疼时是否出汗、是否有心慌、是否手脚发凉等。

（四）切诊

切诊，就是通过手指来诊查病人的脉象或其他部位的情况。

有人认为中医很难，难在切脉，其实，在临床上，只要掌握了切脉大法，就能很快入门，这就是：以浮沉辨表里；以迟数辨寒热；以有力无力辨虚实。

（五）灵活运用四诊

临床上，来看中医的病人，更多的是久病、慢性病和多种杂病，他们中的很多人还在服用西药，对于这些久经药"灌"之后的患者，问诊是相当的重要，其舌和脉不一定能准确地反应疾病的本质。

1. 先谈谈舌诊

（1）高辉远经验，近几十年来，随着西药的发展，在临床上又出现了一种由于长期运用西药，尤其是某些抗生素、激素等而致的病态舌象。这些舌象从外貌上与过去的舌诊书中描述的似较相同，但却与原有辨证意义上的舌象相悖，而称为因药物某些副作用所致的"假象"，不能真正地反应疾病的本质，应当引起中医工作者的关注和警觉。如服用雌激素可致舌质红，服用某些抗生素可致舌苔增厚出现黄褐苔、黑毛苔等。[中医杂志.1989;（11）：16]

（2）钟新渊经验，阴虚夹热，症见红绛舌，但临床上却有舌质淡嫩不红，或胖嫩有齿痕的，如何判定这种舌象属于阴虚夹热，只有通过症情来确定。[江西中医药.1993;（6）：（6）]

（3）黄苔也可见于脾胃虚寒辨。[中医杂志.1991;（4）：59]

> 切诊，就是通过手指来诊查病人的脉象或其他部位的情况。
> 以浮沉辨表里；以迟数辨寒热；以有力无力辨虚实。这是诊脉大法。

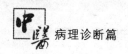
（4）黄腻苔也有属气虚湿阻辨。［上海老中医经验选编 .308 页］

（5）脾虚阴火下陷胃脘饱胀见黄腻苔辨。阳虚胃脘痞闷隐痛饱胀见黄腻苔辨。［上海中医药杂志 .1996；（11）：1］

（6）中风后黑苔不退属脾胃虚弱辨。［中医杂志 .1992；（12）：15］

（7）镜面舌属肝郁气滞，阴津亏耗辨。［中医杂志 .1996；（2）：84］

（8）肝火也可见舌淡苔白辨。［中医杂志 .1991；（4）：59］

（9）舌质紫暗从阳虚诊治辨。［中医杂志 .1994；（2）：119］

2.再谈谈脉诊

（1）张伯臾经验，治心律失常要善于辨脉。一般认为，数热迟寒，其实不然，必须四诊合参，方可正确识脉。［名医特色经验精华 .153 页］

（2）脉数并非尽属热辨。脉弦并非尽属实辨。［中医杂志 .1989；（11）：17］

（3）脉大并非尽属邪盛辨。［中医杂志 .1989；（11）：16］

最后，我们看看清代林珮琴编著的《类证治裁》，就可以知道问诊的重要性和舌脉的不重要性。

举例说明：有老年男性患者，看病时说自己胃疼两天。问之：两天前和老伴吵架后生气所得，胃这个地方堵闷，不想吃东西。吃一点东西，就觉得堵闷得厉害。两天未大便。素有高血压、心脏病、支气管炎和膝关节骨质增生等疾患。由问诊可知：此胃疼是由于生气伤肝，木不疏土，导致土郁，脾虚胃逆所致。治疗时标本同治，以标为主：代赭石降胃气，神曲护之；配旋覆花，增强下降之力；槟榔和厚朴理肠道之气，更利于胃中之物下行；茯苓健脾，增强运化之力；少佐黄芪，升脾降胃；加以白芍，柔肝补肝，且滋阴养血，增加胃肠中之水分，使宿食更好下行；配以甘草，一者和白芍配合，起止疼作用，二者调和诸药，快而不急；最后，加用治疗症状的药物玄胡。一付见效，三天后症状即明显缓解。试问，这时的舌和脉能准确地反映出胃疼的病机吗？不可能，因为病人以前就不是个健康之人，而是处于病态之中，其舌和脉反映出的是这些疾病的本质。两天之前的胃疼，在舌和脉上也应该有表现，不过相对于其他的病证来说，表现得相应少一些。你能分清楚舌上表露出的信息哪些是胃疼的吗？能分清楚脉上表露的信息哪些是胃疼的吗？我觉得很难。这时，我们就要通过问诊来掌握信息，推断其病机。

北京四大名医之一的肖龙友老先生也认为，在四诊当中，问诊最为重要。他说："余于医道并无发明，仍用四诊之法以治群病，无论男妇老幼皆然。至眼如何望，耳鼻如何闻，指如何切，依据病情结合理性、感性而作判断。辨人皮肉之色，闻人口鼻之气与声，切人左右手之脉，以别其异同。但此三项皆属于医之一方面，故问乃能关于病人，故余诊病，问最留意。反复询究，每能使病者尽吐其情。盖五方之风气不同，天之寒暑湿燥不定，地之肥瘠高下燥湿有别，禀赋强弱习惯各殊，而病之新旧浅深隐显变化，又各人一状。例如南人初来北方，一时水土不服，倘若患病仍当照南方治法，胃部方能受而转输各脏腑而不致有害。北人移南方者治法亦然。但病同状异者多，自非仍详问，不能得其致病之由。而于妇女幼孩之病，尤加慎焉。故有二三次即愈者，亦有膏、丹、丸、散常服而愈者，误治尚少。"

从这里可以看出，问诊确实很重要。但是，在临床上，即使通过问诊就能掌握病机，我们还是要看舌和诊脉的，毕竟，舌和脉能给我们传递一定的信息，特别是在通常情况下，舌和脉就能代表疾病的本质；还有，当我们问诊清楚后，患者的"正"与"邪"也得通过舌和脉来判定其"度"，为临床用药的选择和药量的调配做依据。所以，对现代临床中医师来说，最好是四诊合参。

三、辨证求因

因，是原因。辨证求因，就是说辨证的时候一定要找到病证发生的根本原因。

病因，有体外的，也有体内的。通过辨证，我们更要找到体内的病因。如怕冷，病人自述由于受寒引起。这时的外因就是受寒，我们知道这个原因之后，能做的只有一个，就是告诉病人避

辨证求因，就是说辨证的时候一定要找到病证发生的根本原因。

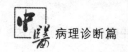
免再次受寒。但病人找我们的主要目的不是这个，而是要解决怕冷问题，所以，我们临床大夫的主要任务就是要找到导致怕冷的体内原因：气是以运动的形式而存在的，运动产生摩擦，摩擦生热，所以，气有温煦作用；怕冷就是气的温煦作用下降所致；温煦作用下降，就说明气的运动速度或量下降；气的运动速度下降就是气滞，气的量下降就是气虚；最后我们得出结论，怕冷是由气滞或气虚所致；然后，我们再通过舌、脉和其他症状诊断出到底是气滞还是气虚，甚或是气滞和气虚同时并存。

第二节　中医辨证的方法

中医辨证的方法有两种：直接诊断法和寻根诊断法。

> 掌握了直接诊断法和寻根诊断法之后，不但辨证快速，而且还能辨证准确。

方法是至关重要的。中医诊断，没有一个好的方法是不行的。临床多年，我的诊断方法如下。

一、直接诊断法

直接诊断法，就是根据病人的症状、体征或病名直接判断出病因的诊断方法。

直接诊断法，就是根据病人的症状、体征或病名直接判断出病因的诊断方法。要用直接诊断法，就必须对病证的产生机制有个明确的了解，下面，我就简单地举例说明。头为清阳之府，需要大量的清气和营养物质，由于血是运送营养物质的物质，故而，当气血不足时，头部就会出现不舒服的症状。头晕：说明头部气血不足。头沉：清轻浊重、清升浊降，自然之理，所以，头沉，只能说明头部的浊气、浊物郁结过多所致。

失眠多梦：晚上该休息时，精就要在肾的纳摄之下而闭藏。由于精的外出靠的是肝，所以，肝的疏泄太过或肾的固摄功能低下时就可导致精的外出增多，化合气和营养物质而产生功能，这样就出现了失眠多梦的症状。

还有，见到咳嗽一症，首先要考虑的是胸中有大量浊气存在，一过性的从口腔大量排浊气而出现咳嗽；其次，咽喉部有黏痰，痰的外出靠的是气，黏痰凝滞，不能外出，导致人体代偿性的咳嗽排气，以气带痰外出，所以临床上见到很多人排痰之后，咳嗽即止，就是这个机制。

见到西医上的高血脂、高血糖、高血黏稠度，就可以直接诊断为血瘀，这是因为脉管内能导致血流不畅原因只有气滞、气虚和血瘀，而西医上的血脂、血糖等都是脉管内的有形物质，所以，它们只能属于中医上的血瘀范畴。

见到各种出血病证，直接诊断就是心气虚，因为心主脉而固血；气是脏腑功能发挥的物质；出血，就是心功能下降、脉不固血所致，所以说，各种出血的直接原因就是心气不足。

二、寻根诊断法

寻根诊断法，就是在直接诊断的基础上进一步找到病证根本原因的诊断法，它实际上是辨证原则之一——"辨证求因"的临床具体运用。

1. 舌脉寻根法

一般情况下，舌脉互参，可以告诉我们疾病的本质原因。如脸部红疹，我们的直接诊断是因热引起，但观其舌不红，脉不数，所以，根本原因就是寒。中医认为，心火在上，肾水在下，通常情况下，肾水向上吸引心火下行，水火相交，则平安无事。如果肾水寒凉，部分结成"冰"，则向上的水量减少，那么吸引下行的火量也减少，使得一部分火上行，这时出现的症状，我们的直接诊断是热，但根本原因是寒的结果。这就是我们常说的上热下寒、真寒假热之证。

这里还要多说一点，就是当舌、脉和症状的诊断不统一的时候，我们就要灵活地掌握"少数服从多数"和"真理往往掌握在少数人手里"的原则辨别，准确判断，特别是对于重危病证，可

寻根诊断法，就是在直接诊断的基础上进一步找到病证根本原因的诊断法。具体方法有舌脉寻根法、推理寻根法和排除寻根法。

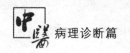

不能出任何差错。诊断不明，治疗的结果可想而知。

2. 推理寻根法

清代陈士铎说过：人不穷理，不可以学医，医不穷理，不可以用药。所以，中医是讲理的，辨证求因也是推理出来的。

比如常见的晨起口苦一症，我们就必须用推理的方法来找到病因。脾开窍于口，所以，正常人口中应为甜淡之味；苦为心所主，属五行中之火，而火生土，土又为脾所属，所以，口苦为脾虚之后心生脾的一种外在表现。

早晨，为肝所主之时，晨起发病，说明两点：①休息之后出现的病证都为实证，因为虚证是休息后可以缓解的。②是肝的病证。综合一下，即为肝之实证，也就是气滞证。

气滞之后，肝木不能疏脾土，出现脾虚的情况，这时，人体在自我调节作用下，心火生脾土，故而外在表现就是口苦。

结论：晨起口苦的原因就是肝气郁结导致脾虚所致。当然，可以再结合其他的兼症和舌脉来推论出导致气滞的原因。

3. 排除寻根法

就是对于发病原因比较少的病证，可以用排除法找到根本原因。比如疼痛，发病机制有三：不通则痛、不营则痛和不松则痛。颈部疼痛，我们就可以排除不营则痛这个原因。比如实证的胃病，我就可以从实证的产生原因气滞、血瘀、痰湿、水饮、积食、结石、虫积和肠滞中排除水饮、虫积、结石和肠滞这四种。我们的诊断是为治疗服务的，只有辨证求因，才可治病求本，所以，在临床上掌握诊断的原则与方法是至关重要的。

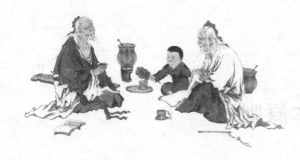

临床治疗篇

懂得了人体生理，掌握了病理诊断，我们就到了中医的殿堂，这里是临床应用、治病救人的地方。

第一章
中医治疗的基本原则

第一节 总 则

想让每一种疗法有好的效果，就必须要遵循正常平衡原则、治病求本原则、扶正祛邪原则、因时因地因人原则，而且，中医治病时还要讲究简廉原则。

> 没有规矩，不成方圆，治疗时如果没有掌握正常平衡原则，就等于世人画鬼，没有判断标准。

"中医治疗的方法很多，最常见的有中草药、针灸、按摩、拔罐、放血疗法等等，想让每一种疗法有好的效果，就必须要遵循正常平衡原则、治病求本原则、扶正祛邪原则、因时因地因人原则，而且，中医治病时还要讲究简廉原则。"

人体正常生命活动总是处于自己独有的一个相对平衡中，阴阳平衡、脏腑平衡、气血津液之量的平衡。

一、正常平衡原则

"人体正常生命活动总是处于自己独有的一个相对平衡中，阴阳平衡、脏腑平衡、气血津液之量的平衡。如果失衡，人体就会出现不适，严重者将影响到生命。"

1. 阴阳正常平衡

"比如形体属阴，功能属阳。阴阳平衡，就是说人的形体和功能是相互配套的。小孩的形体不能和大人相比，所以小孩的功能也就不能和大人比。如跑步比赛，有谁见过 30 岁的人和 6 岁的小孩正规赛跑的？但对每一个人而言，有什么样的形体就有什么样的功能。如失去一条腿之后，就只有一条腿的功能。身体壮大，就应该有更大的功能。但如果身体胖大，却功能低下，即形体和功能不相配套，阴阳不平衡，这就是病态。"

"更多坐办公室的人，平时不觉得有什么不适，可稍一运动就喘，这也是一种病态，对吧。"朋友说。

"呵呵，当然是病态。"

2. 脏腑功能正常平衡

"人体是一个有机整体，脏与脏、脏与腑、腑与腑之间在生理上是相互协调，相互促进的，在病理上则相互影响。"

"脏腑功能的平衡靠的是滋生制约关系的正常。五脏配五行：肾属水，肝属木，心属火，脾属土，肺属金。五行相生即五脏相生：肾水生肝木，肝木生心火，心火生脾土，脾土生肺金，肺金生肾水。五脏相克即五行相克：肾水克心火，心火克肺金，肺金克肝木，肝木克脾土，脾土克肾水。"

"脏与腑是表里关系，如果他们的功能不平衡，也会出现病态，临床上常说的'胃强脾弱'就是脏腑不平衡的一个病态。

腑与腑也要讲究平衡。胃中的食物要在一定的时间内下到小肠中，如果下得过慢，则可出现宿食积滞，导致胃脘饱满、恶心欲吐等病态。"

"总之，临床上一定要注意脏腑间的平衡。"

3. 气血津液之量正常平衡

"人体之中，气血津液都是按照一定比例量存在的。如果这个比例失衡，就会出现病态：血量正常而气少，则出现气虚证；气正常而血量减少，则出现血虚证；津液量多则形成痰湿水肿饮证等。"

"我问个问题：对于失血，特别是大出血的病人，在治疗时为什么要先补气？"朋友问道。

"血脱者，气常随血脱，所以，要补气；气是脏腑发挥功能的

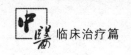

物质，补气益气之后，脏腑功能强盛，使得肾生血、脾充血、肝调血、心统血的作用更强，血虚血脱之证能快速得到缓解；还有，气能行血，补气之后可使脉内之血能快速到达血虚部位。"

"哦，我明白了。"

二、治病求本原则

> 治病求本，就是找出导致疾病的根本原因，并针对根本原因进行治疗,这就是《素问·阴阳应象大论》中说的"治病必求于本"。

"治病求本，就是找出导致疾病的根本原因，并针对根本原因进行治疗，这就是《素问·阴阳应象大论》中说的'治病必求于本'。"

"疾病的发生、发展，一般总是通过若干症状显示出来的，但这些症状只是疾病的现象，不是疾病的本质。透过现象看本质，疾病的根本原因就是我们常说的本。标是相对于本而言的，标和本可用以说明病变过程中各种矛盾的主次关系。如从邪正双方来说，正气是本，邪气是标；从病因与症状来说，病因是本，症状是标；从疾病先后来说，旧病原发病是本，新病继发病是标。"

"你刚才说治病求本，可有人治标同样把病治好了，这是怎么回事？"朋友问。

"这就是在临床上运用治病求本这一治疗法则时，'正治与反治''治标和治本'两种情况的灵活运用。"

"你具体说说。"

1."正治"与"反治"

> 逆者正治，从者反治：正治是指疾病的临床表现与其本质相一致情况下的治法，采用的方法和药物与疾病的证象是相反的，又称为逆治。

"正治和反治，出自《素问·至真要大论》的'逆者正治，从者反治'。

正治：是指疾病的临床表现与其本质相一致情况下的治法，采用的方法和药物与疾病的证象是相反的，又称为'逆治'。

《素问·至真要大论》说的'寒者热之，热者寒之，温者清之，清者温之，散者收之，抑者散之，燥者润之，急者缓之，坚者软之，脆者坚之，衰者补之，强者泻之'等这些都属正治之法。"

"凡是病情发展较为正常，病势较轻，症状亦较单纯的，我们都用正治法。如风寒感冒病人，用辛温解表法就是正治，胃寒疼痛的病人，用温胃散寒法，也是正治法。"

"反治：是指疾病的临床表现与其本质不相一致情况下的治法，采用的方法和药物与疾病的证象是相顺从的，又称为'从治'。

它的具体应用有四种：热因热用、寒因寒用、塞因塞用、通因通用。

'热因热用、寒因寒用'就是以热治热，以寒治寒。前者用于阴寒之极反见热象，即真寒假热的患者；后者用于热极反见寒象，即真热假寒的患者。"

"实质上仍然是以热治寒、以寒治热，是吧。"朋友说。

"是的。我说两个病例，一个是2004年治过一个50多岁的女性病人，患者每天晚上12点到2点钟左小腿前面发热，已经半年多了，很是难受，用白酒搓揉之后能稍微缓解，其他时间则平安无事。看舌、诊脉之后，我判定为寒痰凝聚，处方为麻黄附子细辛汤加肉桂等。我给病人说，这个处方的药性很热，你回去以后，晚上临睡前一次性喝完，这个就是中医上的'顿服'。结果，我的话刚说完，病人就说这么热的药我可不敢喝，本来就热，你还给我用热药。呵呵，听病人的意思，后面也许还要说'你会不会看病'。我说，你相信我就喝，不信的话，你可以到其他地方去看。由于病人看的地方也多了，还是听人介绍后才到我这里的，将信将疑的说只取一付药试试。最后，药房的人给患者取了一付药。3天过后，病人才过来了，不过，进门就说，大夫，给我再取2付药。我得问原因啊，一问才知，病人虽然把药带回家了，但还是不敢吃，第二天实在是难受，也心疼买药花的钱，就一狠心，喝。没想到，当晚的发热基本就没有发作，高兴得后半夜都没有怎么睡觉。还有一个，具体哪一年我忘了，只记得是个夏天，也是个女性，年龄大概40多了，来我门诊之后就说胸口特别热，一天不定时的发作，也是特别难受，必须要把胸口贴在水泥地上且还要吃冰糕才可慢慢缓解。看舌、诊脉，没有任何热象，于是就用化寒痰、通瘀血的药物治疗。刚开好方子，病人就说让她看看，呵呵，大夫的处方还要通过病人把关。她看之后就说'大夫，你怎么还给我用热药，你不是害我吗？我以前用的都是凉药。'呵呵，我笑了，看着患者说'用凉药治好你的病了吗？'病人说：'治好

逆寒者热之，热者寒之，温者清之，清者温之，散者收之，抑者散之，燥者润之，急者缓之，坚者软之，脆者坚之，衰者补之，强者泻之，这都是正治之法。

反治的具体应用有四种：热因热用、寒因寒用、塞因塞用、通因通用。

热因热用、寒因寒用，就是以热治热，以寒治寒。前者用于阴寒之极反见热象，即真寒假热的患者；后者用于热极反见寒象，即真热假寒的患者。

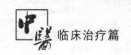
我就不来了.'我还是那句话'信就用,不信就到其他地方看'.最后,病人带了 3 剂药回去.第二天,病人就打电话说用药之后效果特别得好,发热明显减轻.这两个病例都是热因热用的具体应用."

"看来诊断是关键."朋友说.

"'塞因塞用、通因通用',是指以填补扶正之法治疗胀满痞塞等病证,以通利泻下之法治疗泄痢漏下等病证.前者适用于脾虚阳气不足而不健运者,后者适用于内有积滞或瘀结而致腹泻与漏血者."

"实质还是'虚则补之,实则泻之',是吧."朋友说.

"是的.临床上最常见的女性月经病证中,有一种就是量少,但长时间的'不走',这就是中医上的'漏证',有些大夫见到这种情况,就用大量的止血药,结果是当时有效,过后又出现反复.我在临床上只要见到舌质紫暗的,就用大量的活血药物治疗,效果很是不错,这就是'通因通用'的具体应用."

"另外,还有一种反佐法,即在温热方药中加少量寒凉药,或寒证则药以冷服法;寒凉方药中加少量温热药,或治热证则药以热服法,这些也属于反治法的范畴,多用于寒极、热极之时,或有寒热格拒现象时."

"我知道了,《素问·五常政大论》所说的'治热以寒,温而行之;治寒以热,凉而行之'就是这个意思."朋友说.

2. 治标和治本

"这里包括治标、治本和标本同治三种情况."

"治标,又有两种情况,一种是急则治其标;一种是身体健壮,正气不衰而治标."

"急则治其标,指标病危急,若不及时治疗,就会危及患者的生命,或影响'本'病的治疗.如对于大出血的病人,我们就必须赶快止血而治标,等血止住以后再找出血的根本原因."

"感冒后的发热,对于身体强壮的人,只需用点退烧药就可以,烧退了,自己的抵抗力可以抵御病邪,不久感冒就可以好了.这也是一种治标原则的应用."

塞因塞用、通因通用,是指以填补扶正之法治疗胀满痞塞等病证,以通利泻下之法治疗泄痢漏下等病证.

用药时,有时为了防止格拒,需要:治热以寒,温而行之;治寒以热,凉而行之.

治标,又有两种情况,一种是急则治其标;一种是身体健壮,正气不衰而治标.

"哦，现在更多的人在感冒之后滥用抗生素、乱用消炎药，就是因为他们不懂得应用治标原则，是吧。"朋友说。

"是的。"

"缓则治其本，在标病不甚急的情况下，我们就要采取治本的原则，即针对主要病因、病证进行治疗，以解除病的根本。比如阴虚发热，我们就要滋阴养液以治其本，发热之标便不治自退；外感发热，我们就要解表祛邪而治其本，发热之标亦不治而退。"

"标本同治，说的是标病本病同时俱急，在时间与条件上皆不宜单治标或单治本，只能采取同治之法。如热极生风证，本为热邪亢盛，标为肝风内动，治疗只能清热凉肝、熄风止痉，标本同治。"

"哦，见疼休止疼，见胀勿消胀，就是说不能见到疼、胀的病人没有辨证求本而只治疗症状这个标，是绝对不行的，对吧？"朋友问。

"对，更多的时候见疼止疼之后，很可能会掩盖病情，比如肠痈，即西医上的阑尾炎病人，单纯性的止疼，掩盖病情，则很有可能导致化脓、穿孔，后果会很严重。"

"我记得1993年遇到一个病人，胃胀1年多，一直做治疗，时好时坏，由于这个病人的女儿就是我们科室的一个护士，有一天，这个护士把她的父亲带过来让我看，摸脉之后，感觉右手的脾脉处重按很实，我就判断有积食的情况存在。中医上对于中焦处的病变有一句话'中间为痰湿，左边为死血，右边为积食'，这时，我让病人做西医上的肝脏检查，结果是'肝癌'晚期，随后，病人就转入到肿瘤医院去了。很是可惜，这就是以前在治疗时诊断不明，没有治本的结果。"

"再次表明中医的辨证很是关键，治疗时运用标本原则很是重要啊。"朋友说。

三、扶正祛邪原则

"人的一生，是正邪相争的一生。正气强，则平安无事，邪气盛，则疾病生。""什么是邪，什么是正？"朋友问道。"邪，统指

缓则治其本，在标病不甚急的情况下，我们就要采取治本的原则，即针对主要病因、病证进行治疗，以解除病的根本。

标本同治，说的是标病本病同时俱急，在时间与条件上皆不宜单治标或单治本，只能采取同治之法。

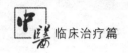

导致疾病发生的因素。正，就是指人体的抗病能力。"

"正常情况下，虽然每个人都有抗病能力，但邪还是无时无刻不存在，即正邪共存。只要人体没有发病，就可以允许邪的存在，而更多的时候是不得不允许邪的存在，如外邪，不可能因为人不想让它存在而消失；在人的体内也有很多邪存在，如西医上说的细菌和癌细胞等。

一旦正虚邪盛，人体发病，这时就必须要扶正祛邪。"

"什么是扶正祛邪？"

"扶正：就是增强体质，提高人的抗病能力。适用于以正虚为主要矛盾，而邪不盛的虚性病证。如气虚、阳虚的病人，应采取补气、补阳的方法治疗；阴虚、血虚的病人，应采取滋阴、补血的方法治疗等。"

"合理饮食、注意休养、锻炼身体也是扶正，对吗？"朋友问。

"对，养生就是扶正。我刚才谈的是用药物治疗而扶正。"

"祛邪：就是祛除或减弱导致疾病发生的因素。适用于以邪实为主要矛盾，而正气未衰的实性病证。如表邪实者，宜发汗解表；食积胀满，宜用消导之法等等。""夏天的出汗，也是养生中的祛邪，对吧。"朋友说。"是的。夏天，好多人上班空调、下班空调，几个月也出不了几次汗，毒素不排，淤积体内，不发病才怪呢。""应用扶正祛邪还要注意什么问题？"朋友问。"辨证之后，我们一定要注意扶正祛邪的主次问题：是先扶正后祛邪，还是先祛邪后扶正，或是扶正祛邪同时进行。"

"哦，邪为标，正为本，根据急则治其标、缓则治其本的原则来确定主次，是吧。"

"是的。"

四、因时、因地、因人制宜原则

"临床上，我们在治疗疾病时要根据季节、地区以及人体的体质、性别、年龄等的不同来制定不同的治疗方法，这就是因时、因地、因人制宜原则。"

"有一年的春天，一个海南的朋友打电话给我，说是他20多

扶正：就是增强体质，提高人的抗病能力。

祛邪：就是祛除或减弱导致疾病发生的因素。适用于以邪实为主要矛盾，而正气未衰的实性病证。

临床上，我们在治疗疾病时要根据季节、地区以及人体的体质、性别、年龄等的不同来制定不同的治疗方法，这就是因时、因地、因人制宜原则。

岁的妹妹感冒头疼，让我给处方，由于他也是学医的，我就说你先开处方，过后我看看。常规用药，很对症，不过我受蒲辅周老先生治疗北京流脑经验的影响，还是加了一味苍术。这个朋友问我原因，我说，你们那个地方不同于我们北方，湿气很重，虽是春季的风寒感冒，但还要考虑地域的情况，故而，就多加了一味苍术来祛湿，用药之后，效果很好。"

"你上面说的是因地用药。同样的受风感冒，季节不同，治疗也不同，这是因时制宜。同样的病，大人、小孩、男人、女人、强壮的人、瘦弱的人用药也不同，这是因人制宜。是吧。"朋友说。

"是的。"

五、简廉原则

"中医治病，讲究的就是简便廉验。所以，我们中医人在临床上一定要注意简廉原则。

简：是简单，即简单方法。

什么是简单办法？就是容易做且效果比较好的办法，如中医的针灸、拔罐、放血疗法、推拿按摩、外治法等等。

风寒感冒初期，大椎穴刺血拔罐，一次就好；腿沉无力，放血最快；急性腰扭伤，针刺百会就成等等。

当然，简单之法中也包括西医治法，比如西药和手术等。一个乳腺纤维瘤病人，最简单的办法就是让西医做手术，除非病人要求保守治疗，我们才可用中药治疗；对于危重症，最'简单'的办法就是让西医抢救，中药虽然对危重症有一定的效果，但对中医诊所来说，最好就是将这类病人送到医院进行西医急救。"

"对，中医的目的就是治好病，所以，只要能治好病，在'简单'原则之下，不能排斥西医，更多的风寒感冒，用点伤风速效胶囊特别快就好了。哈哈，中医大夫不能保守而太'纯'啊。"朋友说。

"呵呵，是的。时刻不要忘记目的就成。"

"廉，是廉价。更多的人抱怨说能得起病，却看不起病，就是因为医药费太高的缘故。中医治病，费用本来就不高，但也有人

中医治病，讲究的就是简便廉验。

本来病情就属于实证，需要用通利疏泄法治疗，但如果采用补益之法，则可能导致实证更甚，这就是"实实"；同样，本来病情就属于虚证，而我们还要给病人通利疏泄，则会使病人身体更虚，这就是"虚虚"。

出于某种原因总是给病人用一些昂贵的中药如鹿茸、人参和虫草等，不但增加了病人的经济负担，更有可能出现'实实'之弊。"

"什么是'实实'？"朋友问道。

"本来病情就属于实证，需要用通利疏泄法治疗，但如果采用补益之法，则可能导致实证更甚，这就是'实实'；同样，本来病情就属于虚证，而我们还要给病人通利疏泄，则会使病人身体更虚，这就是'虚虚'。"

第二节 中药临床应用原则

秦伯未，名医大家，如果按照他的处方格式用药治病，不但简单易于掌握，而且还很有效。

"我在临床上更多的是应用中药治病，现在，再说说中药的临床应用原则。"

一、处方格式原则

"更多的中医书上，均谓处方时用君臣佐使格式。其组方格式最早源于《内经》之《素问·至真要大论》中说的'主病之谓君，佐君之谓臣，应臣之谓使'。又说：'君一臣二，制之小也，君一臣三佐五，制之中也，君一臣三佐九，制之大也'。元代李杲在《脾胃论》中再次申明：'君药分量最多，臣药次之，使药又次之。不可令臣过于君，君臣有序，相与宣摄，则可以御邪除病矣。'

君臣佐使格式，说起来简单，可对于临床工作者来说，就不是那么好应用的。中医起源于古时，更多时是君主制度，故而将君臣佐使应用于中医之中。现在，社会发展到了今天，还不选用简单明了、层次清晰的处方格式，真是中医的一大遗憾。"

"就是，按照这个格式还真是不好开处方，更多的时候我都是照方开药，有人就说我是有方无药。哦，你能先说说什么是有方无药吗？"朋友问。

"好的。有方无药，说的就是你虽然找到了一个很好的药方子，但没有根据病人的具体情况加减用药；有药无方，说的就是只有头疼医头、脚疼医脚的各种药物，而没有根据方剂的组织原则来应用。出现这两种情况，效果都不会好。"

"哦，我明白了，那怎样才能做到有方有药？"朋友问。

"这就是我现在要说的一种处方格式。秦伯未老先生在《谦斋医学讲稿》里谈到病因、病位加症状的处方格式很好，我应用于临床，效果很好。由于疾病是由病因、病位、病性、病态和表象构成的。所以，我们只要根据这些来组织处方，就很好。我给起了个名字叫类秦伯未格式。"

"赶快说说。"

1. 类秦伯未格式原则

"表象包括症状和体征，所以，处方格式就是病因＋病位＋病性＋病态＋症状或体征。以前已经说过了，病因就是疾病发生的原因，有直接病因和根本病因两种；病位就是疾病的位置，在上在下、在表在里、在脏在腑、在经在络等；病性就是寒或热；病态就是虚或实。"

"如临床上见一顽固性左头疼病人：西医检查未见异常，中医诊见舌色紫暗，苔薄白，脉虚涩。证属气虚血瘀。我们来看一下，病因就是气虚血瘀；病位在头；病性为寒；病态为虚实夹杂；症状为疼痛。临床处方格式为：黄芪、当归（去病因、修复病态）、川芎（达病位）、附子（平病性）、玄胡（消症状）。这是基本格式，可以根据病情的轻重随时加减：如气虚甚，在增加黄芪用量的基础上可加党参、山药、茯苓等；血瘀重，可加用丹参、桃仁、蜈蚣、全虫、地龙等；达病位的可加柴胡、桂枝、白芷等；平病性的可加肉桂、干姜等；消除症状的可加细辛等。当然，在用药时一定要照顾脾胃，还要针对气虚的病因进行治疗。"

"这样处方的好处在于：

（1）促使诊断更明确。如果诊断不明确，层次不清，其用药

有方无药，说的就是你虽然找到了一个很好的药方子，但没有根据病人的具体情况加减用药；有药无方，说的就是只有头疼医头、脚疼医脚的各种药物，而没有根据方剂的组织原则来应用。

类秦伯未处方格式就是病因＋病位＋病性＋病态＋症状或体征。

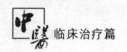
也将是一塌糊涂。

（2）让治疗更结合诊断。只要能准确诊断疾病，只要记住了中药的功效，就可以在临床上直接开药方。

（3）用药层次清楚，不混乱。

（4）效果确切。"

"简单、明了、实用，好，很不错。"朋友说道。

桂枝汤中的类秦伯未处方应用

说真的，用类秦伯未处方格式不但能让处方变得简单，而且还能使对医案的研读更有精准的判断，这里，我复制一下《伤寒经方案例极限解读》上的桂枝汤病案，在让我们了解桂枝汤中的类秦伯未处方格式应用的同时也看看病案的分析以及相关的知识点。

病案：

里间张太医家一妇，病伤寒，发热，恶风，自汗，脉浮而弱。予曰，当服桂枝，彼云家有自合者，予令三啜之，而病不除。予询其药中有肉桂耳。予曰，肉桂与桂枝不同，予自治以桂枝汤，一啜而解。（《伤寒九十论》）

病案解析：

这个病案说的是张太医家有一个妇女，感受风寒之后，出现了发热、恶风、自汗的症状，把其脉，为浮而弱。治疗的大夫就说了，这个病人应该服用桂枝汤，恰巧病人说自己家里就有合在一起的"桂枝汤"之药。于是，大夫就让病人煎煮之后喝三次，没想到病却没有去除。大夫不解，就问病人是怎么回事，后来才发现是药方中有肉桂的缘故。于是把肉桂变成桂枝，再让病人喝"桂枝汤"，结果是服一次就好了。

现在，我们来具体分析一下这个病案：

里间张太医家一妇——主要告诉了我们患者是什么样的人。中医治病，其中一个治疗原则就是因人制宜。体弱的和体壮的，用药就不一样。

治外感风寒的桂枝汤中不能用肉桂来代替桂枝

病伤寒——告诉我们病因。就是说这个患者是由于外感风寒所致的。这里的"伤寒"，为外感风寒的意思，是狭义的伤寒，而广义的伤寒则是指一切外感疾病的总称。

发热——气有余便是火，发热，就说明有多余之气存在。清气都在让脏腑和人体发挥着功能，只有浊气才可能有"多余"的情况出现。患者为外感风寒，寒则收引，本应从皮肤外排的浊气郁结不散，出现"多余"的情况，火热同义，不过有度的不同，于是，便出现了发热。西医的物理降温，就是用酒精或者白酒外擦皮肤，人为的打开皮肤腠理，发散浊气。浊气外排，不得郁结，热度随之下降。

気有余便是火。发热，说明有多余之气存在。

恶风——恶风，就是怕风的意思。外感风寒，皮肤受损，外风侵袭，人体不能很好地抵御，则可使风邪内入，更伤人体。生活当中有句话，叫"打不过就跑"，毛主席当年也说过"敌进我退"，所以，对于不能对抗的外邪，我们就需先行避让。身体也一样，不能抗"风"时就躲，这就是恶风。

不能抗"风"时的躲，就是恶风。

自汗——自汗，是相对于盗汗而言的。自己能知道的出汗，叫自汗，自己不知道的出汗，叫盗汗。人体之中只有气具有自主运动性，其余所有的物质都是随着气的运动而运行的，汗液的外出也不例外。患者感受风寒，皮肤受损，皮下的浊气不能畅排，郁结之后便形成"发热"；浊气必排，要么皮下的浊气被运送到胸中，随呼吸外排，要么皮下的浊气被运送到肠道和膀胱，从二便外排，要么就近解决，还是从皮肤外排。皮下的浊气郁结到一定的程度后，其外冲之力大于"寒则收引"之力时，则浊气外排，随着郁结之浊气从皮肤的外排，汗液也随之外出，这就是我们传统中医书上谈的"热迫津出"。

异常的出汗，总为清气不足，气虚不固，浊气相对过多，外出带动津液外泄所致。

脉浮而弱——浮，主表证。外邪侵袭人体，由于气具有防御能力，故而，人体内更多的气就达于体表以抗邪。气从体内而出于体表，脉，也要有相应的变化，这就是"浮"。邪之所凑，其气必虚。生活当中，苍蝇不叮无缝之蛋，绳子都是从细处断，外邪侵袭人体也一样。弱，表示人体正气不足。

邪之所凑，其气必虚；正气存内，邪不可干。

从上面的分析可知，此患者是因风寒外袭，浊气内郁，汗液外出，正气不足所致。用类秦伯未处方格式法来用药：桂枝，发散风寒（达病位，平病性）；生姜，散皮下之浊气（修复病态）；芍药，补充因汗液外出而导致的津液不足（表象用药）；大枣，补正气之不足（治本）。脾，位居中焦，属土，土生万物，所以有脾"为气血生化之源"之说。炙甘草，健脾益气，犹如打仗时要保证后方粮草充足一样。故而，更多的医家在处方时都喜用炙甘草，无论虚实。

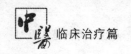
类秦伯未处方格
式，很实用。

服桂枝汤后再喝点热粥，一者是借其热力来发散风寒；二者是土寒则草木不生，土暖则能生万物。"热粥"的热能暖土，"热粥"的粥能补脾胃，热和粥结合后，比炙甘草还"炙甘草"。

病案的最后，还谈到说肉桂和桂枝的不同，这是当然的。不说别的，只说一点：桂枝质地较轻，肉桂质地较重，轻者属阳，重者属阴。人体之外属阳，内属阴，故而，桂枝能达人体属阳的体表部位，而肉桂能达属阴的人体里面。药不达病位，何以治病？如果靠后浪推前浪的治病，呵呵，也许黄花菜都凉了。

读后感悟：

1. 重新认识桂枝汤

桂枝汤，是张仲景《伤寒论》中的方子，更多人都说是调和营卫第一方。什么是营，什么是卫？

营，形声。从宫，荧（yíng）省声。宫，房子，与居住有关。本义：四周垒土而居。

卫，古时候写作"衞"，读"wèi"，本义是动词，形声。字从行，从韦，韦亦声。"韦"意为"层叠"。"行"指"出行"、"道路"。"行"与"韦"联合起来表示"安全部队沿路左右排成两层人墙"。本义：安全部队沿道路两侧警戒。

由此我们可以知道，营是名词，为静，卫是动词，为动。由于静属阴，动属阳，所以，中医上就说营属阴，卫属阳。

人体之中，四周"垒土"而居的是什么？或者封闭于内的物质是什么？对，是血，所以，中医人就常说"营血"这个词。是什么封闭血？是脉。所以，脉外的动的物质就是卫。由于人体之中只有气具有自主运动性，其余所有的物质都是随着气的运动而运行的，故而，人体之内血脉之外动的物质，指的是气，所以，中医人也常说"卫气"这个词。

脉内的血为营，
脉外的气为卫。

气具有流动性，就如安全部队的护卫一样，所以，卫气具有防御作用；营血为静（虽然其在脉内运动，但因其封闭在脉之中，由于人体的脉是相对固定不动的，故而，也就相对地说营血为静），由于血中含有丰富的营养物质（这里先不谈津液的有关知识），所以，营血有濡养作用。举个例子，一个人给地里种了点水果，为了防止人偷，又设置了栅栏，并且，自己又巡逻守护。这是生活当中的事，农村，经常能见到这种现象，这里，水果，就如营血，巡逻守护的人，就如卫气。

当我们明白了营和卫的含义之后，就能很好地理解什么是"营卫不和"了：

正常情况下，有多少营，就有多少卫，营和卫是按照一定的量和比例而存在的，当一方或双方失常时，就出现了我们所说的营卫不和。"不和"中的"和"，是调和、和谐的意思。所以，营卫不和就是说营和卫不和谐了。这里包括有三方面的原因，一是营正常，卫失常；；二是卫正常，营失常；三是营卫均失常。

由于营卫是人体所需的正常物质，多多益善，故而，所谓的"失常"，则是指这两种物质的减少。比如卫气虽然正常，但营血因为出汗的缘故而减少（汗血同源），或者由于大出血而减少，这也是一种营卫的不和。营血和卫气虽然也是按照正常的比例存在，但其含量都减少而不正常，这也属于营卫不和的一种。这则病案里出现的营卫不和，就属于含量减少的这种情况。

桂枝汤，是调和营卫第一方，《删补颐生微论》中谈到"姜、枣固能发散，此有不特发散之用，专行脾之津液而和营卫者也"，《王旭高医术六种》中谈到"此方桂、芍相须，姜、枣相得，是调和营卫之方"，《医镜》中谈到"桂枝汤一方，专和营卫"，《近代中医流派经验选集》中谈到"太阳病初期，惟桂、麻二方为主，桂枝汤可以无麻黄，麻黄汤不能无桂枝，因桂枝能解肌和营卫也"。在《古方今释》中谈到：上海著名老中医张耀卿（1907～1973年）谓："桂枝汤谓张仲景一百十三方之主方，有扶正祛邪之功。方中桂枝、生姜辛通卫阳；芍药、大枣合营敛阴，甘草调和阴阳。又桂枝、甘草辛甘扶阳；芍药、甘草酸甘化阴；桂枝、芍药调和营卫。"其归纳桂枝汤之功用如下：①调和营卫；②解肌发汗；③阳虚自汗；④胃阳不足；⑤奔豚气喘；⑥少腹虚汗疼痛；⑦风湿痹证；⑧虚喘；⑨小儿慢脾风；⑩滋阴和阳；⑪冻疮；⑫外科阴证。可谓深得桂枝汤应用之要领。笔者尝以桂枝汤加当归、制川草乌治风寒湿痹；桂枝汤加青蒿、白薇治原因不明之低热，辄能应手取效。

现在，我们简单地分析一下桂枝汤：卫气有防御作用，发散作用的药物能抵御外邪，所以，发散作用的药物能补卫气；桂枝和生姜发

营卫不和，简单地说就是营和卫的不和谐。

正是因为桂枝汤是调和营卫第一方，故而，用途甚广。

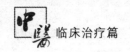

散，能补卫气而提高人体的抵御能力；营血有濡养作用，芍药和大枣能滋阴补血，濡养人体，所以，其能补营；甘草健脾，使得"生血之源"良好。全方合用，扶正祛邪，真是调和营卫之佳方。

后来，历代医家据此而发展了很多的方剂，在《中药方剂近代研究及临床应用》中说，桂枝汤的发展主要有以下三方面：

解肌和营卫：此类方剂以解肌祛邪治疗太阳中风为主，方如瓜蒌桂枝汤、桂枝红花汤、桂枝橘皮汤、加味桂枝代粥汤、治湿疹方、治过敏性鼻炎方等。

化气调阴阳：这类方剂以调阴阳、调气血、建中焦治疗阴阳气血不和、脾胃不健证为主，方如桂枝龙骨牡蛎汤、小建中汤、黄芪建中汤、当归建中汤、大建中汤等。

温阳、养血通脉：本类方剂以通利血脉治疗血脉虚弱或阳气不振、寒客经脉，气血郁滞之症，方如当归四逆汤、黄芪桂枝五物汤、干地黄汤等。

以上均是由桂枝汤衍化而出，属于桂枝汤类方，其源流关系大致是：桂枝汤、瓜蒌桂枝汤、桂枝龙骨牡蛎汤、小建中汤、黄芪建中汤、当归四逆汤、黄芪桂枝五物汤（汉代）——当归建中汤、干地黄汤（唐代）——桂枝红花汤（元代）——大建中汤（明代）——桂枝橘皮汤、加味桂枝代粥汤（清代）——治湿疹方、治过敏性鼻炎方（新中国）。

在临床应用方面，桂枝汤可用于一切外感表虚证。

《山西中医药杂志》1979 年第一期上介绍：久逸虚劳，出汗较多，致使全身疲劳，肌肉酸痛，口燥咽干，常误认为是感冒。如脉象柔软平和，寒热变化幅度不大者，亦属于暂时性的营卫失调、气血不和，服桂枝汤一剂，往往疲劳诸症很快消除。

《山西中医药杂志》1979 年第一期上介绍慢性疮痈，创面薄浅，局部红、肿、热、疼痛症状均不明显，只有少量渗出液，缠绵日久不愈者，亦属全身营卫失调，抗病能力降低，疮灶失养，修复能力减退所致。以桂枝汤调和营卫，可促使创面早日愈合。

《山西中医药杂志》1979 年第一期上介绍：桂枝汤，对一般神经衰弱亦有疗效，西医学所称的神经官能症，与中医的"心肾不交""脾胃虚弱""气血不和"相类似，都意味着一个"营卫失调"的机理，

劳力出汗所致的肌肉酸痛、口燥咽干，服用桂枝汤效果好。

慢性疮痈，也可以服用桂枝汤原方。

桂枝汤，治疗神经衰弱也有效。

如有人体质衰弱，食欲不振，少眠多梦、心悸乏力，自汗脉弱，经检查未发现器质性病变，宜以桂枝汤调和营卫，以促进生理功能的恢复。

看了上面的介绍，也许大家会和我一样，认为桂枝汤很好，能治疗好多疾病，只要是气血不和的病，都能治疗，不过，禁忌一定要记住，也就说桂枝汤不能应用于以下情况：

脉浮紧无汗者禁用。

有急性化脓性炎症，高热脉大者禁用。

充血体质或有急性出血症状者慎用。

有急性热性病中毒反应引起的呕吐者慎用。

2. 差之毫厘谬以千里

肉桂和桂枝虽同属于肉桂树的产物，但桂枝性轻而走上，肉桂性沉而入下，所以在治疗外感风寒时常用桂枝，治疗中下焦寒证时常用肉桂。

病位不达，何以取效？

（《伤寒经方案例极限解读》）

2. 正规军和游击队相结合原则

"正规军，就是我们在学院里学的根据诊断所用之方药；游击队，指的是一些单方、验方等。"

"比如在临床上见到下颌淋巴结肿大的病人，自述感冒后用药治疗，其他症状都已经消除，独留下颌淋巴结肿大，这时在正规辨证用药的基础上加用一味白头翁（量要大30～90克不等），效果很不错。不过要注意的是，白头翁性寒，如果辨为寒证，在用白头翁时一定要注意增加热药的剂量或热药的数量；偏头疼的病人，在辨证用药的基础上加用川芎和白芷，效果也不错。不过需要注意的是，左头疼时川芎的用量要大，右头疼时白芷的用量要大。"

"哦，也就是说，辨证论治的时候加上合适的单、验方，则效果更好，是吧。"朋友说。

"我再说说用中药治疗时的原则。"

在学院里学的根据诊断所用之方药的后面再加一些适当的单方、验方等，则效果更好。

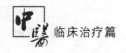

二、用中药治疗时的原则

1. 重拳出击原则

"所谓'重拳出击',就是用比较猛烈的药物,并加大其量来做治疗。临床上适用于实证。治病如打仗,用药如用兵。如果诊断准确,清楚实证堵塞的性质和部位,就必须要用大剂量的作用较猛之药做治疗,以期迅速修通经络道路。等路修好后,再慢慢调理即可。特别是邪毒侵入人体后出现的实证。犹如生死对手,要么不打,如果要打,就必须重拳狠击,等对方没有反击能力的时候,我们怎么修理都可以。如果不把对方彻底击倒,那么对方就要还击,后果会很麻烦。如有血瘀者,可以用桃仁、红花、三棱、莪术、乳香、没药、水蛭等,而不是用柔和的丹参、当归、赤芍、鸡血藤等。当然,中药是讲究配伍的,所以,一定要用他药消除或减轻猛药治疗时的副作用。"

"怪不得槟榔的常用量为 6 ～ 15 克,而对于虫积病证则要用到 60 ～ 90 克,就是这个原因,对吧。"

"是的。"

2. 慢火炖肉原则

"所谓'慢火炖肉',就是要用小剂量的作用比较温和的药物来做治疗。适用于虚证。一口吃不了个胖子,本虚之人,应该慢慢调理,可不能着急,否则,就'欲速则不达',不但治疗效果不好,更有可能导致药物性实证的出现。"

"比如用玉屏风散来预防感冒,就要小量长时间的服用,这样,才能更好地提高抵抗力和免疫力。"

3. 阴阳结合原则

"'善补阳者,必于阴中求阳,则阳得阴助,而生化无穷;善补阴者,必于阳中求阴,则阴得阳升,而泉源不竭',说的就是在用药时一定要注意阴阳结合。

所以,对于阳虚之人,临床在用补阳药治疗的同时少佐补阴

对于实证,我们一般要用比较猛烈的药物,并加大其量来做治疗,这就是"重拳出击"。

对于虚证,我们一般要用小剂量的作用比较温和的药物来做治疗,这就是"慢火炖肉"。

善补阳者,必于阴中求阳,则阳得阴助,而生化无穷;善补阴者,必于阳中求阴,则阴得阳升,而泉源不竭。

药，则效果更好。同样道理，对于阴虚之人，在用滋阴药物治疗的同时，少佐以补阳药，效果也是更好。"

"比如左归丸以滋阴补肾为主，方中有熟地、山药、山萸肉、枸杞、龟板、牛膝以滋阴益精，又有鹿角、菟丝子以补阳，是'阳中求阴，阴得阳升而泉源不绝'之意；右归丸温补肾阳为主，方中有肉桂、附片、菟丝子、杜仲、鹿胶以温补肾阳，又有熟地、山萸肉、枸杞、当归以滋阴，即'阴中求阳，阳得阴助而生化无穷'之意。"

4. 气血结合原则

从气血的关系就可以知道，治疗血瘀证时少佐一些补气理气药则更使血畅；治疗血溢证时少佐一些补气药则更使血凝；治疗血虚证时少佐一些补气药则更使血旺；治疗气虚证时佐以补血药使气有所藏，更好补；治疗气滞证时佐以补血药，可消除理气药对人体的伤害等。

拿当归补血汤来说，方中只有两味药，黄芪和当归，其中，黄芪补气，当归补血，这就是气血结合的典型方剂。

5. 动静结合原则

人是由形体和功能两部分组成的，形体是静，功能是动。同样，药也有动静之分：理气活血为动，滋阴养血为静；补虚药为静，去实药为动。动药易伤人气血，应用之时要佐以静药来补气血；静药进入人体之后不易流通，佐以动药，则更能取效。

在《用药心得十讲》中谈到"熟地久服时，宜用砂仁拌（或佐用一些砂仁），以免腻膈（妨碍食欲、胸脘发闷）"，这就是动静结合的典型。

6. 补泻结合原则

补为补虚，泻为通利。旧的不去，新的不来。要补虚，不去浊不行，故而在用补药时少佐以通利药则补虚更快。而通利之药更能伤人气血，所以在用泻法时一定要结合补法，这样就可避免由于治疗不当而导致病人出现的并发症和后遗症。

六味地黄汤，是由熟地、山茱萸、丹皮、泽泻、山药、茯

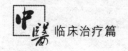
苓组成，其中熟地、山茱萸、山药为三补，丹皮、泽泻、茯苓为三泻。

第二章

中药治疗的基本方法

运用中药做治疗，不掌握基本的治疗方法是不行的。

《方剂学》课本里将治法概括为汗、吐、下、和、温、清、消、补八法。《中医治法与方剂》里将治法分为：解表法、泻下法、和解法、温里法、清热法、补益法、滋阴法、升降法、理气法、活血法、止血法、祛湿法、祛痰法、消癥法、固涩法和解痉法。

这么多的治法，怎么样才能结合临床来记忆？

现在，我就从三方面来谈谈这个问题。

汗、吐、下、和、温、清、消、补
为基本治法。

第一节　八纲用药法

> 阴阳寒热虚实表里之八纲，不仅是辨证的基础，更是用药的指导。

因为八纲是临床辨证的基础，所以，根据八纲辨证来确定治法，是最有条理性的。

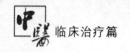

一、阴阳用药法

1. 阴虚证用滋阴法

（1）滋肾阴　熟地、元参、山萸肉、枸杞子、女贞子、旱莲草、制首乌、桑寄生、潼蒺藜、紫河车、龟板、鳖甲等。

（2）滋心阴　生地、麦冬、百合等。

（3）滋肝阴　地黄、枸杞子、女贞子、旱莲草、山萸肉、制首乌、潼蒺藜、龟板、鳖甲等。

（4）滋脾胃阴　石斛、天花粉、玉竹、沙参、生地、麦冬、乌梅、芦根等。

（5）滋肺阴　天冬、麦冬、山药、熟地、玉竹、黄精、沙参、百合、阿胶等。

2. 阳虚证用补阳法

（1）补肾阳　附子、肉桂、鹿茸、仙茅、仙灵脾、巴戟天、胡芦巴、肉苁蓉、补骨脂等。

（2）补心阳　桂枝、肉桂、制附子、干姜、薤白等。

（3）补肝阳　吴茱萸、肉桂、小茴香、橘核、荔枝核、仙灵脾等。

（4）补脾阳　干姜、附子、益智仁、肉豆蔻、草豆蔻、砂仁、蔻仁等。

（5）补肺阳　干姜、细辛、紫菀、冬花等。

3. 阴实证用泄阴法

仿理气、活血、祛痰、利湿等法，见后。

4. 阳亢证用抑阳法

如肝阳上亢　一般用菊花、钩藤、天麻、白蒺藜等；潜阳用珍珠母、石决明、生龙骨、生牡蛎、磁石等。

二、表里用药法

1. 表证用发散法和通下法

发散法包括发散风寒、发散风热和排痰三种；通下法包括消食化积、通里攻下和润肠通便三种。

（1）发散风寒　常用的药物有：麻黄、桂枝、荆芥、防风、紫苏、生姜、葛根、葱白、香薷等。

（2）发散风热　常用的药物有：薄荷、桑叶、菊花、牛蒡子、蝉衣、淡豆豉等。

（3）排痰　常用的药物有：苏子、白芥子、半夏、陈皮、杏仁、紫菀、款冬花、桔梗、百部等；清热痰的常用药物有：瓜蒌、枇杷叶、冬瓜仁、桑白皮、葶苈子、海浮石、海蛤壳、贝母、竹茹、前胡、马兜铃等。

（4）消食化积　常用的中药有：麦芽、谷芽、莱菔子、山楂、神曲、鸡内金等。

（5）通里攻下　常用的中药有：大黄、芒硝、枳实、番泻叶等。

（6）润肠通便　常用的中药有：郁李仁、火麻仁、黑芝麻、蜂蜜、杏仁、桃仁、当归、决明子等。

2. 半表半里用和解法

和解：和解脏腑用柴胡，和解营卫用桂枝、白芍。

3. 里证用消通法

消通法包括活血化瘀、祛湿、利水、消痰软坚等。

（1）活血化瘀　常用的活血药有：当归、红花、桃仁、三棱、莪术、丹参、川芎、虎杖、泽兰、益母草、王不留行、刘寄奴、石见穿、鸡血藤、五灵脂、地鳖虫、穿山甲、乳香、没药等。

（2）祛湿　包括化湿、利湿和祛风湿，其中化湿又分为芳香化湿和清热化湿。常用的芳香化湿药有：藿香、佩兰、苍术、厚朴、砂仁、草豆蔻等。常用的清热化湿药有：茵陈、薏苡仁、苦

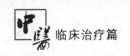

参、黄连、黄芩、黄柏、龙胆草等。常用的利湿药有：玉米须、茯苓、冬瓜皮、车前子、车前草、金钱草、海金沙、萹蓄、石韦、冬葵子、木通、滑石、泽泻、地肤子、萆薢等。常用的祛风湿药有：独活、秦艽、威灵仙、姜黄、五加皮、木瓜、豨莶草、伸筋草、桑寄生、牛膝、络石藤、桑枝、蚕沙、防己、白花蛇、乌梢蛇等。

（3）消坚化痰　常用药物有：海藻、昆布、山慈菇、天南星、野荞麦等。

三、寒热用药法

1.寒证

（1）表寒用散寒法　常用中药见前发散风寒药。

（2）里寒用温热法　包括温中散寒和温通经络两种。常用温中散寒的中药有：附子、肉桂、干姜、高良姜、吴茱萸、花椒、荜澄茄、小茴香、丁香等。常用温通经络的中药有：川乌、草乌、细辛、桂枝等。

2.热证

（1）实热用清热法　常用清热泻火的中药有：蒲公英、地丁草、七叶一枝花、穿心莲、半枝莲、白花蛇舌草、鱼腥草、野菊花、半边莲、黄连、黄芩、黄柏、龙胆草、柴胡、金银花、连翘、石膏、知母、秦皮等。常用的清热凉血药有：大青叶、马齿苋、生地、牡丹皮、赤芍、山栀子、白头翁、紫草、红藤等。

（2）虚热用滋阴法　常用滋阴清热的中药有：玄参、生地、石膏、知母等。

（3）郁热用消散法　因血瘀者，用活血药；因痰湿者用祛痰利湿药；因气滞者，用理气药；因虫积者，用去虫药；因结石者，用消石排石药；因积食者，用消食药；因肠积者，用导下药；因水饮者，用利水逐饮药等。同时，加柴胡、薄荷、连翘等，则效果更好。

四、虚实用药法

1. 虚证

（1）气虚证用补气法　常用的补气药有：黄芪、党参、太子参、白术、山药、扁豆、红枣、甘草、紫河车等。气虚严重导致气陷的用升提法。常用升提药物有：黄芪、升麻、柴胡、葛根等。

（2）血虚证用补血法　常用的补血药有：当归、地黄、首乌、枸杞子、桑椹子、白芍、紫河车等。

（3）阴虚证用补阴法　常用的补阴药有：沙参、天冬、麦冬、石斛、百合、玉竹、女贞子、龟板、鳖甲、旱莲草等。

（4）阳虚证用补阳法　常用的补阳药有：补骨脂、菟丝子、韭菜子、潼蒺藜、杜仲、鹿角、狗脊、续断、仙茅、淫羊藿、肉苁蓉、锁阳、紫河车等。

2. 实证

（1）气滞证　用理气法。常用的理气药有：香附、川楝子、玄胡、木香、乌药、青皮、枳实、枳壳、郁金、路路通、荔枝核、薤白、陈皮等。气滞严重导致气逆的用降逆法。常用的降气药有：旋覆花、代赭石、枇杷叶、竹茹、前胡、半夏、柿蒂等。

（2）血瘀证　用活血法，严重的用破血法见里证用药。

（3）痰湿证　用祛痰利湿法：见里证用药。

（4）水饮证　用利水逐饮法：见里证用药。

（5）积滞证　包括食积、肠积、虫积和结石。

①食积，用消食导滞法：常用中药为麦芽、谷芽、山楂、莱菔子、神曲、鸡内金、枳壳、枳实、青皮等。

②肠积，用泻下法：包括通里攻下、峻下逐水和润肠通便三种。通里攻下常用的药物有：大黄、芒硝、枳实、番泻叶等；峻下逐水常用的药物有：牵牛子、甘遂、大戟、芫花、商陆等；润肠通便的常用药物有：郁李仁、火麻仁、黑芝麻、蜂蜜等。

③虫积，包括蛔虫、钩虫、蛲虫、绦虫、姜片虫、疟虫和滴虫等，用祛虫法。常用的驱虫药有：苦楝根皮、使君子、雷丸、

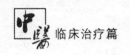

贯众、槟榔、南瓜子、石榴皮、常山、马鞭草、蛇床子等。

④结石，用消石溶石法。常用药物有：虎杖、金钱草、海金沙、鸡内金、石韦、桑螵蛸等。

第二节　五脏用药法

> 人体之病，都是脏腑功能失常所致，所以，五脏功能用药法则是中药治病的精华所在。

一、心

（1）益心气　黄芪、人参、党参、太子参、茯苓、炙甘草等。

（2）温心阳　桂枝、肉桂、制附子、干姜、薤白等。

（3）补心血（阴）　当归、白芍、阿胶、丹参、酸枣仁、柏子仁、龙眼肉、紫河车、熟地、麦冬、百合等。

（4）清心热（火）　黄连、栀子、连翘心、竹叶、木通、莲子心等。

（5）安心神　茯神、酸枣仁、柏子仁、远志、五味子、合欢皮、夜交藤、琥珀、朱砂、牡蛎、磁石等。

（6）开心窍　菖蒲、郁金、远志、麝香、苏合香等。

二、肝

（1）补肝血　当归、白芍、制首乌、阿胶、熟地、鸡血藤、紫河车等。

（2）滋肝阴　地黄、枸杞子、女贞子、旱莲草、山萸肉、制首乌、潼蒺藜、龟板、鳖甲等。

（3）理肝气　香附、郁金、柴胡、青皮、川楝子、玄胡、白蒺藜等。

（4）清肝热 桑叶、菊花、夏枯草、青黛、钩藤等；泻肝火用栀子、龙胆草；清肝明目用青葙子、决明子、谷精草、密蒙花、夜明砂等。

（5）温肝寒 吴茱萸、肉桂、小茴香、橘核、荔枝核、仙灵脾等。

（6）平肝潜阳 一般用菊花、钩藤、天麻、白蒺藜等；潜阳用珍珠母、石决明、生龙骨、生牡蛎、磁石等；熄风用钩藤、僵蚕、地龙、全虫、蜈蚣、羚羊角等。

三、脾

（1）补脾气 黄芪、人参、党参、白术、薏苡仁、山药、扁豆、炙甘草、大枣等。

（2）温脾阳 干姜、附子、益智仁、肉豆蔻、草豆蔻、砂仁等。

（3）理中气 木香、苏梗、枳壳、陈皮、砂仁、厚朴等。

（4）祛脾湿 藿香、佩兰、苍术、厚朴、半夏、薏苡仁、茯苓、草豆蔻等。

（5）升中气 升麻、柴胡、葛根等。

（6）消食积 神曲、山楂、麦芽、谷芽、鸡内金、炒莱菔子、陈皮等。

四、肺

（1）补肺气 黄芪、人参、党参、百合、炙甘草等。

（2）养肺阴 天冬、麦冬、山药、熟地、玉竹、黄精、南沙参、百合、阿胶等。

（3）清肺热 桑叶、黄芩、栀子、瓜蒌皮、桑白皮、石膏、知母等。

（4）温肺寒 干姜、细辛、紫菀、款冬花等。

（5）止咳化痰 温化寒痰的有半夏、天南星、白芥子、旋覆花等；清化热痰的有瓜蒌、贝母、葶苈子、天竺黄、竹茹、胖大

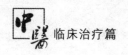

海、海浮石、昆布、海藻等；止咳平喘的有杏仁、白前、桔梗、前胡、苏子、百部、枇杷叶、桑白皮等。

（6）敛肺定喘　五味子、白果、乌梅、胡桃肉、诃子等。

五、肾

（1）滋肾阴　熟地、元参、山萸肉、枸杞子、女贞子、旱莲草、制首乌、桑寄生、潼蒺藜、紫河车、龟板、鳖甲等。

（2）温肾阳　附子、肉桂、鹿茸、仙茅、仙灵脾、巴戟天、胡芦巴、肉苁蓉、补骨脂等。

（3）壮筋骨　杜仲、续断、狗脊、怀牛膝等。

（4）涩精缩尿　龙骨、牡蛎、金樱子、覆盆子、莲须、桑螵蛸、益智仁、五味子等。

（5）利水　茯苓、猪苓、泽泻、车前子、冬瓜皮、防己、木通、滑石等。

（6）通淋　草薢、萹蓄、瞿麦、海金沙、金钱草、木通、滑石、甘草梢等。

第三节　症状用药法

"有是证用是药"，什么症状用什么药物。

根据不同的症状选用不同的药物，可以大大缩短取效时间，下面，我简单谈谈常见症状的用药。

一、止咳

常用的止咳药有：麻黄、蝉蜕、紫菀、冬花、桔梗、百部、枇杷叶、前胡、贝母、杏仁、旋覆花、甘草、五味子、乌梅、白果等。

二、平喘

常用的药物有：麻黄、苏子、地龙、莱菔子、冬花、紫菀等。

三、止汗

常用的止汗药有：五味子、糯稻根、浮小麦、麻黄根、煅龙骨、煅牡蛎、山茱萸等。

四、止泻

常用的止泻药有：五味子、乌梅、赤石脂、益智仁、芡实、金樱子、石榴皮、明矾、炮姜等。

五、固精

常用的固精药有：五味子、煅龙骨、煅牡蛎、赤石脂、益智仁、山萸肉、芡实、莲须、覆盆子、金樱子、桑螵蛸等。

六、缩尿

常用的缩尿药有：益智仁、山茱萸、芡实、覆盆子、金樱子、桑螵蛸等。

七、止带

常用的止带药有：煅龙骨、煅牡蛎、赤石脂、芡实、莲须、覆盆子、金樱子、桑螵蛸、乌贼骨、白果等。

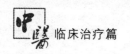

八、止酸

常用的止酸药有：乌贼骨、煅瓦楞、鸡蛋壳等。

九、止血

常用的止血药有：紫草、旱莲草、侧柏叶、白茅根、大蓟、小蓟、槐花、地榆、藕节、茜草、棕榈炭、三七、蒲黄、仙鹤草、白及、灶心土、艾叶、姜炭、赤石脂、莲须、乌贼骨、明矾等。

十、止呕

常用的止呕中药有：藿香、生姜、干姜、高良姜、竹茹、丁香、吴茱萸、代赭石、陈皮、柿蒂、伏龙肝、香薷、白豆蔻、草豆蔻、砂仁、草果、苍术、荜茇、花椒、黄连、胡椒、木瓜、乌梅、沉香、枇杷叶、旋覆花、紫苏、香附、槟榔等。

十一、安神

常用的安神药有：酸枣仁、柏子仁、淮小麦、合欢皮、远志、夜交藤、生铁落、朱砂、磁石、珍珠母等。

十二、熄风

常用的熄风药有：钩藤、白蒺藜、石决明、天麻、徐长卿、夏枯草、珍珠母、牡蛎、磁石、羚羊角、全虫、僵蚕、地龙、蜈蚣、壁虎等。

十三、退乳

常用的退乳药有：炒麦芽、炒莱菔子等。

十四、除烦

常用的除烦药有：淡豆豉、竹茹等。

十五、疼痛

常用的止痛中药有：川芎、玄胡、姜黄、细辛、五灵脂、乳香、没药、附子、川乌、草乌、吴茱萸、羌活、独活、白芷、防风、山豆根、三七、白芥子、全虫、蜈蚣、木香、香附、川楝子、乌药、甘草、白芍、威灵仙等，随证选用合适的药物，效果很好。

第三章
中药剂量的把握

　　"姬大夫，我又治好了一个病人。"

　　有一天，一个中医初学者朋友很高兴地来到我的门诊。

　　"哦，说说看。"

　　"我把白术加大到 90 克给病人用，胃下垂好了。"朋友说。

　　哦，我想起来了，有次给这个朋友说了一个单方，就是把白术放到猪肚里面，绑紧，煎煮，啥也不放，水开后三四十分钟即可，取汤，等稍温后一次服完，一般情况下，一次见效甚或治愈。舌苔特别腻的用炒白术，通常用生白术即可。前两天这个朋友说他给一个重度胃下垂的病人用了，没有效果，来问我原因，当得知他的用量为 30 克的时候，我就说用量太小了，必须加大，90～120 克都可以，这不，90 克取效了，怪不得朋友这么高兴。

　　"姬大夫，你能给我说说中药的用量问题吗？"这个朋友问。

　　"呵呵，没问题。"

第一节　药量与药效之间的关系

> 有些人喜欢大剂量用药，认为剂量大了效果就好，其实不然，中药的量与效不是都成正比的。

过去有一句话："中医不传之秘在于量"，可是为什么不传？我想，原因只有一个，就是不好传，因为中药由于产地、质量、炮制等的不同，相同的量有不同的疗效。

一、量效成正比

一般来说，量小则效小，量大则效大。清热解毒类药物临床应用时：对一般感冒、发热，则用常量；对疫邪侵入，其用量则大，甚则是常量的好几倍，其效显著。治疗症状的药物大多更是如此：发汗的麻黄，量小则出汗少，量大则出汗多；止疼的玄胡，30克和90克的疗效就有很大的区别。但对某些药物来说，要达到预期的效果：

（1）量大了不行　如用玉屏风散防治感冒，就要小量常服。

（2）量小了不行　如《中医杂志》1996年第八期上一篇文章称："紫草用量，是治疗银屑病的关键。通过临床验证，紫草用量，9～15克偏于清热透疹；15～30克偏于凉血活血；30克以上偏于解毒化斑。但用治银屑病，惟有用至90～120克，其解毒化斑之力最捷，若在进行期，需用120克；在静止期，需用90克，方为妥当。"1996年第四期上："紫草对消退红斑狼疮红斑有特效：在对红斑狼疮的研治过程中发现方中无紫草，皮肤红斑需60～90天渐可消退，方中有紫草只需20～30天既可消退。说明服用本方加用紫草较不加疗效要好，而且应用紫草越早越好。本方需煎煮两次，第一次煎煮时间要短，以煮沸后10～15分钟为宜；第

一般来说，量小则效小，量大则效大。

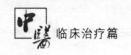

二次煎煮时间要长，文火煎煮时间不得少于60分钟。紫草用量30～60克为宜，如少于30克，其凉血解毒、退热化斑之力逊，疗效欠佳。"

附：处方：生地30～60克，知母6～10克，炙甘草10克，山药30克，紫草30～60克。

二、量效分歧

由于更多的中药具有多种功效，故而随着用量的不同，其疗效也不同，举例如下。

（1）益母草　小量活血调经；大量消水肿、降血压。

（2）白术　小量止泻；大量通便。

（3）丹参　小量宁心安神；大量活血化瘀。

（4）大黄　小量清热凉血；大量通里攻下。

（5）枳壳　用量10～12克，消痞散结，治疗腹痛、痞闷、大便不通等；30～60克，补气升提，治疗子宫脱垂、脱肛、脏器下垂、低血压、休克等。

（6）柴胡　解表退热用10～30克；疏肝解郁用5～10克，升举清阳用2～5克。

（7）槟榔　6～15克主要用于消积、行气、利尿；用以杀灭姜片虫、绦虫时需用至60～120克。

（8）甘草　补益心脾用10克左右；清热解毒则需用30克以上；解毒物中毒则需60克以上；调和诸药只需3克左右。

（9）防己祛风湿止痛，利水消肿，少量使尿量增加，大剂量则使尿量减少。

（10）艾叶　温经止血，散寒止痛。3～5克可开胃；8克左右温经止血、止痛；大剂量则可引起胃肠道炎症。

第二节　把握中药处方的用量

中药处方用量的把握：根据质地用药；根据病情用药；根据功效用药；根据主次用药；根据个人临床经验用药。

> "中医不传之秘在于药量"，同一种中药，用量不同，作用不同，甚至可以起到完全相反的作用；个体不同，剂量也会不同。

临床用药，剂量是关键。由于影响剂量的原因很多，故而才有"中医不传之秘在于量"之说，比如味道制约着药量，味道太大的，用量应小，味道清淡的，用量较大；病位影响者用量，病位属阴的，用量宜大，病位属阳的，用量宜小；制剂影响着药量，散剂的，用量宜小，汤剂的，用量要大；还有配伍不同，用量不同等等，下面我简单地谈谈一般的用量把握。

一、根据质地用药

质轻的用量小，如薄荷、灯心草、苏叶等花叶类药物。

质重的用量大，如赭石、磁石、龙骨、牡蛎等金石矿物类药物。

二、根据病情用药

表证，用药量宜小。吴鞠通曰："上焦如羽，非轻不举。"所创桑菊饮，全方八味药共计 39 克，且明确告诫："轻药不得重用，重则必过病所。"玉屏风散治虚人外感，每服 6 ～ 9 克，如大剂煎服，不仅无效，反增胸闷不适。

里证者，用量可以稍大点，甚至很大。治疗半表半里病证的小柴胡汤，其为麻黄汤、桂枝汤药量的两倍多；大柴胡汤用量更重，两方中柴胡的用量均为 130 克。邪入阳明，清气方之白虎汤中石膏、知母、甘草三药的用量就 390 克，其中石膏一味就有

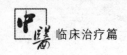

260 克。

慢性病，用量宜小；疑难病，药味宜多，药量宜小；正虚之人，用量宜小。

新病，急症，用量宜大；危重病，药味宜少，药量宜大；邪实之人，用量宜大。

慢性病，用量宜小；疑难杂病，药味宜多，药量宜小；正虚之人，用量宜小。

新病，急症，用量宜大；危重病，药味宜少，药量宜大；邪实之人，用量宜大。

三、根据功效用药

比如，我们要用甘草调和诸药，就用小量；用甘草清热解毒，则用大量。

对于脾虚导致的便秘，可以用大量的白术。对于寒湿所致的腰部不适，可用 90 ～ 180 克生白术，黄酒煎服，效果很不错。我在临床上常用。但对于脾虚的泄泻，却要用小量的白术，且最好是用土炒过的。

四、根据主次用药

处方中的主药，用量宜大；辅药，用量宜小；佐使引经药，用量更小。

处方中的主药，用量宜大；辅药，用量宜小；佐使引经药，用量更小。

五、根据个人临床经验用药

由于医生所处的环境不同，其用药经验亦不相同。如对黄芪而言，有人的常规量为 10 克，有人的常规量就为 30 克。我在临床上，只要见到需黄芪的病人，一般都是 30 ～ 60 克，有的病人用量更大。如曾治过一个经常头晕的女性病人，伴全身困乏无力，不思饮食，舌淡，脉弱。应病人求速效的要求，我给的黄芪量为 300 克、当归 30 克、白芍 30 克、川芎 10 克、柴胡 10 克、熟地 30 克，服药当天，腹泻严重，日 7 ～ 8 次，但无腹痛等其他不适，第二天，腹泻 2 ～ 3 次，第三天，无腹泻。用药 3 天，头晕即消失。接下来的 3 付药中，黄芪的量变成 120 克。最后的三服药中，黄芪的量变成 60 克，诸症消失，后一直未复发，直到现在。（因为柴胡有劫阴作用，上方中柴胡的量应该用 6 克左右，但因为现在柴胡的质量不是很好，故而加大了用量。）

第三节　掌握用量原则

　　东施效颦的故事，我们都知道，可偏偏有人见到李可老先生用大剂量的附子起沉疴，也仿效，结果出现了医疗事故，逢人还叹曰中药不安全。其实，只要掌握了中药的用量原则，这些都是完全可以避免的。

一、安全有效为总则

　　中药的应用，安全为先，有效为本。猛浪用药，绝非可取。药轻不治病，更是不行。要大剂量的用药，不了解药物的性能及毒副作用是不行的。

中药的应用，安全为先，有效为本。

二、掌握常用剂量

　　更多的书上都标有常用量，我们的教科书上更是如此，这些常用量要记熟。某些时候，这是衡量你是否用药有误的标准。

三、鲜药、单味药的用量可以适当增大

　　《陕西中医函授》1992年第二期上谈到：有人常用鲜马齿苋500～1000克加适量白糖水煎服治疗急性菌痢；鲜蒲公英250克水煎服治疗急性扁桃体炎；鲜白茅根500克、鲜生地100克水煎服治疗鼻衄；鲜竹叶150克水煎服治疗热淋；鲜白菊花150克泡茶饮治疗风热头疼等均获较好疗效。

　　常用玄胡30克水煎服治疗胃脘痛；生姜30克加适量红糖水煎服治疗风寒咳嗽，夏枯草30克水煎服治疗肝火头疼，炒酸枣仁

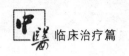

60 克睡前煎服治失眠等效果满意。

四、急症时用量要大

比如高热患者退热用的生石膏，有时就可以用到 200 克，金银花可以用到 100 克等。

五、治疗主症药的用量要大

比如止疼，玄胡可以用到 30～90 克，细辛煎汤内服时可以用到 30～60 克，甚至更大。消疮疡时金银花可以用到 90～150 克（见陈士铎的《洞天奥旨》）。

而且，陈士铎在《本草新编》中也谈到更多的用量大的药物，如菟丝子，遇心虚之人，日夜梦精频泄者，用菟丝子三两，水十碗，煮汁三碗，分早、午、夜各一服即止，且永不再遗。他如夜梦不安，两目昏暗，双足乏力，皆可用至一二两。

甘草解毒：当分上中下三法，上法治上焦之毒，宜引而吐之；中法治中焦之毒，宜和而解之；下法治下焦之毒，宜逐而泻之。用甘草一两，加瓜蒂三枚，水煎服，凡有毒，一吐而愈。和之奈何？用甘草一两五钱、加柴胡三钱、白芍三钱、白芥子三钱、当归三钱、陈皮一钱，水煎服，毒自然和解矣。泻之奈何？用甘草二两，加大黄三钱、当归五钱、桃仁十四粒、红花一钱，水煎服，毒尽从大便而解矣。

玄参治病：况玄参原是君药，多用始易成功，少用反致偾事，不妨自一两用至五六两，以出奇制胜。倘畏首畏尾，不敢多用，听其死亡而不救，冀免于无过难矣。吾愿行医者，闻吾言而重用玄参，以治胃、肾之二火可也。

蛇床子治阳痿：益绝阳不起，用蛇床子一两，熟地一两，二味煎服，阳道顿起，可以久战，大异平常。（修和丸散，尤有久力。）

双花治痈：如发背痈，用至七八两，加入甘草五钱、当归二两，一剂煎饮，未有不立时消散者。其余身上、头上、足上各毒，减一半投之，无不神效。(或嫌金银花太多，难于煎药，不妨先取水十碗，煎取金银花之汁，再煎当归、甘草，则尤为得法。)

白术治腰疼：如人腰疼也，用白术二三两，水煎服，一剂而疼减半，再剂而痛如失矣。等等。

我也常在临床上用大剂量之药治疗某些病证。如习惯性便秘：玄参 60～150 克、生地 30～60 克、升麻 6～10 克、杏仁 10 克，效果不错。万一取效不佳，可加用赭石 60～180 克、玉片 30 克、厚朴 30 克，则一般都可取效。当然，更多的病人需要辨证用药。

六、顽症痼疾用量要大

如张仲景用炙甘草汤治虚羸少气，心动悸，脉结代，全方用量二斤有余。有人以小量治室性早搏而无效，增大剂量：生地 250 克、麦冬 45 克、桂枝 45 克、党参 30 克、麻仁 60 克、炙甘草 60 克、生姜 45 克、大枣 30 克、阿胶 30 克，加水 1600 毫升，酒 1400 毫升，煎至 600 毫升，分三次服，服后无不良反应，次日早搏消失，遂愈。

渠敬文治郭兆信肾病综合征，阴水弥漫，全身浮肿如泥，用《济生方》实脾饮加重其量，方中附子、干姜各 120 克，服药 70 多剂，仅二药各用近 10 公斤而获愈，至今 30 年仍健在。

李建国曾重用海金沙 60 克、金钱草 90 克、鸡内金 30 克，临床治愈两例泌尿系结石病人。

付明珠大夫重用白芍 60～80 克，治疗过敏性紫癜、胆道蛔虫、习惯性便秘及坐骨神经痛的患者，最多 10 剂，最少仅 2 剂而病去身安。

冯恒善大夫重用细辛 160 克、制附子 30 克、豨莶草 100 克，治疗类风湿关节炎 100 例，使治愈率达到 76%。

上面的内容见《陕西中医函授》1992 年第二期。

我最近治过的一个失眠病人：男性，来诊时刚从监狱里出来 3 天。自述临出狱前 10 天就睡不好觉，这一个礼拜更甚。思之：兴奋过度，肝之疏泄太过，使肾藏精能力下降所致。看其舌红少苔，脉细稍数。药用：生地 150 克、玄参 120 克、白芍 60 克、黄芪 10

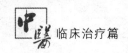

克、升麻10克。当天即睡，3天则安。我的经验是：只要是亢奋或兴奋导致的不能入睡，用大量的生地或熟地配白芍，效果不错。当然，还要结合辨证，比如有人用血府逐瘀汤治疗顽固性失眠，又有人用黄连阿胶鸡子黄汤治疗顽固性失眠等等。

我在临床上的药物用量也相对大点，因为现在的药材大多为人工种植，不如野生的疗效好，量应该大；现在的人有耐药性，过去的人没有，量更应该大。综合之，现在的用量应大于古时之用药量。

因为现在的药材大多为人工种植，不如野生的疗效好，量应该大；现在的人有耐药性，过去的人没有，量更应该大。综合之，现在的用量应大于古时之用药量。

七、毒性药物应用要慎重

某些时候，毒性药物治疗效果还真不错。比如，我在临床上治疗风湿和类风湿关节炎，病性属寒的，就用炙马钱子和血竭研末内服，花钱不多，效果很好。但马钱子为剧毒药，用量过大，有可能要伤及生命。巴豆止寒咳，效果不错：将苹果纵向从中切开，取籽，在空处放入去壳的完整巴豆仁21粒，之后用细绳绑紧后放锅中蒸至苹果熟，取出苹果，解开细绳，将巴豆仁彻底取出后扔掉，只食苹果。日一次，一般一次即愈。注意：如果不将巴豆仁从苹果中取除干净，使其残留过多，则会导致严重腹泻。万一出现这种情况，就要赶快喝点凉的绿豆汤或大豆汁、黄连水等来解救。

对于毒性药物的应用，中医大夫在了解其功用的同时，一定要知道中毒的处理。没有特殊情况，尽量不要应用这类药物。

对于患者而言，绝对不能擅自应用，如果需用，一定要在临床大夫的指导下用药。

八、体弱之人用药要慎重

小儿、孕妇、年老体弱者，用药时一定注意，不能犯药物性的"虚虚"之戒，也不可导致"虚不受补"的异常结果。

九、辨证不清时用药更需慎重

有时会遇到一些病证诊断不是很明确，我们就要进行"治疗性诊断"，用量一定要轻，绝不可心存侥幸，妄投重剂。

总之，不管量大量小，疗效是关键，而且对处方而言，一定要做到有方有药，绝不能有方无药或有药无方。有的医生或患者，治病心切，急于求成，总认为药物用量越大越好，有的处方开写就二三十种药，甚至更多。曾见过一个处方八十多味药。也许是由于辨证不清、散弹打兔的心理，但验之临床，收效甚微，更有的会产生变证。通过我在临床上多年的观察，好多人出现的疑难病都是由于服用药物不当而引起的。

第四章
提高临床疗效的方法

治病，是一个综合应用知识的过程，必须做到三点才能谈到取效：一是诊断要准确，二是治疗要到位，三是要让患者配合。

第一节　准确诊断是前提

> 不知道水有多深，没有几个人会往下跳的，诊断不准确，也没有几个人会用药，所以，准确的诊断是会治病的前提。

中医是讲理的，这个理不只是道理的理，更是推理的理，没有合理的推理，见到一个症状就想当然地做出诊断，这是很严重的错误。比如见到盗汗就说阴虚，见到怕冷就说阳虚等，根据错误的诊断做出的治疗，不但效果不好，更可能会引起并发症。

诊断时要有合理的推理，不能有先入为主的思想。

所以，诊断时要有合理的推理，不能有先入为主的思想。

一、合理推理

中医诊断，没有合理的推理是不行的。在临床上不管是证还是病，都有其症状（包括舌和脉）。简单的病情，只有一两个症状，复杂的病情，症状更多。只有掌握了每一个症状的发病机制，我们才能进行合理推理。

我用几个临床上常见症状来说说。

疼痛，临床上经常能见到，它的发病机制有三：不通则痛；不荣则痛；不松则痛。

不通则痛：即气血运行不畅，导致疼痛，而血瘀、气滞、痰湿堵塞、水饮留滞、积食、结石、虫积等都能导致气血运行不畅。

不荣则痛：即因营养物质不足而导致的疼痛，属于虚痛。

不松则痛：指筋、肉、皮等的不能松弛而导致疼痛的出现。主要由受寒引起，其次是外力的牵拉等。

失眠：肾不藏精或肝疏泄太过所致。失眠，就是人的大脑该休息时却不能很好休息的一种病态，也就是大脑还在工作，还在发挥功能。人的功能是精化合气和营养物质的结果，精由肾存藏于骨中，只有出骨，才可化合气和营养物质。精之出骨，靠的是肝的疏泄，所以，肾功能下降出现藏精无力或肝之疏泄太过都可导致失眠。

嗜睡：肝之疏泄无力所致。和失眠相反，骨中之精不出，大脑功能不能正常发挥，出现嗜睡，此必是肝之疏泄功能下降所致。

头晕：头部营养不足所致。

眼花：眼部营养不足所致。

发热：气郁所致。气以运动的形式而存在，运动产生摩擦，摩擦生热。气机郁结，局部的气增多，生热增强，出现发热。如外邪侵袭人体，皮肤受累，更多的清气抵御外邪之后，浊气滞留，不得发散，郁结在皮，导致发热甚或高热症状的出现。

恶寒、畏寒和怕冷：气的运动减缓或气虚所致。气流缓慢，摩擦产热减少，或气虚之后，温煦作用下降，则出现恶寒、畏寒和怕冷。

气短、喘息：气虚所致。人体都有自我调节能力，当体内清气不足时，会代偿性地调节呼吸节律，使外界的空气更多地进入人体，这时就会出现气短、喘息症状。

沉重：是津液出现凝滞的一种病理改变。正常的津液，受到

疼痛的发病机制有三：不通则痛；不荣则痛；不松则痛。

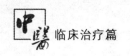

寒或热之后，凝滞而出现痰湿、水饮。由于比重增大，故而，人体就有沉重感，如穿湿衣服比穿正常的衣服感觉沉重一样。

肿胀：是痰湿、水饮、血瘀所致。人体中的液态物质只有津液和血液。肿胀，就是液态物质的异常聚集，在血为血瘀，在津液为痰湿水饮。气的聚集可导致鼓胀。

胸闷、胸满：是胸中浊气郁结所致，胸中浊气不得排散，郁结之后，导致感觉上的闷、满。

咳嗽：一是胸中浊气太多，人体代偿性的一过性加速外排所致；二是有痰堵塞，以气排痰所致。临床上经常能见到好多病人出现了咳嗽，等痰出来后，咳嗽立即停止。

麻木：是气血不足的一种表现。

痒：是风所致。风，包括外风和内风，是气运动增强的一种表现。中医上有"热生风""血虚生风""肝风内动"等，凡是能引起气运动增强的因素，都能导致风的产生。

这些说得确实简单，但治疗起来有的却见效不大，比如头晕，我上面说是头部的营养不良所致，但用补药后有的病人不但不见效，反而病更重，为什么？

原因就是诊断有直接诊断和寻根诊断两种，我刚才说的是直接诊断，临床上更要寻根诊断。

通常情况下，我们先要明白症状出现的机制，然后用直接诊断法来找出症状的直接原因，最后，更要用寻根诊断法来找出"根本"原因。直接原因为"标"，根本原因是"本"，中医讲究"治病求本"，如果只针对"标"治疗，其临床疗效并不是很好。

就拿头晕症状来说，直接原因就是营养不足。根本原因很多：

① 火热之邪：热灼津液，津液中含有丰富的营养物质，现热灼之后，正常的津液变成异常的痰湿，使得营养物质减少，可出现头晕。

② 寒湿之邪：寒则血涩，湿滞气道，气血不畅，营养物质的上行受阻，使得头部营养物质的量减少，可出现头晕。

③ 瘀血阻滞：血液运送营养物质，如果正常的血液变为瘀血，则血运不畅，使得上达头部的血液量减少，其运送营养物质的量当然也会减少，同样可出现头晕。

④ 肝郁气滞：人体之中，只有气具有运动性，其他物质都是随着气的运动而运行的。气滞之后，气的运行受阻，则血运行减缓，津液的布散运动亦慢，更使头部营养物质减少，而出现头晕。

⑤ 积滞中阻：脾位居中焦，运化营养物质，现中焦受到积滞阻滞，气机不利，阻碍脾的运化，也使得头部的营养物质不足，出现头晕。寒湿困脾和湿热蕴脾导致的头晕，其机制也是如此。

还有，一个五天没有吃饭的人，更是头晕，原因也在此。

总之，头晕，直接原因是头部营养物质不足所致；根本原因：一是头部的营养物质消耗太过，如过度思虑、热灼津液等；二是中间的道路不通，如痰湿水饮、血瘀、气滞等；三是脾胃的吸收运化受阻。如果治疗上只补其不足，但不治"本"，其结果可想而知，肯定不会太好。

十人十方就与这个原因有关。

单就瘀血所致的头晕来说。

先说治法：直接滋补，对于瘀血轻症导致的头晕有效；化瘀治疗是很好的治疗大法；理气法也可，因为气行血亦行；补气法也可用，气足之后，运行更速，血瘀得通；化痰祛湿法也可用，有瘀必有痰湿，祛痰利湿，畅通气机，气机畅通，血瘀得除；等等。不同的大夫会选择不同的治法，或选择多种治法的合用，这是处方不同的原因。

再说药物组成：在治疗大法一样的前提下，由于大夫衡量病人的体质和瘀血的严重程度不一样，故而，用药上也不一样。中药的活血药物很多，作用强弱不同，结合自己用药的习惯会选择不同的药物。

最后，谈谈药物的用量：即使治疗大法相同，用药也相同，但由于对药物的认识程度不同，药物的产地、质量、炮制程度等不一样，故而，药量也有所差别。

这里还没有谈到诊断错误的大夫。所以，十个大夫看同一个病人会开十个药方，不足为奇。对中医治病而言，只要在原则之内用药，都可以，没有对错，只有高明与否。中医讲的是原则和结果，只要没有违反原则的用药，都不为错。用药如用兵，一个处方能体现出大夫的思维，能看出所用的战略和战术。

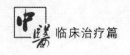

二、绝不能有先入为主的思想

我再来说说诊断时的先入为主的思想。

自汗多气虚，盗汗多阴虚，但不能在临床上见到自汗就认为必然是气虚，见到盗汗就直接诊断为阴虚。这种先入为主的思想可要不得。

我见过一个病人，左手指关节肿胀疼痛，在其他地方看病时，没有做任何化验，就直接诊断为类风湿关节炎，用药治疗很久，效果不显。不但让患者多花了钱，而且还使得患者出现口干、大便难的症状。经人介绍后就过来找我，病人开口就说她这个类风湿关节炎怎么样。我说你可以的话，先做个检查。结果类风湿因子为阴性。看看，让病人花了多少冤枉钱，受了多少痛苦。我用了一个单方，把白芷研成末，用黄酒拌湿后敷在局部，三天后，肿胀就消失了。

第二节　治疗必须到位

> 送佛送西天，帮人帮到底，治疗也必须到位，不但要求处方精准，还要求煎煮及服用方法恰当。

有了准确的诊断，治疗还必须到位。

什么是到位？

生活中，让你去扫地，地是扫了，如果结果就如多云的天空，一块亮，一块暗，这就是你虽然扫地了，但没有扫到位，呵呵，给人的感觉还不如不扫；帮人推车，是好事吧，如果你没有推到位，有时候会相当的糟糕，比如一位大爷蹬着三轮车上坡，本来下来自己推着就可以上去，可使你却好心的帮着推，让大爷在上面坐着骑，想想，闭上眼睛想想，如果你没有推到位，马上快到

诊断疾病，绝不能有先入为主的思想。

坡顶的时候，你却撒了手，结果如何？不用我说了吧。生活当中好多"好心办坏事"的"误会"就是因为没有"做到位"的缘故。

中医也是如此。治疗时，不但要治好，而且还不能出现并发症和留有后遗症，这就叫"治疗到位"。

要治疗到位，方法很重要，首先，一定要根据病情的轻重缓急、病人的体质来区分是先治标还是先治本，或是标本同治。如果是标本同治，更应清楚的是治本兼标还是治标兼本。

其次，治病如打仗，不但要有好的武器，更要有好的战略战术。

最后，要选用合适的武器：长于用剑者，将剑磨光；长于用枪者，枪要满膛。

临床上善于用针灸之人，结合自己的需要，对针灸进行改良；善于用中药之人，一定要在能力范围内选用最好之药，并将中药炮制到最好。

我在临床上更多的是运用中药治疗，所以，这里就只谈中药这部分。

> 一定要根据病情的轻重缓急、病人的体质来区分是先治标还是先治本，或是标本同治。如果是标本同治，更应清楚的是治本兼标还是治标兼本。

一、能力范围内用最好的药

什么是好药？能治病的药就是好药。只选对的，不一定要选贵的。

什么是能力？就是指知识水平和经济能力。如果知识水平不高，连中药饮片都不认识，怎么来谈质量的好坏？对剧毒药物的知识掌握不够，怎么能用这些药物来治疗疑难重症？如果经济能力不足，用不起麒麟竭，只能用普通的龙血竭；用不起麝香，只能用樟脑冰片之类；用不起人参，只能用党参、黄芪，疗效肯定要下降。

> 能治病的药就是好药。

二、中药炮制到位

中医医生难做，就是因为医药分家情况严重。懂医的不懂药，甚至连中药饮片都不大认识，更不要说中药的炮制了。还有，现

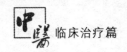

在更多的中药炮制根本就不按正法，甚至还加有杂七杂八的东西。比如我们常用的附子，现在更是炮制太过，宁愿治不好病，也不要出医疗事故；玄胡，加有大量的山药豆；茯苓，加有更多的面粉等等。更有甚者，将制药厂提取有效成分后的中药再加工销售，试想，效果能好吗？所以，提高临床疗效的一个办法就是炮制中药要到位，绝不能用假药。

故而，临床上要做到三点：一是尽量认识中药、鉴别中药；二是尽量买个子药，拿蒲公英来说，虽然很便宜，但蒲公英个子比切好的蒲公英段还要贵近两块钱，其中原因不言而明啊；三是尽量自己炮制。关于炮制的问题，可以看看《中药炮制学》，这样就能预防一大部分了。

三、煎药是关键

要取得好的临床疗效，煎药很关键。

煎药时一般以水漫过药物 2～3 厘米左右为宜。煎药的用水量应一次加足，不要中间数次加水，更不能把药煎干了再加水重煎，煎干的药应倒掉。具体煎煮方法为：先将药物放入容器内，加冷水漫过药面，浸泡 30～60 分钟，使有效成分易于煎出。一般药煎两次为宜，第一次先用武火煮沸，再用文火煎煮半小时左右，滤出药液，第二次再加水煎煮沸后 25～35 分钟，滤出药液。在煎煮过程中，尽量少开锅盖，以免药味挥发。

煎药的时候还要注意某些特殊药物的煎服方法：

先煎，是指某些药物煎煮时不与其他药物同下，而提前煎煮。如矿物类、介壳类药物，石膏、代赭石、牡蛎、鳖甲等，质重而有效成分难以煎出，应打碎先煎，约煮 15 分钟后再下其他药物。附子等有毒药物也要先煎，以减轻其毒性。

后下，是指有些药物煎久之后容易失去功效，故在其他药物快要煎好时才下，稍煎即可。如气味芳香的药物薄荷、藿香、砂仁、杏仁等，内含挥发油，煎煮过久，则因有效成分挥发而失效。又如大黄后下，可使其泻下作用更强。

另包，就是说要用纱布包起来再和其他的药物煎煮，如旋覆

旁注：

中医临床大夫要尽量做到三点：一是尽量认识中药、鉴别中药；二是尽量买个子药；三是尽量自己炮制。

煎药时一般以水漫过药物 2～3 厘米左右为宜。

先煎，是指某些药物煎煮时不与其他药物同下，而提前煎煮。

后下，是指有些药物煎久之后容易失去功效，故在其他药物快要煎好时才下，稍煎即可。

花、车前子、辛夷花等，以免过滤不干净而对人体造成伤害。

另外，还有烊化、另煎等，我就不多说了。

另包，就是说要用纱布包起来再和其他的药物煎煮。

四、服药方法很重要

药物的服用方法是否恰当，对治疗效果是有直接影响的。一般来说，补养药应在饭前服用；泻下药、杀虫药应在空腹时服用；安神药应在睡前服；对于呕吐病人或怕服药的病人应该采取少量多次服用。对于急性病之人，应立即服药。

现代药理学发现，胃肠道内容物的多少，能影响药物的吸收，胃内容物多则吸收慢，胃内容物少则吸收快，所以，凡是部位在上的疾病，一般多宜食后服用，汤剂者多宜少量频服，丸剂者常常含化，其目的就是让药物停留上部的时间延长，使药效得以发挥完全；而对病位在下的疾病，服药时间多在饭前，或为顿服，即一次性服用，其目的就是让药物直达病所，以减少药力在上之损耗。

对于寒性疾病，应该温热服用；对于热性疾病，应该凉服。但对于"真寒假热"或"真热假寒"，甚至有"格阴""格阳"之征兆的疾病，我们一定要"热药热服"和"寒药凉服"，不然骤进大热或大寒，恐怕身体接受不了，这也是中医反佐法的一个应用。

药物的服用方法是否恰当，对治疗效果是有直接影响的。一般来说，补养药应在饭前服用；泻下药、杀虫药应在空腹时服用；安神药应在睡前服；对于呕吐病人或怕服药的病人应该采取少量多次服用。对于急性病之人，应立即服药。

对于寒性疾病，应该温热服用；对于热性疾病，应该凉服。但对于"真寒假热"或"真热假寒"，甚至有"格阴""格阳"之征兆的疾病，我们一定要"热药热服"和"寒药凉服"。

五、增加药物剂量

增加剂量来增加疗效，也是一个办法，关于量与效之间的关系，我已经说过了，这里只说一点：对药来说，以前是野生的，现在更多的是人工种养的；对人来说，古时候的人没有耐药性，现在的人有更多的耐药性。由于人工种养的没有野生的药效强，且人具有耐药性，所以，临床用药时一定要适当的增大药量。

六、改变剂型

剂型对疗效也有很大的影响。

如果内服法对某些病效果不是特快的话，就可以选外用法。

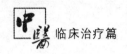

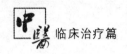

外用之法遵内服之法。比如《江苏中医杂志》1983年第一期上有一篇文章，是张德林介绍治疗热郁胸痛的：用栀子、杏仁按2∶1的配比，研细，加白酒调成糊状，于睡前外敷膻中穴，用汗巾捆好，隔夜取下，局部呈现青紫色，闷痛即止。曾治一男性患者，心中虚烦懊恼，身热不去，胸脘闷痛，连服2剂栀子豉汤，收效甚微。后敷贴上述药糊1次，闷痛立止。

还有，由于单用内服药物不能把乳腺结块彻底消失，所以，我在临床上配用膏药治疗乳腺增生病，效果很不错。

第三节　患者配合

当一个大夫抱着全心全意为病人治病的时候，医患关系就会非常融洽。只有患者的配合，医生的治疗才能取到最好的效果。

在治疗的过程当中，一定要让病人配合，该忌口的要忌口，该休息的要休息，不能情绪波动太大。

在治疗的过程当中，一定要让病人配合，最起码要做到两点。

一、适当忌口

忌口，更多的书上谈的都很多，我只说一下原则：热病者最好不要食用辛辣之热性食物；寒证者最好不要食用生冷和寒性食物；虚证者最好不要食用不容易消化之物；实证者不能过饱。

二、畅情志、忌劳累

在用药的过程中，尽量让病人保持心情舒畅。试想，治病的过程中，病人生气、抑郁等，对疾病的治愈能有好处吗？还有劳累，俗话说"三分靠治，七分靠养"，如果在治病过程中，一天还工作16个小时，大量的消耗气、营养物质和精，这样的话，疾病肯定是治不好的。

第五章
疾病的诊治思维

当年考大学，我得出一个经验，就是把知识要理顺，即把所学的东西都要有条不紊地记在心中。比如拿起一本数学书，不用看，就知道这本书分为几章，每一章有几节，每一节都有哪些知识点，这些知识点又有什么样的应用，等等，在考试的时候，看一遍题，就知道要用到哪些章节的知识，这样，不但能做出来，更能提高做题的速度。就如放在柜子里的四季衣服一样，如果你把它理顺了，需要的时候直接取就是了，但如果乱放一起，你还得慢慢找，假如赶时间，就很有可能是越急越乱，越是找不到。

中医的知识也是一样，不但要掌握基本的东西，还要把它理顺，这样，临床上才胸有成竹、游刃有余。

把中医的知识理顺，这样，临床上才胸有成竹、游刃有余。

第一节　形体病证的治疗

> 对于形体病证的治疗，民间的单验方有时候真的能"气死名医"。

前面已经谈过了，形体是由精和骨、脉、筋、肉、皮毛组成的，下来，我们就谈谈精和骨、脉、筋、肉、皮毛的病变。

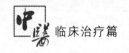

一、精的病态治疗

精微物质是人体所需的基本物质，其病态只有虚少一种。

根据精的功能，我们可以知道，精的不足，会导致人体功能下降、生血不足和生殖功能低下，这三种病态会在后面有关的章节里谈述，这里只说由于精的出入异常而导致人体的病态。

除生殖之精外，其余的精都藏于骨中，出于骨之外则化合气与营养物质产生神志活动和运动功能。这个出和入是相对于骨而言的。正常情况下，该出的出，指导功能发挥；该入的入，减缓功能或使功能消失，让人体得以休息。

（一）出多入少证

不该出的时候，精外出增多；该入的时候，却不入，这时就出现了出多入少证。精出的多，人体功能就出现病理性亢进。

运动功能亢进：可出现多动症、手足震颤症等。

神志活动功能亢进：可出现胡思乱想、失眠多梦等。

这种病态的产生，只有两种情况：肝的疏泄太过，导致精的外出增多；肾的藏精功能下降，摄藏不力，使得精的进入减少。

治疗时，因肝的疏泄太过导致的，柔肝抑肝，药物可选白芍、乌梅、木瓜等；因肾的摄藏不力导致的，补肾固摄，药物可选熟地、五味子、山萸肉、益智仁、龙骨、牡蛎等。

当然，在临床上更要用寻根法找到导致疾病发生的根本原因，并"求本治疗"。这里多说一下临床常见之症状——失眠多梦，以便对精有个更深的了解。当人在睡觉休息时，肾就将精收藏于脑、骨中。如果由于肝的疏泄太过或肾的藏精功能下降，睡觉时本应由肾所藏的精不能很好地摄留于脑、骨中，更多地存留在血中，还在化合气和营养物质使人"不得休息"而产生神志活动，这时就出现了失眠多梦的病态。现在我们都知道，人在休息时，大脑停止工作，人就安睡，可当大脑还在乱想时，人则睡不熟。这是因为大脑还在释放信号的缘故。大脑释放信号，就是中医上精的外出。

中医诊断学上把失眠多梦的病机归结到心，认为是血虚无以养神所致。心藏神是不错，但失眠多梦是因血虚不能养神而导致的这个说法有点欠妥：首先，书上对"血是怎么养神的"这个问题谈不明；其次，临床上常见的"胃不和而夜不安""惊恐不寐""冻醒了""热的睡不着"等，用"血养神"怎么解释？

对于失眠多梦，我认为应从以下两个方面考虑：

1. 肝的疏泄太过

肝主疏泄，调达气机。有火之后，火热伤气，迫使肝疏泄功能增强，以调动更多清气，即导致肝疏泄太过；受寒之后，人体自我调节就需要肝增强疏泄气机的功能，导致肝疏泄太过；阴血不足，调血功能代偿增强，导致疏泄太过；有物堵塞，气机不通，为了恢复正常，可使疏泄太过。

临床上，实火所致的失眠，可用黄连阿胶鸡子黄汤、竹叶石膏汤等做治疗，肝火上炎者，可选天麻钩藤饮做治疗；虚火所致的失眠，可用增液汤等进行治疗；郁火所致失眠，可用小柴胡汤、逍遥散等做治疗。

外寒所致的失眠，可用桂枝汤等做治疗；内寒所致的失眠，可用麻黄附子细辛汤、阳和汤、四逆汤等做治疗。阴血不足所致的失眠，可用四物汤加味治疗。痰湿堵塞所致的失眠，可用二陈汤加味治疗；半夏"一两降逆，二两安神"重用之后，安神效果比较好，配用茯苓，则更好。

气滞所致的失眠可选逍遥散、四逆散等做治疗。

血瘀所致的失眠，可选血府逐瘀汤做治疗。

也可用治标的抑制肝之疏泄的方剂，如陈潮祖老先生编写的《中医治法与方剂》上的救逆汤（炙甘草、干地黄、生白芍、麦门冬、阿胶、生龙骨、生牡蛎）和一甲煎（生牡蛎60克）来治疗。我在临床上遇见因肝之疏泄太过所致的失眠多梦，一般会选用白芍和牡蛎这两味药，且用很大之量，结合治本之药，效果很好。

2. 肾的藏精不足

肾虚之后，藏精不足；宿食、停饮等导致胃肠道堵塞，肾的纳气功能被迫增强之后，使得另一个藏精功能下降而出现失眠多梦。

肾虚所致的失眠，可选六味地黄丸、金匮肾气丸、真武汤等

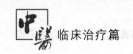

做治疗；积食所致的失眠，可选保和丸等做治疗；停饮所致失眠者，可选瓜蒌薤白半夏汤做治疗；肠腑不通所致的失眠，可选承气汤和温胆汤做治疗。

我在临床上遇见由于肾的藏精不足所致的失眠，一般会选用熟地或生地60～150克，山萸肉10克，甚至更多，再结合治本治疗，效果还行。当然，也可以适当加用酸枣仁、柏子仁、远志、合欢花、夜交藤、磁石等治疗症状的安神药。

《陕西中医函授》1992年第二期第4页上有一个病例可借鉴：一中医治疗刘汝周失眠，月余目不交睫，疲惫烦躁欲死，百治罔效，投以熟地500克、肉桂6克，服后酣睡如雷，而病如失。

这里多说一点的就是：食醋是一味很好的安神品，酸主收敛，可以防止肝的疏泄太过，也可以增强肾的藏精功能，故而临睡前喝一点醋，对失眠多梦有一定的疗效。注意：醋，一定要烧开过的，因生醋的活血作用强，而熟醋的安神作用强。如果觉得太酸，可以加到温开水里服用。

由于失眠是临床上的一个常见病证，故而，我再说两个病案，以供参考。

王某，女，2015年3月14日初诊。

失眠1月余，舌质淡苔薄稍黄，脉左虚右滑。

处方：生地150克，白芍30克，山萸肉10克，黄芪60克，当归30克，磁石（先煎）30克，夜交藤60克，7剂。

3月21日二诊，自述服药后睡觉很好，这两天由于其他原因有点上火，舌尖疼，于是上方加黄芩10克，7剂。

3月28日三诊，自述睡觉挺好，舌尖已不疼，于是用下面的处方善后：

生地60克，白芍30克，山萸肉10克，生黄芪60克，当归30克，肉桂（先煎）30克，磁石（先煎）30克，神曲30克，生麦芽30克，干姜10克，代赭石（先煎）30克，生姜30克。

还有一个病案，我记得比较清楚，原因是其比较特殊：某天，有个外省患者电话给我，说是他的失眠很严重，看了我写的《中医师秘藏的小验方》上有个治疗失眠的验方，于是，就自行用"生地500

克，肉桂 10 克"来应用，当天用药，当天的睡眠很好，可是不用药的时候，还是睡不好，就这样，一直用了半个多月，单生地就用了近十公斤，问我还有睡眠好办法没有，由于我不网诊（网诊不能详细、准确的了解患者情况），于是，让其来我的门诊。三四天后，见到患者，神差，看其舌，质稍红苔稍厚有些黄，脉重按有力。随即仿治消食之法用之，当时的代赭石用到了 150 克。三天之后，患者说当天晚上即安然入睡并问取得良效的原因，我就说，你这是一个简单的积食而已，胃不和而夜不安啊。

（二）出少入多证

物质之精该出于骨的时候不出或出的很少，就会出现出少入多证，这时，人体的功能就下降。

运动功能下降：出现好静不动、动则无力，甚则出现我们常说的植物人症。

神志活动功能下降：出现默默不思、表情单一、昏昏欲睡、嗜睡、抑郁等病证。

这类病证的产生，要么就是先天之精不足，要么就是肝的疏泄功能下降所致。

先天之精不足，不可补充，只能激活，临床上可选活血、化痰、开窍之药用之。

对于肝的疏泄不力导致的，治疗时首先要疏肝，药物可选柴胡、郁金、香附、玄胡、玫瑰花、薄荷等；其次，要针对导致肝之疏泄功能下降的根本原因进行治疗。

由于后天之精有生血作用，故而，精出得太少，还会导致生血不足，出现血虚证。直接治疗就是补血，药物可选当归、熟地、白芍、阿胶等；补精，药物可选熟地、山萸肉、何首乌等。寻根治疗就是要找出导致精外出减少的根本原因，并治疗之。

> 物质之精该出于骨的时候不出或出的很少，就会出现出少入多证，这时，人体的功能就下降。

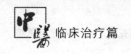

二、骨的病态治疗

中医教材里有专门的《中医骨伤学》，这里，我只谈两种病证和几个验方。

1. 骨质增生症

骨质增生，就是我们常说的骨刺。而骨刺在中老年人群中普遍存在，一般不会发病。但在少数的中老年人身上，会出现疼痛和活动不利，这时，就要做治疗了。

实际上，骨刺对人体而言，是好事，是人体自我调节功能的一种体现。我们知道，在生活当中，遇到桌子不稳的时候，就会用一块垫子垫住。同样道理，老年人由于走路不稳，机体在自我调节作用下也会用垫子将不稳的地方垫住，这些垫子就是我们常说的骨刺。

如果骨刺引起轻微症状，就无需治疗，只需要适当合理的运动即可，让机体自行适应骨刺的存在。但是，如果症状严重，机体自己适应不了的话，就要做治疗。

怎样做治疗？

首先，我们要明白骨刺为什么能让人体出现病态？

桌子不稳，用垫子垫住。如果出现问题，只有两种情况：垫子不合适或垫垫子的桌子腿部位有问题。取象比类，骨刺让人体出现病态，也只有两种情况：骨刺垫的不合适或是骨刺上面的筋有问题。搞清楚了这个道理，后面的就简单了。骨刺既然是个垫子，如果人体走路稳了，就没必要去垫这个垫子；假如开始的时候人体走路不稳，用垫子垫上，后面走路稳了，也就再没必要垫更高的垫子；如果走路一直不稳，人体在自我调节作用下垫更高的垫子就可以。所以，骨刺的发病与这个垫子没有任何关系，只能是骨刺上面的这个筋出现了问题。也就是说，骨刺导致的病态实际上就是筋的病态。从西医上来谈，骨质增生处的上方有肌腱附着。如果肌腱被撕裂，试想，能不疼吗？这也就是骨质增生引起症状的病人为什么坐着、躺着都不是很疼，但站着或走路时更疼的原因。

明白了这些，我们就能很清楚地知道，骨刺的症状治疗实际上就是筋病的治疗。把筋病治疗好了，骨刺的症状也就彻底好了。这也就是有人在生活当中用陈醋来治疗骨质增生的原因。酸入肝，肝主筋，陈醋可以修复被撕裂的肌腱。

也许有人要问：为什么做了手术后症状缓解或消失，大部分病人过段时间还会出现症状？

这是因为，手术时将增生的骨质已经去掉，上面肌腱的外撑张力减少或消失，故而，病人的症状也就减轻或消失。如果病人从此以后走路很稳，不需要垫子，所以也就不会再产生骨刺，这时，就不会出现症状复发的情况。但是，更多的人是因为身体本身的原因而出现走路不稳，产生骨刺。手术后，这种状态依然没有改变，还是照样需要这个垫子，这就形成新的骨刺。新的骨刺对其上面的筋还是要外撑，由于不能适应这种情况，故而，就出现了我们常说的症状复发。

可能还有人会问为什么小针刀可以让骨质增生导致的症状减轻或消失？

这是因为小针刀可以把附着在增生骨质上的肌腱进行一定的剥离切断，经过这个手法后，局部的肌腱受力减少，这样，就可以缓解或消除症状。但是，人体都有自我修复功能，过段时间后，受损的肌腱得到修复，又附着在增生的骨质上，受到支撑张力，疼痛等症状就又出来了，这也是我们常说的复发。

所以，骨质增生症的根本疗法就是要修复肌腱。

2. 骨质疏松证

骨质疏松，就是骨中的营养物质不足，直接治疗就是滋补肾阴，药物可选：熟地、玄参、山萸肉、枸杞子、女贞子、旱莲草、何首乌、桑寄生、潼蒺藜、紫河车、龟板、鳖甲等。

当然，临床上必须要治疗导致骨中营养物质不足的根本病因。

3. 几个验方

（1）张德娥接骨法　张德娥的师傅张良能，是邢台县龙华村人，在本村诊所工作，长年害病，家庭贫困，每年由卫生协会救济。这位老先生行医 40 余年，对于中医学有丰富的经验，由于党对他的照顾，在 1956 年他临终前，将徒弟张德娥叫到

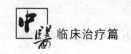

床前说:"我有个接骨秘方,轻易不肯告人,今天传给你,要牢牢记住,以后好为人民服务,我绝不能把他带到土里,以此报答党对我的照顾。"张德娥记住了老先生的秘方和嘱语,1957年仅一年的时间,张德娥用此方治疗了3名骨折患者,均应手取效。张德娥为了响应祖国的号召和老先生的嘱语,使秘方更好地为人民服务,在"三献运动"中把秘方献了出来。其方如下:

处方:桑白皮、五加皮、血竭花、儿茶、海螵蛸、乳香、没药、煅牡蛎,以上各等份,成人各50克,小儿减半。

制法:用乌鸡一只,去毛,并去净腹内杂物,连肉带骨、血、油等,与药共捣如泥状,摊在白布上待用。

用法:将骨折处整好,用摊在白布上的药包好,再用夹板固定,待四小时就把药去掉,不得超过时间,不然,就要生出骨节(假骨)来,如患处出血,可加麝香少许。

病例:郭修考,左胳膊骨折,碎骨吱吱响,痛得难忍,张德娥依法配制接骨丹,按时上药,果然长好。连治带休息,不到一个月,就参加了重体力劳动。他高兴地说:"俗说伤筋动骨一百天,我这胳膊断了不到一个月就好了。"

(2)阜城县老农民朱贵田,献出了治疗骨折的秘方,此方治疗患者40余名,无一不验。

处方:水牛角末9克、血余炭9克、红谷子米(轧面)250克、干醋1500克。

制法:先将1500克干醋,熬剩半斤(如手指骨折可酌减),加入小米面熬成糊,再放入水牛角末,后入血余炭搅匀,用棍挑之,有丝为度。

用法:将折骨对好,用白布摊药敷伤处,用木板捆好,24小时有虫行感觉即愈。

(3)《中西医结合杂志》1988年第6期上,张宝山治疗骨结核:用蜈蚣、全蝎各40克,全虫50克,研末分成40包,早晚各以1包与鸡蛋搅匀后蒸食或炒食,20天为一个疗程,治疗3~6个疗程,观察10例,治愈8例,显效1例。

三、脉病的治疗

脉，为脉管，是容纳血的物质，包括我们常说的血管和心脏体。它的主要功能就是统血，使之不外溢。结合西医知识，我们知道血管还有交换内外物质的功能。如果脉的功能下降，不但会出现血溢，即出血，而且还可导致血中的营养物质不能正常地传送到津液中，而出现瘀积即血瘀情况。

心主脉，在临床上见到血管病变如动脉硬化症等，首先就要责之于心；营养物质不能正常转运而致血中浓度过高的病态如西医上谈的高血糖、高血脂等中医称谓的血瘀症，也要责之于心。

对于脉的病态，我们在治疗时，选用牛膝、红花和川芎等来补脉之虚的同时，更要养心补心，药物可选：当归、白芍、阿胶、丹参、酸枣仁、柏子仁、龙眼肉、紫河车、熟地、麦冬、百合等。

当然，我们更要用寻根诊断法来找出导致脉病的根本原因，一并治疗。

四、筋病的治疗

筋，相当于西医上的肌腱、神经和筋膜等。临床上见到筋伤之病，我们的直接治疗就是选用补筋之药如木瓜、杜仲、补骨脂、龟板等。

下面，说说一些关于筋病的单验方：

在《医学衷中参西录》中有接筋之方：方用旋覆花细末五六钱，加白蔗糖两许，和水半茶杯同熬成膏。候冷，加麝香少许（无麝香亦可），摊布上，缠伤处。至旬日，将药揭下，筋之两端皆长一小疙瘩，再换药一贴，其两疙瘩即连为一，而断者续矣。若其筋在关节之处，又必须设法闭住，勿令关节屈伸，筋方能续。《外台秘要》有急续筋方，取旋覆花根洗净捣敷创上，日一二易，瘥止。是取其鲜根捣烂用之也。因药房无旋覆花根，是以后世用者权其用花，想性亦相近，故能奏效。

《天津医药杂志》1966 年第 3 期上介绍：卢存寿介绍治疗风

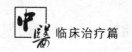
湿及类风湿关节炎，每日用生地 90 克，间歇煎服。共治疗 23 例，均取得较好疗效。

《中医杂志》1984 年第 7 期上，郭锡康介绍治疗急性腰扭伤：用大黄粉、生姜各适量，先将生姜绞汁于干净容器中，然后加入大黄粉，调成软膏状，平摊于扭伤处，覆盖以纱布，用胶布固定，12～24 小时未愈者可再敷。治疗腰扭伤 110 例，全部治愈。其中 1 次者 86 例，2 次者 22 例，3 次者 2 例。

《江苏中医》1989 年第 8 期上赵德荣治疗痹证：取大而饱满的巴豆 1～2 枚，去皮，研磨溶于 30 克白酒中。用时，夏天令患者坐在骄阳下，秋冬坐卧在火炉旁，将药在炉上微温，再在患者痛处反复搓擦，以皮肤感觉微热为宜。用药后半小时，局部出现红色丘疹或水泡，并感瘙痒疼痛，可用生姜片轻轻擦拭，以缓解瘙痒疼痛。一般轻者治疗 1 次，重者治疗 2 次（2 次擦药相隔 5～7 天），即可治愈。曾治疗急、慢性寒痹 72 例，效果显著。

《山东中医杂志》1986 年第 1 期上，孙冠兰治疗风寒湿痹：将马钱子 30 克(香油炸至焦黄色)，血竭 60 克，共研细末，分 60 包。每次服 1.5 克（一包），每天 2 次。治疗 16 例用他药不效者，一般服用 1～2 剂即愈。

《中级医刊》1989 年第 1 期上，朱新武等治疗面神经麻痹：取马钱子适量，放清水浸 24 小时后，捞出沿纵轴切成厚约 1 毫米的薄片，间隔 0.5 厘米成片排列粘贴于橡皮膏或伤湿止疼膏（大小根据病人年龄和面部大小而定，一般要求能盖住面颊部）上，然后贴敷于患侧面颊部，7 天更换 1 次。共治疗 52 例，均在发病后 6～21 天开始用药，结果用药 1 次治愈 42 人，用药 2 次治愈 10 人，治愈率 100%。

《浙江中医杂志》1991 年第 10 期上徐有全等治疗风寒顽痹：许多风寒顽痹，平素畏寒喜暖者，用硫黄治之，均能收到满意效果。曾对 20 例服用硫黄后的患者随访，多数患者每次服硫黄 0.2 克，每日 3 次，连服 1～3 个月后，感到肌肤温暖、关节灵便，且无副作用。经肝功化验，均未发现蓄积中毒现象。

五、肉病的治疗

中医上所谈的肉：包括瘦肉和肥肉。瘦肉，相当于西医上肌肉中的肌腹；肥肉，相当于西医上的脂肪。

《素问·五脏生成篇》所说"脾主运化水谷之精，以养肌肉，故主肉"，人体肌肉的壮实与否，与脾胃的运化功能相关，脾胃的运化功能障碍，必然会导致肌肉消瘦，软弱无力，甚至痿弱不用。这也是《素问·痿论》所说"治痿独取阳明"的主要理论依据。

所以，在临床上只要见到肌肉的消瘦，直接诊断时就要责之于脾。

治疗上，见到肌肉萎缩的病变时，直接治疗就是选用补肉药物如山药、大枣、甘草等。

这里，再谈谈肝木和脾土之间的关系：我们都知道，木有疏土的作用，肝有克脾的作用，但怎么个"疏"和"克"法？

从西医上谈，肌肉的运动是靠神经来支配。如果神经的不正常，必会导致肌肉运动的不正常：神经过于紧张，则会出现肌肉的震颤抖动；神经的松弛，则会出现肌松不用，甚至导致肌肉的萎缩；而肌肉中间肌腹的运动，靠的是两边肌腱的牵拉，也就是说，肌腹的运动是由肌腱支配的。由此可见，肌肉的运动靠的就是神经和肌腱的支配。换句话来说，就是神经和肌腱对肌肉有约束作用，因前面说了，神经和肌腱相当于中医上的筋，所以说筋对肉有约束作用。而筋由肝所主，肉由脾所主，推之可知，肝对脾有约束作用。这种作用就是我们中医上所说的木疏土，肝克脾。

《中医杂志》1985年第6期上谈到治疗肌肉强直，用厚朴9～15克，水煎服，治疗多例，效果良好。

六、皮毛病的治疗

人体与外界相接触的部位称为皮。包括我们的皮肤、口腔黏膜、鼻腔黏膜、胃肠道内壁、膀胱内壁、尿道内壁、女性的子宫内膜等。

> 脾主运化水谷之精，以养肌肉，故主肉。

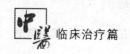

由于肺主皮毛，所以，在临床上只要见到皮肤损伤的病变，直接责任者就是肺。

这里，我简单地说一些单验方。

《天津医药杂志》1966年第3期上卢存涛介绍：对于湿疹、神经性皮炎、荨麻疹，每日用生地90克，间歇口服，共治疗37例，均获较好疗效。

《四川中医》1989年第9期上严天顺治疗荨麻疹的经验：用蝉蜕15克，糯米60克，黄酒60毫升。先将糯米炒至焦黄，装入瓷缸内，加水150毫升，用文火炖煮1～2分钟后，加入黄酒及碾碎的蝉蜕末，再以武火煎1～2分钟，一次顿服。治疗20例，一般轻者1～2次，重者3～4次即愈。若于睡前服后盖被取微汗更佳。如李某，女，30岁。患荨麻疹已半年余，每因风吹、脱衣、接触冷水即发，先起四肢，继则全身，瘙痒难忍，伴心烦不宁，颜面浮肿。曾服中西药治疗无效，乃用上法，连进3剂，症状消失，随访1年未见复发。

《中华皮肤科杂志》1960年第2期上徐绍生治疗荨麻疹的经验：用鲜金银花30克，水煎服，每日3次。治疗荨麻疹3例，均在3天内治愈。其中1例服药2天，2例服药3天痊愈，经观察2个月无复发。

《四川中医》1986年第6期上涂来恩治疗脓疱疮经验：用马鞭草500克，煎水600～700毫升，涂擦患处，每日5～6次，一般3～5天即可痊愈。试用多年，效果满意。

《黑龙江中医药》1989年第4期上治疗脓疱疮：用新洁尔灭棉球消毒，刺破脓疱，外撒雄黄、白矾，每日2次，一般3天痊愈。

《江西中医药》1981年第3期上薛维治疗湿疹经验：取鲜马鞭草90克，加水500毫升，煮沸，待冷却后外洗患处，1日数次。用治急慢性湿疹，效果满意。

《江西中医药》1990年第6期上刘德选治疗湿疹经验：用苍术、生马钱子等量，焙干研细末，名"苍马散"外敷患处。治疗阴囊湿疹，效果显著。例曾某，男，51岁。阴囊部及两大腿内侧布满红色丘疹，奇痒且痛，搔破流黄水，可见古铜币大小的溃疡面，内外用药治疗不效。用"苍马散"10克，浴后外敷，3天治愈。

《新医学杂志》1977 年第 9 期上治疗湿疹：生蒲黄细粉撒布患处，治疗 30 例，均于 6 ～ 15 天内治愈。

《新医学》1973 年第 6 期上，潮安县归湖卫生院治疗湿疹经验：用硫黄和甘草以 2∶1 比例水煮半小时，取硫黄晒干，研末分装胶囊内，每粒 0.6 克。成人每天服 4 ～ 5 粒，小儿酌减，1 次吞服。治疗 8 例，均痊愈。

《四川中医》1986 年第 11 期上李武忠治疗霉菌性阴道炎的经验：取虎杖 100 克，加水 1500 毫升，煎取 1000 毫升，过滤，待温，坐浴 10 ～ 15 分钟，每日 1 次，7 天为一疗程。共治疗霉菌性阴道炎 30 余例，全部临床治愈。

《新医药学杂志》1977 年第 1 期上胡延溢治疗霉菌性阴道炎经验：用马鞭草 30 克，煎煮去渣，趁温坐浴，浸泡阴道 10 分钟，同时清洗阴道皱襞，每天 1 次，5 天为一疗程，共治 100 余例，均获痊愈。

《浙江中医杂志》1982 年第 12 期上刘慧华介绍：外用黄柏矾倍散治疗宫颈糜烂 108 例，效果满意。药物及用法：黄柏、枯矾、五倍子各 60 克，雄黄 15 克，冰片、乳香各 3 克，共研细末备用。待月经干净 3 天后，先用 1∶5000 高锰酸钾溶液灌洗阴道，然后将带线的棉球放在上述溶液内浸湿，蘸上黄柏矾倍散，贴服于宫颈上，次日换药。一般用药 2 次后，糜烂面即呈膜状物脱落，即可改用柏冰散（黄柏 60 克，冰片 3 克，研末和匀备用）1 ～ 2 次，以资巩固。次月月经干净后 3 天复查，98% 痊愈，2% 好转。

《中国农村医学》1990 年第 4 期上姚祥云治疗牛皮癣的经验：用生川乌 100 克，老陈醋适量。先将生川乌研细末，再过筛重研一次，然后加醋调成稀糊状，装入消毒的有色玻璃瓶内，密封备用。第一次上药前，先将患处用温水洗净，再用刮匙在患处用力刮搔数次，将药涂上，每日 3 次，治疗 20 余例，均获愈。用药期间，忌饮酒、油炸、辛辣等刺激性食物。例方某，男，50 岁。患牛皮癣 16 年余，多方治疗，不见好转，用上法 10 天后痒止，25 天后皮肤损害部位由硬厚变软薄，35 天治愈。随访 3 年，未复发。

《陕西中医函授》1992 年第 3 期王志平介绍自制马醋液治疗牛皮癣的经验：取生马钱子适量打碎，用陈醋泡 24 小时后，将其药

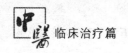

液外擦患处，每日3次，10次为一疗程，一般1～2个疗程即可痊愈。

《河南中医》1988年第4期上马建国治疗毛囊炎的经验：用山楂片40克，煎水烫洗，每日2次，1剂可使用2天。一般4天即愈。

《浙江中医杂志》1991年第6期上治疗带状疱疹：取头发10克，烧灰研细末，麻油调糊，外涂患处，无须包扎，日1次，一般1次痛止，2次痊愈。

《江西中医药》1982年第3期上治疗寻常疣：单用生三七粉，每次1克，日服3次，白开水送服，连服3～5天，治愈寻常疣14例。病案举例，胡某，男，3岁，左眼下睑内眦侧生有1颗绿豆大的赘生物，面部也有10余颗，经皮肤科诊断为"寻常疣"治疗无效。随后转中医治疗，给予生三七粉，每日1克，日服3次，共服6天，停药1周后，寻常疣全部消失，无痕迹。

《浙江中医杂志》1980年第3期上赵振民治疗顽固性下肢溃烂：用单味鲜皂角刺水煎服，每次50克，1日3次，治疗下肢顽固性溃烂，效果满意。例，王某，男，61岁。10天前下河捕鱼后出现下肢湿疹，搔破后感染，红肿溃烂，肉色暗红，流出脓液甚多，西药治疗无效。用上药3天后明显好转，治疗1周而愈。

《中医药信息》1990年第4期上刘桂华治疗红斑狼疮经验：用甘草12克、红参8克，水煎服。代替皮质激素，治疗1例红斑狼疮，10天后病情开始好转，激素量渐减，炙甘草和红参量亦减。2个月后病人基本恢复，停用激素，经2年观察病情较稳定。

《黑龙江医药》1976年第2期上徐法成治疗脂溢性皮炎：用五倍子、杏仁各9克，研末，放适量白酒浸泡2天。外涂患处，每日3～5次。治疗4例，痊愈3例，复发1例。

烫伤，《本草新编》上介绍：凡遇热汤滚水泡烂皮肉，疼痛呼号者，用麦冬半斤，煮汁两碗，用鹅翎扫之，随扫随干，随干随扫，少倾即止痛生肌，神效之极。

对于发背痈：陈士铎介绍：用金银花七八两，加入甘草五钱、当归二两，一剂煎饮，未有不立时消散者。其余身上、头上、足上各毒，减一半投之，无不神效。煎药时，不妨先取水十余碗，煎取金银花之汁，再煎当归、甘草，则尤为得法。

对于脚气，我在临床上取白矾、枯矾适量，开水化开后加醋半斤，泡脚，每次 10～30 分钟都可以，每日 1～3 次均可，一般当天见效，3 天即可。要注意的是，在浸泡过程中，见水泡就要用针刺破。最后将自己的袜子、鞋垫等都要用这个药水洗过。

对于鸡眼，我常用一根针灸针就可以解决问题：局部消毒后，用针灸针对准鸡眼的中心，深刺之后，快速拔出，挤血，疼痛立刻减轻。轻者 1 次即愈，重者 2～3 次。

第二节　功能病证的治疗

> 寻根治疗是功能病证的惟一有效治法。

临床上，经常听到一些人说"大夫，我的脖子不能动了，怎么回事？""大夫，睡了一晚上觉，早上起来，我的腰就不能动了，怎么回事？""大夫，我最近总是好忘事，记不住东西，怎么回事？""大夫，我总是失眠多梦，怎么回事？"等等，这时，怎么回答？如果我们知道了功能病证的诊治思路，就不难做出解释和诊治。

前面谈了，人体功能的产生是精化合气和营养物质的结果，运动功能的产生地是津液，神志活动的产生地是血，那么，人体功能出现异常的时候，我们不但要看精、气和营养物质是否正常，还要看津液和血是否正常。下面，我具体谈一下功能病证的诊治。

一、运动功能的异常及治疗

人体的功能是和形体相配套的，有什么样的形体就会有什么样的功能。异常情况下人体功能会出现病态：功能增强和功能减弱。

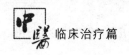

1. 功能增强

正常情况下，人体功能增强是好事，有谁听过某人跑得过快为异常？但是，不该运动的时候却不自主的运动则为异常。所以，这里谈的功能增强，是指异常情况下人体运动功能增强后出现的病证。

临床上常见的颤证和小儿多动症就属于这种情况。

颤证：又叫震颤证，是以头部或肢体摇动、颤抖为主要临床表现的一种病证。轻者仅有头摇或手足微颤，重者头部振摇大动，甚至有痉挛扭转样动作，两手及上下肢颤动不止。常见于老年人。

小儿多动症：是一种常见的儿童行为异常病证。这类患儿的智力正常或基本正常，但学习、行为及情绪方面有缺陷，表现为注意力不易集中、注意短暂，活动过多，情绪易冲动等。

异常功能增强情况的出现，直接原因就是由于津液中精的含量过多所致。而精的外出靠的是肝的疏泄，故而，从症状来诊断，总为肝的疏泄太过所致；然后，我们再用寻根诊断法来找出导致肝疏泄太过的原因，标本同治。

前一段时间，有个病人，男性，56岁，因小便不畅前来治疗，当我准备诊脉的时候，看到病人的手不停地在颤抖，问之，颤抖已经6年了，自述已经治疗了好多地方，效果不明显，所以，已经放弃了对颤抖的治疗。呵呵，我笑了一下，说："先把小便的问题给你解决了，然后，如果你不想再颤抖的话，我应该可以帮你。"

"是吗？"病人疑惑地说。

"试试吧"我说。随后，号脉，处方。用药十天后，小便的问题解决了。

"治治我手的颤抖，好吗？"病人说。

我笑着说："好。"

看舌，舌质稍红，苔薄白；号脉，脉弦，重按则虚。

病症分析：手的颤抖为运动功能异常增强所致，由于运动功能是由精化合气和营养物质而产生的，其产生之地是津液，故而，

颤证：又叫震颤证，是以头部或肢体摇动、颤抖为主要临床表现的一种病证。

小儿多动症：是一种常见的儿童行为异常病证。这类患儿的智力正常或基本正常，但学习、行为及情绪方面有缺陷，表现为注意力不易集中、注意短暂，活动过多，情绪易冲动等。

就要从精、气、营养物质和津液这四方面来考虑。

治病求本，结合舌脉，诊断为阴血不足、气郁化火、肝之疏泄太过所致，因兼有寒象，故而，治疗上，在柔肝的同时，滋阴泻火，温里祛寒。处方如下：生白芍60克，生地30克，玄参30克，陈皮6克，桂枝30克，山萸肉10克，肉桂（后下）30克用药1周，病人复诊，手颤明显减轻。于是，在上面处方的基础上加用黄芪30克，嘱咐病人再用1周。一个多月后，病人过来了，说是感冒，想喝点中药。问手的情况，已经完全不颤抖了。

还有一个病人，我记得也很清楚，30多岁，男性，由其母亲带过来治病，右手颤抖一个多月。自述一个月前经过一片坟地后自己胸前戴的玉观音不见了，这时，手就出现了颤抖，他的母亲赶紧重新求了一个玉观音，让他带上，可手还是颤抖，在一个地方做了几次针灸，一次收他一百块钱，还是没好。

呵呵，我笑着说："做一次针灸就收一百块钱，太能收费了，我这里的针灸都不收钱。好了，不说了，来，坐下。"让病人坐下，看舌：舌质紫暗，苔白稍腻；诊脉：脉滑涩。"你的病很简单，用点中药，特别快就会好了。"我说，于是处方：丹参30克，当归30克，川芎30克，陈皮30克，生苍术30克，桂枝30克，白芷30克，肉桂（后下）30克，黄芪30克。

用药5天，病人过来说："大夫，还吃药吗？我的手不抖了。"

"哦，不抖就好，再用点中药泡水喝，巩固一下。"说完后，让病人用丹参、肉桂和白芷三味药泡水代茶，喝上半个月。

2. 功能低下

运动功能下降是临床常见症，比如口不能张、手不能抬、腰不能弯、腿不能动、脚不能走等等。能导致这种情况出现的原因只有三种：

一种是精的外出减少、气和营养物质的不足所致；一种是津液出现了病变所致；一种是骨、脉、筋、肉、皮出现损伤所致。

临床上，我们要用寻根诊断法找到根本原因并进行治疗。

如某男，颈部僵硬，活动受限一天。受凉引起。这里不谈舌

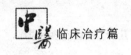

脉。因为从上面的症状就可以做出准确诊断。

症状诊断：运动功能低下。寻根诊断：风寒侵袭所致运动功能低下。

治病求本：疏散风寒，可选葛根汤。出汗者可选桂枝加葛根汤；不出汗者选可麻黄加葛根汤等。

二、神志活动的异常及治疗

如果神志活动出现异常，我们就要看血液的正常与否、精的出入正常与否、气和营养物质是否充足等。

由于神志活动也是人体的一个功能，是在血中由精化合气和营养物质而产生的，所以，如果神志活动出现异常，我们就要看血液的正常与否、精的出入正常与否、气和营养物质是否充足等。

临床上，治病求本，我们一定要找出根本原因，并治疗之。如某女，头胀不清醒，双侧太阳穴及颈后疼痛八年，舌淡苔白厚，脉滑，重按则虚。

症状诊断：神志活动功能下降。

寻根诊断：气虚之后，寒湿侵袭，滞留不去，导致思维意识功能下降。

治病求本：祛寒湿，补气。由于病程很长，故而以补气为主，祛寒湿为次。

处方：制附子30克（先煎）、生黄芪90克、当归30克，炒白术10克、怀山药30克、炒苍术30克、茯苓30克、羌活10克、细辛10克、白芷30克、川芎30克、丹参30克、玄胡30克，加减治疗，半月痊愈。

某女，失眠多梦3个月，舌淡尖红苔薄黄，脉弦稍数，重按则虚。症状诊断：神志活动亢进。

寻根诊断：阴血不足，肝之疏泄太过。

治病求本：滋阴柔肝。

处方：生地120克，白芍30克，生牡蛎（先煎）30克，磁石（先煎）30克，神曲30克，肉桂（后下）6克。

服药当晚，睡眠明显见好，用药3天，自觉睡眠正常。

第三节　清气进入途径中常见病证的治疗

> 大蒜和葱白，榨汁后喷鼻，治疗鼻塞，一分钟见效；嚼食枸杞，治疗老年人的口干，见效也不慢。正规证治处方结合单验方，治疗鼻咽部病证效果好。

一、鼻部病证

外界的空气是从口鼻进入的，口的病变将会在后面详谈，这里只说鼻的病变及治疗。

鼻的常见病证有鼻塞、鼻痒、嗅觉下降等。

1. 鼻塞

在排除外物堵塞的情况后，能导致鼻塞的最常见病因是鼻涕，所以，只要去除鼻涕和减少鼻涕的分泌，鼻塞就可以治好。

（1）去除鼻涕　首先要根据鼻涕的情况来做出准确的诊断。

颜色：白者为寒；黄者为热。

质地：清稀者为寒；稠厚者为热。

接下来，治病求本，根据诊断去除鼻涕产生的根源：色白清稀者，为寒，治疗时发散风寒或温里散寒；色黄稠厚者，为热，治疗时发散风热或清里泻热；色白稠厚者，为先受风寒，失治误治之后，湿郁化热，治疗上用发散风寒或温里散寒方药的同时，加用连翘、薄荷、柴胡等解郁药即可；色黄清稀者，为感受风热或内有郁热又新感风寒，治疗时发散风热或清散郁热兼发散风寒即可。

> 根据鼻涕的情况来做出准确的诊断。颜色：白者为寒；黄者为热。质地：清稀者为寒；稠厚者为热。

（2）减少鼻涕分泌　正常量的鼻涕对鼻腔有很好的湿润作用，如果分泌量过少，则出现鼻腔干燥；如果分泌量过多，则容易出现鼻塞。

涕为津液，而津液的外出靠的是气，所以，鼻涕的增多只能

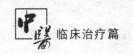

说明局部浊气过多外排所致。局部浊气的含量增多，可直接说明局部清气的含量减少（因为同一个地方气的总量是相对恒定的）。浊气外排津液，清气布散津液，现清气不足，聚集在鼻部的津液就得不到很好布散，只能随着浊气的外出而外排，这样就出现了鼻涕增多之症。

故而，在临床治疗时，首先要用补气之品，如黄芪、山药、茯苓等；其次要用理气之药，如香附等；然后，再根据病因治疗：因寒者，祛寒；因热者，散热。

我在临床上，见到有鼻塞症状的病人，常用的药物有黄芪、山药、茯苓、香附和苍耳、白芷、辛夷等，且用量一般均为 30 克（如果用到细辛水煎服时，量也要大，一般为 10 克），再结合去除病因的药物，效果很好。

这里，我复制一下《读医案学中医——中医是怎么看病的》上的一个医案，以供参考。

秦某，男，49 岁。

初诊：2012 年 10 月 15 日。

自述患有鼻炎好多年了，鼻腔干燥，晚上睡觉时胸部胀闷似有物堵的感觉，很多次都是睡着了被憋醒。自我感觉是鼻涕倒流，咽喉部位有痰。舌质淡苔白，脉滑紧。

鼻腔干燥，直接原因是脾虚之后，运化不力，津液布散失常所致。晚上睡觉的堵闷感应该是鼻涕倒流后形成的痰液阻滞气道所致。

从舌脉来看，此病是因寒痰阻滞，阳气不足所致。

纵观本病，是因寒致痰，痰湿阻滞，使得脾的功能相对下降所致。

处方：制附子 30 克（先煎），麻黄 10 克，细辛 10 克，白芷 30 克，苍耳子 30 克，辛夷 30 克（包），生姜 30 克，当归 30 克，川芎 30 克，石菖蒲 30 克，皂角 10 克，桂枝 30 克，白芥子 30 克。7 剂。水煎服。

外用香油和自己的唾液等量混合后用棉签蘸上适量外涂鼻腔。

二诊：10 月 23 日。

自述这 7 天里面只憋醒了一次，鼻腔干燥的情况明显好转。

上方去辛夷、川芎，加肉桂 30 克（后下），生黄芪 30 克，7 剂。

三诊：10 月 31 日。

患者自述鼻腔已经没有干燥的感觉，鼻涕倒流的感觉也明显减轻。

上方去苍耳，继用 7 剂，以巩固疗效。

【按语】

鼻炎，是西医的病名。中医治病，讲究的是辨证，根据症状、舌、脉等表象来进行诊断。治疗这个病证，以麻黄附子细辛汤加桂枝、生姜来温里散寒；以白芷、苍耳子和辛夷来宣通鼻窍；石菖蒲、皂角、白芥子来除湿祛痰；久病入络，加用当归和川芎以活血通络。标本同治，剂量较大，收效也较快。

二诊时由于鼻腔的情况明显好转，故而，去掉了宣通鼻窍的辛夷和有点燥的川芎，增加了肉桂和黄芪以通血脉、补阳气。

三诊时随着病情的继续缓解，去掉了有宣通之力的苍耳，留有它药巩固疗效。

我的经验是如果想要治疗鼻炎的效果好，可以把苍耳、辛夷、白芷三药同时应用以治标，且剂量要大。

外用香油和自己的唾液来涂抹局部，也是我的经验方，这个，也已经在《中医师秘藏的小验方》中谈得很清楚，这里，我就不多说了。

《读医案学中医——中医是怎么看病的》

另外我在在《小厨房　大药房》中谈到：

葱白止鼻涕，真是见效快

流鼻涕，更是常见。有人感冒后，不到一天，一卷卫生纸就用没了，做什么用？当然是擦鼻涕。又有人患有慢性鼻炎，只要遇到有风、冷天，就鼻塞不通。一年四季，其中有三季，身上总是要装上卫生纸，就是为了擤鼻涕用。

根本治疗是必须的，找到导致流鼻涕的根本原因，药物治疗。这里，我说几个能暂时消除鼻涕症状的办法，先让您不受苦。

大蒜，厨房里都有吧：将大蒜削成圆锥状，裹一层薄药棉，塞入鼻孔，一次五六分钟，连续四五次，清涕即止。此法我使用多次，效果很好。

大葱，厨房里也有吧：把葱剥干净，用刀切取半公分到一公分长

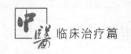
的葱白；将葱白剥取一层，卷圈后塞入流鼻涕的鼻孔即可。

有次我感冒了，鼻涕很多，于是就取了一些葱白，切段后取一层塞于鼻孔，半分钟后，鼻塞即消除，不过，稠鼻涕慢慢变清，两三分钟后，清水由鼻孔流出，这时，重新取葱白卷塞入，鼻中清水减少。经过换葱白卷三五次后，鼻涕消失。

如果有人的厨房里没有大蒜和大葱，怎么办？

呵呵，您可以试试这个办法：给盆里放入毛巾，倒上热开水，然后，稍微拧一下毛巾上的水；用热毛巾按住整个鼻部，使鼻孔吸入热蒸气。三五分钟之后，鼻涕分泌减少，鼻子畅通。

哦，差点忘说了：您在热敷鼻子的时候，顺便用热毛巾敷两个耳朵，则效果更好。对于慢性鼻炎导致的鼻塞，单用热毛巾敷耳朵就有效，一般一次的敷用时间为 10 分钟左右。

《小厨房　大药房》

最后，我再说两个治疗鼻塞的单方：

（1）取苍耳子 30～50 克，用适量的香油炸至外焦内黄，将苍耳子取出扔掉，只留油。等凉了之后，用棉签蘸取少量浸润鼻孔，效果不错。条件允许的话，在做好的油里再加用少量的冰片或樟脑则更好。

（2）取大蒜、葱白各适量，榨汁后用少量之汁喷鼻内，效果很好。

如果觉得上面治疗鼻塞的办法见效还是有点慢，那么，我再说一个更快的办法，就是用艾条对着鼻部来灸，两三分钟即可取效。

2. 鼻痒

中医认为，痒为风所致。风是怎么来的呢？自然知识告诉我们，空气流动形成风。人体之中，风也是由气的运动而产生的。

在临床上更多见到的是火热生风，因为热可使气流加快。然而，清气不足时，浊气的含量相对增多，人体在自我调节作用下更快地外排浊气，也会使浊气的运动增强，之后也可产生风而出现痒，所以说，虚也可生风。对于血虚生风，则更好理解：血为气之母，气藏于血之中，当血不足时，藏气量减少，有一部分气无以藏身，不能推血而"轻松乱跑"，运动增强，形成风。

在《湖南省老中医议案选·廖仲颐医案》里有一医案：某患者，女，40岁。素体肥胖，病鼻衄不止，某医治疗年余，衄血止，而鼻痒不已，需以挖耳签抠之，每日两三次，抠出血痂方适。视前医处方，均用清热泻火之羚羊角、水牛角等，无以补养气血之品。《难经·四十八难》云："痒者为虚"，治宜补养气血。处方：当归12克，西党参15克，云苓10克，枣仁12克，炙甘草6克，白术10克，炙黄芪12克，远志6克，广木香6克，桂圆肉12克，生姜3片，大枣3枚。服上方3剂而鼻痒即止。

这里有一个问题：就是伤口快好的时候为什么我们也会感到发痒？

原因是这样的：伤口的愈合需要脏腑更多地发挥功能，该充血的充血，该布散津液的布散津液，虽然清气被利用后产生了比较多的浊气，但因清气的大量存在，使得浊气的含量相对不多。等伤口快愈合的时候，清气撤离，浊气的含量就相对增多，大量的浊气快速外排就形成了风，这时人就会有发痒的感觉。

3. 鼻的嗅觉下降

心主嗅。

《难经·四十难》云："心主嗅。"由于心主管对外界信息的接收，故而，嗅觉能力的衰退，就是心功能的下降。因气是脏腑功能发挥的物质，所以，在临床上见到这类病人，就要补心气。常用的药物有：黄芪、太子参、党参、茯苓、炙甘草等。对于西医所谓的各种"鼻炎"患者，当出现嗅觉减弱时，在辨证论治的处方中适当地加用补心气的药物，则疗效更好。

二、咽部病证

从鼻、口进入的空气要通过咽喉。咽喉的常见病变有咽干、红肿、疼痛、痰堵、梅核气等。

咽干是咽喉津液减少的缘故。这是直接诊断。

1. 咽干

咽干是咽喉津液减少的缘故。

（1）外因 由于火、燥（凉燥和温燥）伤津，津液减少之后

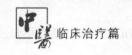

出现咽干。

（2）内因 津液是靠气布散的，现在咽部干燥，就是津液的上达量减少，为气虚气滞之后导致布散津液的功能下降所致。根本原因为气虚气滞者，补气理气即可；他因所致气虚气滞者，寻根治疗：因痰湿堵塞者，则要祛痰湿；因血瘀导致者，则要活血化瘀；因脾虚不运所致者，则需健脾等等。而痰湿、血瘀的形成原因，有热，更有寒。由此可见，咽干一症，并不全是热证，也有可能是因寒而引起的。临床上不能因为咽干多为火热引起就说成全是热证。这点，我们可以看看《百家验案辨证心法》一书。

（3）治疗

火邪：外来者，去之；药物选用生石膏、柴胡、薄荷、黄芩等。内生者，实火则泻：药物选用栀子、大黄、芒硝等；虚火则补：药物选用玄参、生地、丹皮等；郁火则疏：药物选用薄荷、柴胡、连翘等。

燥邪：润之；药物选用桑叶、杏仁、枇杷叶、天冬、麦冬、玉竹、沙参、芦根等。

气虚：补气；药物选用黄芪、党参、白术、太子参等。

痰湿堵塞：祛痰利湿；药物选用茯苓、山药、苍术、白芥子等。

血瘀：活血化瘀；药物可选丹参、当归、川芎、桃仁、红花等。

气滞：理气通滞；药物可选柴胡、香附、薄荷、连翘等。因热者，兼清热，药物可选生石膏、知母等；因寒者，兼散寒，药物可用干姜、细辛等。

老年人晚间出现的口咽干燥，有一单方：就是临睡前嚼服枸杞子30克，坚持用之，效果比较好。

2. 咽喉红肿

咽喉红肿的直接诊断是因火所致，不过，我们还要看是实火、虚火还是郁火所为。

毫无疑问，红是火所致，不过要看是实火、虚火还是郁火；肿，则是痰湿凝聚所致。结合在一起，红肿，就是火热之邪导致的局部津液炼凝为痰湿时所出现的一种病理现象。而痰湿又可导致气滞，故而，对于红肿的治疗，在去火的同时，加用祛痰利湿和理气之药，则效果更好。不过要注意的是，理气药有伤阴的特点，在处方中少佐以滋阴药，如玄参等，则更为妥当。

临床上，清火的药物可选：实火：生石膏、栀子、黄芩、蒲公英、板蓝根、山豆根等；虚火：玄参、丹皮、生地、知母等；郁火：柴胡、薄荷、连翘等。

祛痰湿的药物可选用：胆南星、白芥子、牛蒡子等。

理气的药物可选用柴胡、薄荷、连翘等。

3. 咽喉疼痛

疼痛的病机有三：不通则痛、不营则痛、不松则痛。对咽喉而言，只有前两种情况可引起疼痛。不通者，要看是哪种或哪几种东西堵塞导致的：血瘀、气滞或痰湿等。不营者，要看导致营养物质缺少的原因：是整体营养物质缺少导致咽部营养物质不足，还是道路不通导致营养物质运送受阻所致。

治疗：血瘀者活血，药物选用丹参、当归、川芎、赤芍、桃仁、红花等；气滞者理气，药物选用柴胡、香附等；痰湿堵塞者，祛痰利湿，药物选用白芥子、胆南星、桔梗、茯苓等。因寒而致的，加用散寒温里药；因热而致的，加用清热药。

这里，我也复制一个病案，是《读医案学中医——中医是怎么看病的》这本书上的"咽喉疼"：

这是我的一篇诊务日记，感觉这个病例能对临床有所帮助，故而，就摘录了过来。

> 2012 年 11 月 5 日 星期一
>
> 昨天来了一患者，30 多岁，男，说是自己嗓子疼，很怪，夏天不是很疼，可冬天就疼得厉害。看舌：舌质稍红，苔白稍厚。知其为寒包火。
>
> 我说你喝点生姜汤，疼痛就会好转，可他说自己用点山豆根泡水喝，疼痛也会减轻，"这是怎么回事？"
>
> 呵呵，我笑了，这就是中医。虽然两个治法看似矛盾，但是，却都有治疗效果，原因就是治疗的角度不同，标本不同。
>
> 舌质稍红，说明体内本身就有火，夏天，天气炎热，外界的温

咽喉疼痛，要看是不通所致还是不营所致。

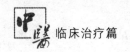

度较高，皮肤腠理打开，体内的火随时可以外出，故而，人则没有什么大的不舒服；冬天，天气寒冷，皮肤腠理收缩，体内的火散发不出去则对人体会造成伤害，这时，不舒服的症状就出来了。现在，嗓子疼，明显是由火引起的，故而，用山豆根泡水喝直接祛火，症状缓解；用生姜泡水喝之后，皮肤腠理打开，火热之邪得以从皮肤消散，这样，嗓子疼的症状也会得到缓解。

今天，这个病人电话告知，生姜水还真是管用，即使用来漱口，也能缓解疼痛。

【按语】

有人责难中医说"中医大夫开方，十人十方"，没有什么标准。这里。我摘录一下《其实中医很简单》中的一段话来说明这个问题。

单就瘀血所致的头晕来说：

先说治法：直接滋补，对于瘀血轻症导致的头晕有效；化瘀治疗是很好的治疗大法；理气法也可，因为气行血亦行；补气法也可用，气足之后，运行更速，血瘀得通；化痰去湿法也可用，有瘀必有痰湿，祛痰利湿，畅通气机，气机畅通，血瘀得除；等等。不同的大夫会选择不同的治法，或选择多种治法的合用，这是处方不同的原因。

再说药物组成：在治疗大法一样的前提下，由于大夫衡量病人的体质和瘀血的严重程度不一样，故而，用药上也不一样。中药的活血药物很多，作用强弱不同，结合自己用药的习惯会选择不同的药物。

最后，谈谈药物的用量：即使治疗大法相同，用药也相同，但由于对药物的认识程度不同，药物的产地、质量、炮制程度等不一样，故而，药量也有所差别。

这里还没有谈到诊断错误的大夫。

所以，十个大夫看同一个病人会开十个药方，不足为奇。对中医治病而言，只要在原则之内用药，都可以，没有对错，只有高明与否。

《读医案学中医——中医是怎么看病的》

4. 咽部有痰

脾为生痰之源，肺为贮痰之器。咽部有痰，是肺向外排痰时的一个停留。故而，只能说明两个问题：一是脾的运化失职导致痰的生成过多，这时就要健脾；二是肺气不足，外排不力，导致痰的停留，这时更要补肺。

治疗：

（1）直接祛痰药　可选南星、白芥子、桔梗、半夏、陈皮、瓜蒌、贝母、海浮石等。

（2）健脾的药物　可选白术、茯苓、山药等。

（3）补肺的药物　可选黄芪、党参、太子参等。

5. 梅核气

梅核气是自觉咽部有物堵塞，但饮食不受影响的一种病理现象。自觉有物，实际没物，这只能是气郁。根据兼症和舌、脉找出导致气机郁结的根本原因进行治疗，这种病理现象很快就可消失。常用的一个药方就是半夏厚朴汤：半夏、厚朴、茯苓、生姜、苏叶。

《得配本草》上有：咽中如梅核，吐不出，咽不下，心下闷热，煎服马兜铃一两即愈。

《辽宁中医杂志》1982 年第 5 期上介绍李克林治疗梅核气：用大豆约 1 小把，泡胀后煮熟，取出后加入硼砂面 15 克搅匀。每次咀嚼 4～5 粒，嚼烂后徐徐咽下，每日 3 次，5～7 天为一个疗程。治疗 11 例，均于 1 疗程内治愈。服药后仅个别患者吐痰涎，余无任何不良反应。

我在临床上用艾灸咽部的办法，效果也不错。

三、胸部病证

空气进入胸中，形成宗气。因于清气的不足可导致病痛的出现，而浊气的外排不畅更可导致病痛的出现，故而，都将其放在下面浊气排出途径的病证中一并谈述。

脾为生痰之源，肺为贮痰之器。

梅核气是自觉咽部有物堵塞，但饮食不受影响的一种病理现象。

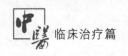

第四节　浊气排出途径中常见病证的治疗

> 浊气外排不畅，首先要责之于肝肺。口含一片辣姜，能快速止咳，看完了本节内容你就会明白其中的道理。

由于肝主调气，体内各脏腑中之清气发挥功能后产生的浊气，均由肝疏通道路，使之运行到胸、肠道和皮肤等体表部位；肺主排气，凡是存在于皮肤、肠道及胸中等体表部位之浊气，均由肺"开门"而排出体外，所以，浊气外排不畅时就要首责于肝和肺。

浊气的外排不畅、运行缓慢或运行受阻，都可导致一系列病证的出现，这就是我们常说的气滞证。

凡是能导致浊气运行缓慢或受阻的因素均可引起气滞证，如情志的不畅、感受风寒湿邪、跌仆闪挫、久病劳伤、痰湿、瘀血、结石、积食等等。

这里有一个问题，既然是肺主管浊气的外排，可我们的教科书上在谈到气滞病证时首责的是肝，为什么？

这是因为人体内之清气被利用后，产生的浊气首先是由肝进行布散和疏泄的，而肺只是把肝搜运来的浊气排出体外而已。所以，遇到气滞病证时，我们首先就要看肝向体表疏散浊气的功能是否正常，然后才看肺的外排功能是否正常，因此，遇到气滞病证时就要首责于肝。

当然，如果肝的功能正常，即使把所有的浊气都送到皮肤、肠道和胸中等体表部位交给肺，但肺的功能下降或是风寒束表等，同样也可导致浊气的不能正常外排而郁结。

我们中医诊断学里的"气滞证是以胀闷为诊断要点，它的一般表现是：①气郁不运，不通则痛——局部胀闷、疼痛；②浊气必排，运行当中——疼痛游窜，时轻时重；③浊气以排出为舒——叹气、嗳气、矢气后症状缓解"，是对肝和肺的气滞病证的总括，

浊气外排不畅时就要首责于肝和肺。

凡是能导致浊气运行缓慢或受阻的因素均可引起气滞证。

我们在临床时最好进行更细的诊断，这样对于准确用药、快速取效、彻底治愈是很有帮助的。

治疗时，肝郁气滞的，疏肝理气即可；肺郁气滞的，散气即可。疏肝理气的药物，前面已经谈过了，散气的药物，皮肤中浊气郁结的，可选解表药，如麻黄、桂枝、柴胡、薄荷等；胸中浊气郁结的，可选皂角、桔梗等排气药；肠道中浊气郁结的，可选厚朴、枳实等下气药。

气滞严重之后，浊气滞留过多而逆乱，这时就出现了气逆证。治疗时在气滞的基础上，加用平逆的一些药物即可，如上逆的，降气，药物选用赭石、天麻、钩藤、川楝子等。

浊气通过肠道外排受阻时产生的腹胀、腹痛等，将在后面详谈，对于由皮肤外排而未排所出现的病证，我也会在后面谈述，这里先谈谈胸中的浊气外排不畅而引起的病证和喑哑证。

一、咳嗽

咳嗽是浊气外排的一种方式。

胸中的浊气含量太多，正常的呼吸不足以从鼻来排浊，在肺的作用下咽喉部张开，短时间内有大量的浊气从口外排，这时就出现了咳嗽。

生活当中经常能见到有人不停地咳嗽，等痰出来后，咳嗽才停止，这就是痰堵气道，以气排痰所致。

临床上，只要见到咳嗽，就说明胸中之浊气含量增多或是痰阻气道所致。治标之法就是要让浊气快速外排，药物可选散气降气之药，如：

麻黄：向外宣散浊气，止咳平喘。

杏仁：向下肃降浊气，止咳。

白前：向下肃降浊气，止咳降痰。

桔梗：向上宣散浊气，止咳排痰。

款冬花：能宣散，能降气，两者均可止咳化痰。

百部：苦降甘润，降气润肺而止咳。

前胡：辛开苦降，止咳化痰。

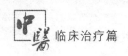
紫菀：亦是辛开苦降，止咳的同时更能化痰。

临床上，只要能让毛孔和前后二阴打开，更多的外排浊气，胸中之浊气含量恢复正常，咳嗽自然就会停止，如临床上常用发表的麻黄、通利二便的厚朴和车前子治疗咳嗽等。

治本之法就是针对导致浊气郁结的根本原因进行治疗。

前面已经谈过，西医上心脏的搏动是由肝主管的，肝调气主疏清泄浊，由于咳嗽可以外排浊气，浊气外排，肝的泄浊负担减轻，心脏功能自然就得以保护，故而，有时可以利用这点来自救。比如《家庭保健报》中谈到，医院教给心脏病人的一种最简单的自救术——咳嗽：据介绍，咳嗽自救对时机的把握很重要，一旦感到不正常，就要立即开始咳嗽。每一次用力咳嗽之前，都要先深吸一大口气，然后用力深深地、长长地咳一下，好像要把胸腔深处的痰咳出来一般。每隔1～2秒咳嗽1次，5次后可以稍停一下，直到救护车赶到，或者感到心跳恢复正常时才能休息。有的老人卧床或蹲厕起来后，因体位性低血压也会导致晕厥。此时也可先吸足了气用力咳嗽几声，以便促进心肺循环，使血液流入心脏，并通过"震颤"使心脏加快收缩，然后再起来。

这里，我说一个验方，就是对于晚上的咳嗽，单用或配用生淫羊藿，效果较好。

在《小厨房 大药房》中谈到：

厨房之物治疗咳嗽快又好

咳嗽，生活当中更是多见，它是人体清除呼吸道内的分泌物或异物的一种保护性呼吸反射动作。虽然对人体有利，但是，剧烈长期的咳嗽则可导致呼吸道出血。现在，更多的人认为，治疗咳嗽，以食疗为最佳。

要食疗，就赶快往厨房里跑。

取一头大蒜，剥皮后洗净，放入锅内；加适量的凉水，开火，等水烧开后再煮十分钟，趁热（以不烫嘴为宜）将蒜吃掉、水喝掉。晚间临睡前服最佳。对于感冒的咳嗽，这个办法有效。

如果您要治疗的咳嗽有点重，这时，可以多用点蒜，当然，这时候的水也要适当的加量。虽然，开水煮过的大蒜，其味已经不是很

心脏病人的一种最简单的自救术——咳嗽：据介绍，咳嗽自救对时机的把握很重要，一旦感到不正常，就要立即开始咳嗽。每一次用力咳嗽之前，都要先深吸一大口气，然后用力深深地、长长地咳一下，好像要把胸腔深处的痰咳出来一般。每隔1～2秒咳嗽1次，5次后可以稍停一下，直到救护车赶到，或者感到心跳恢复正常时才能休息。

辣了，但是，您还是担心有些小孩不能服用的话，可以给里面再加点糖。如果是风寒感冒引起的：刚咳嗽没几天的，加点红糖；咳嗽时间较长的，加点冰糖。

如果病人咳嗽时还兼有痰多：痰的颜色发白，质地很稀，容易咳出来，这时，可以给煮大蒜的水里面再加点生姜和红糖；如果痰的颜色有点发黄，质地黏稠不容易咳出来，这时，可以给煮大蒜的水里面再加点生姜和冰糖。

生姜的量，一般一次用量是 5～10 克，如果病情严重者，可以加大剂量到 30 克。

糖的用量，一般为 1 次 3～5 克。

看到这里，有人会说：我的咳嗽不是由于感冒的引起的，而是由于慢性咽炎引起的，感觉嗓子发痒时就要咳嗽，这时，能用大蒜治疗吗？

呵呵，当然可以用，因为从中医角度来看，大蒜色白入肺，其性辛温，最善除肺经之风邪，故而用大蒜来治疗伴咽痒地咳嗽往往有奇效。

由于西医学已经证明大蒜有很好的消炎杀菌作用，所以，对于兼有咽喉红肿疼痛的咳嗽，效果更是很好。

您可以按照上面的方法用，也可以变通的来用。

如果您不怕辣，那么治疗咳嗽的方法就简单了：剥取一瓣大蒜，放进口里，慢慢地用牙来咬，蒜味出来后，把唾液慢慢地咽下，如此反复，一般情况下，几分钟后，咳嗽就会减轻。

如果您虽然不是很怕辣，但是，还是接受不了口嚼大蒜法，那么，可以选择《健康时报》中介绍的办法：将大蒜瓣捣成糊状，装入一个空药瓶内，把瓶口对准鼻口，尽量吸嗅大蒜辛辣的味道，可视病情每天嗅闻 4～5 次。蒜的辛辣味变淡后可换新的蒜泥，使用的瓶不可太大，以对准两鼻孔大小为宜。另外，也可将数枚大蒜去外皮洗净，放入盛好蜂蜜的大瓶中，盖好盖后浸泡 1 周左右，取出食用。

如果您怕辣，那么，除了用前面水煮大蒜的办法外，也可以取大蒜十几瓣，捣成泥状后放入杯中，加冰糖适量，用开水冲泡，温服当茶饮，1 天 1 次，咳嗽严重的人可以 1 天 2 次。

治疗小孩的咳嗽，您可以采用蒸大蒜的办法来治疗：取大蒜两三

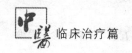

瓣，拍碎，放入碗中，然后，用锅来蒸，大火烧开后改小火再蒸15分钟，取出。等碗里的蒜水放温后只喝水不吃蒜。1天1次，严重者可1天3次。当然，您在蒸大蒜的时候，加一点冰糖，也完全可以。

如果您家用的是火炉子，且担心自己做水煮或蒸大蒜时把握不好加水的量，那么，我现在给您说另外的办法：取三四头大蒜，去皮后，把蒜瓣切成一个个薄片。晚上睡前将切片的蒜瓣排着放在火炉四周边沿上烤，第二天一早，蒜片就基本烤干、烤黄了（注意：烤成焦黑色的不能用）；把烤干的蒜片用擀面杖擀碎成末，越碎越好；挖上一汤匙蒜末倒入茶杯中，再适当加上一点红糖，倒入开水，搅拌均匀，喝下。1天3～5次。对于一般的咳嗽，两三天就会治好。

如果您感觉上面的几种办法还是很麻烦，那么，可以选用下面这个办法：每晚睡觉前，洗干净脚后，把大蒜切成薄片敷在脚心涌泉穴上；然后取医用胶布贴牢。不过，要说明的是这个办法虽然简单，但是，因大蒜对皮肤有刺激性，故而，贴的时间不宜过长，否则，就会造成脚心起泡，疼痛难忍。

上面我谈了用大蒜来止咳的几种办法，但是，有人的厨房里没有大蒜怎么办？

确实，巧妇难为无米之炊，如果没有大蒜，也就不能用上面的办法来治疗，不过，"人是活的"，我们要灵活变通。

咳嗽，中医认为是胸中的浊气太多，人体在自我调节作用下一过性的多排浊气而出现的，或是通过浊气的外排来带动浊物（如痰）的外出而形成的，所以，要止咳，治标的办法就要让人体的浊气或是浊物畅排，治本之法就是要消除浊气或浊物的过多产生，下面，我就说几个治本、治标或是标本兼治的方法。

梨有润肺止咳的作用，所以，我们可以用梨来止咳：把梨像西瓜一样切开一个三角口，挖空梨核，放入适量蜂蜜，再把三角小块盖好。开口向上放入一个碗内用锅蒸一刻钟，取出趁热服用。

生姜辛辣，发散风寒，如果病人的咳嗽是由风寒感冒引起的，这时，我们可以单用生姜来止咳：可以口嚼生姜片，也可以喝生姜汤。不过要注意的是口嚼生姜的时候，自觉嗓子、胸中有热辣的感觉，这是正常反应，不必惊恐，继续嚼用就是，一般两三分钟后，咳嗽就会减轻或消失。

如果病人的咳嗽是风寒感冒的后遗症，自觉嗓子发干发痒、咳嗽，那么，也可以用生姜汁和蜂蜜调匀服用，它俩的比例是1:1，上锅烧开后倒在碗里。咳嗽时一次用一勺子，一天三五次。

香油，气味香窜，能散气，故而，我们也可以用香油来止咳：打开香油瓶，直接用口喝，一次一小口，一天数次。这个办法对于慢性顽固性的咳嗽，效果不错，不过，要坚持应用。

当然，也可以用香油拌鸡蛋的办法来止咳：取香油一两加热之后打入一个鲜鸡蛋，再冲进沸水拌匀，趁热吃下，早晚各吃1次。

萝卜，比喻为"小人参"，不但能补益人体，更能顺气，所以，民间好多人也用萝卜来治疗咳嗽：取半斤白萝卜，切成小块后用水煮20分钟，煮时放冰糖20～30克，趁热连汤带萝卜片一起服下。一般情况下，半个小时后就会感觉咳嗽到减轻或是消失。

当然，您也可以来个大杂烩，把萝卜、生姜、鸡蛋、蜂蜜和糖一起用。则效果更好。比如取半斤白萝卜、10克生姜片，加水煮开后，加入两个鸡蛋、一勺子糖（冰糖或红糖），等水温和之后，再放入两勺子蜂蜜，搅匀；喝汤、吃萝卜。

《小厨房　大药房》

知识小卡片

涌 泉 穴

涌泉穴，位于足前部凹陷处第2、3趾趾缝纹头端与足跟连线的前三分之一处，是肾经的首穴。我国现存最早的医学著作《黄帝内经》中说："肾出于涌泉，涌泉者足心也。"意思是说：肾经之气犹如源泉之水，来源于足下，涌出灌溉周身四肢各处。所以，涌泉穴在人体养生、防病、治病、保健等各个方面显示出它的重要作用。常被用来治疗神经衰弱、精力减退、倦怠感、妇女病、失眠、多眠症、高血压、晕眩、焦躁、糖尿病、过敏性鼻炎、更年期障碍、怕冷症、肾脏病、下肢瘫痪、头顶痛、咽喉痛、失音、舌干、小儿惊风、癫痫、神经性头痛、三叉神经病、精神分裂症、奔豚气等。经常推搓涌泉穴，对老年性的哮喘、腰腿酸软、便秘等病效果尤其明显。

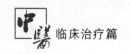

二、气喘

清气不够用和浊气的外排受阻，使得呼吸的力度加大，而出现"喘"。

清气不够用：要么消耗太大，比如剧烈运动；要么肾功能（中医上的概念）下降，纳气不足。

浊气的外排受阻：要么有物堵塞，如痰等，要么肺功能（中医上的概念）下降，排浊不力。结合兼症，找出根本原因进行治疗。

临床上：补肾的药物可选补骨脂、山药、熟地、核桃等；补肺的中药有黄芪、党参、太子参、百合等；祛痰的中药有：半夏、白芥子、南星、旋覆花、贝母、瓜蒌、葶苈子、天竺黄、竹茹、胖大海等；止喘的药物可选：蛤蚧、白芥子、杏仁、苏子、桑白皮等。

虽然，中医上"外不治癣，内不治喘"之说，不过，只要用对药且坚持用药，效果照样不错。

三、胸闷

胸闷的直接诊断：
为实邪阻塞所为。

直接诊断：为实邪阻塞所为。再用寻根法找出导致实邪出现的根本原因，并治疗之。

四、胸痛

寒热虚实均可导致，临床细察之。

五、喑哑

喑哑的产生，原因有二：一是肺气不足，外排不力；二是有物堵塞，外排不利。

随着气的外排，舌的活动，正常声音产生。临床上常见声音异常的病证就是喑哑。

喑哑之人，因舌的转动正常，故而，其病证根结在于气的外排不力。而气的外排不力，原因有二：一是肺气不足，外排不力；

二是有物堵塞，外排不利。

导致肺气不足的原因有：风热、燥邪伤肺；寒邪伤肺；肝郁之后，到达肺的清气不足；肾虚之后，摄入的清气不足，使得肺气虚；脾气不足，土不生金，而致脾肺两虚等。导致外排不力的堵塞之物有：痰湿、血瘀等。

临床上再用寻根诊断法仔细辨证。

第五节　清气不足时的病证治疗

清气不足时出现的气虚、气陷证，实际上都是脏腑功能低下时出现的病证。

由于气是脏腑功能发挥的物质，故而，气不足时出现的气虚证，重则出现的气陷证，实际上都是脏腑功能低下时出现的病证。

由于气是脏腑功能发挥的物质，故而，气不足时出现的气虚证，重则出现的气陷证，实际上都是脏腑功能低下时出现的病证。

一、气虚、气陷证的产生原因

（1）由于肾气不足而导致摄入体内的清气太少，即呼多吸少所致：轻则肾气虚，重则大气下陷。

（2）由于肝功能下降：调气不力导致体内之清气调配不合理所致：轻则出现脾、肺、心的气虚证，重则出现中气下陷的病理变化。临床上我们见到更多的气虚证就是由于这个原因而形成的。

（3）由于肺功能下降导致的浊气外排不力、郁结占位而出现清气不足所致。

气不足时，就会出现脏腑功能下降。

二、气虚、气陷时出现的病证

（1）当气不足时，就会出现脏腑功能下降

①肺气虚，肺功能下降：胸中之浊气外排不畅，可出现咳喘、

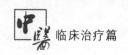
胸闷；皮中之浊气不能外排，可出现胀、痒之感；肠道中的浊气不能外排，可出现腹胀；膀胱中的浊气不能畅排，可出现小便淋漓不尽；皮肤功能下降，导致防御外邪的能力低下，出现易感冒等病证。

②心气虚，心功能下降：主血脉的功能下降，可出现各种出血病证，如咯血、衄血、尿血、便血、女性的崩漏等；心不藏神，可出现神不守舍的病证。

③脾气虚，脾功能下降：运化功能下降，饮食物中的营养物质不能很好地运送到血中，不但能导致积食证，更会出现血虚证；水液不能更好地运化，不但可出现泄泻证，更可出现痰湿水饮等病证。

④肝气虚，肝功能下降：疏清功能低下，可出现人体局部的气虚证和精之出少入多证；泄浊功能低下，可出现体内的气滞证；调血功能下降，可出现局部的血虚证。

⑤肾气虚，肾功能低下：藏精功能不足，可出现遗精等证；纳气功能低下，不但可出现气虚证，更可出现气陷证。

（2）由于气是阳的必用物质，故而，气虚之后，很可能会出现阳虚证。

由于气是阳的必用物质，故而，气虚之后，很可能会出现阳虚证。

三、气虚、气陷证的治疗

虚者补之，气虚所致的病证，我们就要用补气法，选用补气之药，常用的补气药有：黄芪、党参、太子参、白术、山药、扁豆、红枣、甘草、紫河车等。

因气虚严重而导致气陷的病证，治疗时须在应用补气法的基础上加用升提法。常用的升提药有：黄芪、升麻、柴胡、葛根等。

由于血为气之母，血液充足，气才能有所藏，故而，治疗气虚证时少加一些补血药，如当归、白芍、地黄等，效果更好。

这里，我还要说的是，社会发展到现在，我们在用中医治疗的同时，也要想到西医的诊断。记得很早以前，我治疗过一个病人，女性，50多岁，腹痛，大便稀，小腹及肛门部位有下坠的感觉，看舌诊脉之后，就是中医上的中气下陷证，用补中益气汤加减治疗，用药三天，病情好转，再用药三天，还是病情好转，等用药九天后复诊的时候，患者自述大便不稀，不过，很细。于是我就让患者到附近的西医院做检查，结果是一去之后，直到三个多月后才来告知我情况。原来到医院做完检查，发现是直肠癌，不过是早期，立即手术，很快病即得愈。这次过来说是特意感谢我，因为发现得早，所以，西医手术后病好得快。

四、情志病证

情志活动的病理变化只有"虚"和"实"两种情况。

虚：为不及，即情绪的低落。因为情绪属于脏腑的功能，故而，情绪低落为脏腑功能低下，是气虚所致。

实：为太过，即情绪的高亢。为气有余之火热证。临床用药治疗时，要泻其有余，如怒火冲天时要泻肝火；大喜过望时要泻心火等等。

情志活动紊乱的治疗：情绪低落的用补气之法，情绪高亢的用泻火之法。补气之药，生黄芪最好，大剂量应用之后，情绪很快即可好转；泻火之品，代赭石效优，大剂量用之，大便得泻，火邪得排。

临床上出现太过之七情病态，还可以"以情治情"，用"相克"法治之，如《黄帝内经》中谈的"悲胜怒""恐胜喜""怒胜思""喜胜忧""思胜恐"等。我们知道范进中举之后的发狂，就是喜之极而造成的，通过老丈人的一个巴掌惊吓之后，狂喜之证即愈，就是以恐胜喜的例子。

临床上，有时候，也可以根据气的顺逆来解决一些情志失常问题。如治疗惊恐之后所得之轻微病证，就可以用生气的方法来解决。因恐则气下，而怒则气上，故而，生气之后可以引下逆之气上行而使病愈；生活当中好多人都知道惊吓可以治疗打嗝，其道理就是：打嗝，就是气的上行，而恐则气下，气不再上行，则呃逆自止。

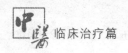

第六节 饮食物进入和下降中常见病证的治疗

> 肉桂泡水喝，能把口疮除；剪点指甲烧，闻味止呃逆；万病从口入，胃病更多见；虚胀和实胀，治法不一样。

一、口的常见病变及治疗

口是饮食物进入的惟一途径，口中有问题，会影响饮食物的进入。其常见的病证如下。

口体异常：口疮、牙疼等。

口味异常：口淡、口苦、口甘、口酸、口咸等。

口感异常：口干渴、口黏等。

口气异常：口臭。

下面具体谈一下诊断和治疗。

1. 口疮

西医谓之口腔溃疡，临床上经常能见到。症见口腔之唇颊等处黏膜出现圆形或椭圆形淡黄色或灰白色之小点，单个或多个不等，周围红晕，表面凹陷，局部灼痛，反复发作，饮食吞咽有碍。

口疮，在中医辨证中总为热证，是火之上炎所致。但不分真热和假热，总用清热解毒的一些中草药或中成药治疗，也许初期还有效果，但后期就无效，或是这次治好了，过不了多长时间，溃疡又发作，这就是真假不明、用药不当的结果。

①真热：只要见到舌质红、舌苔黄、脉跳动得比以前快，这就是热证。一般常用黄连上清丸、牛黄解毒片之类具有清热解毒作用的中成药治疗。

当然，热证又有实和虚之分：实热者，发病急剧，疼痛剧烈，

口疮：症见口腔之唇颊等处黏膜出现圆形或椭圆形淡黄色或灰白色之小点，单个或多个不等，周围红晕，表面凹陷，局部灼痛，反复发作，饮食吞咽有碍。

舌质红，脉洪大，数而有力；临床治疗时可用清热解毒之药，如黄芩、黄连、栀子、生石膏、连翘、升麻之类。虚热者，疼痛不甚，舌质红，脉虚数；临床治疗时可用滋阴泻火之药，如玄参、生地、白芍、天冬、麦冬之类。兼有他证者，加用治疗他证之药，如实热所致口疮，兼有口臭、便干，可加用大黄、芒硝、厚朴之类；兼有小便不利、小便热疼等，可加用泽泻、车前子、滑石等。如虚热所致口疮，兼有心悸、失眠，可加用酸枣仁、柏子仁等；兼有头晕、困乏无力等，可加用黄芪、山药等。

②假热：临床工作多年的我，见到口腔溃疡病人属于真热证的实在是太少太少，更多的是寒证，即假热证。

何为假热？是因为真寒也。我们知道，心火位于上，肾水藏于下，肾水上升，心火下降，水火既济，则人体平安无事。如果下焦寒凉，肾水中一部分结冰，上升之水量自然减少。而由于上达之水量减少，导致下行之火量亦相应减少，这样，相对多余之火则上升，达于面则出现红疹，达于头则出现头晕，达于口则出现口疮。所以，假热口疮的诊断就是：疼痛不甚，腰部发凉，舌淡红，脉不数。或者，在排除了真热的情况后，都可以归结到假热中。由于导致这类口疮的根本原因就是肾水寒凉，故而，在临床治疗时更多选用温补肾阳之药，如附子、肉桂、细辛等。中成药可选用金匮肾气丸、附子理中丸等。我在临床上常用一味肉桂，让病人泡水喝，不但可温肾水，更可以引火下降，特别是对于口疮疼痛不甚，但反复发作、久不愈的病人，效果不错。发作期用生姜煮汤漱口，效果很好。

口疮是临床常见病，这里，我说一些单验方。

口疮发作期，取乌贼骨末外涂，效果不错。

《山东中医杂志》1983 年第 6 期上马贵杰介绍：用黄连 5 克、吴茱萸 3 克，共研细末，米醋调糊状。每日晚敷患儿双足涌泉穴，白天取下，每日 1 剂。治疗小儿口腔溃疡 13 例，均愈。最快者 2 剂，最慢者 5 剂。

《山西中医》1989 年第 1 期上梁凤刚介绍：取车前草 30 克，水煎，加砂糖适量内服，每次 1 剂，日 2 次。治疗口舌生疮 34 例，多在 2～4 天内治愈。

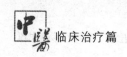

《四川中医》1988 年第 4 期上陈虞滨介绍：用单味肉桂研末敷脐，治疗口疮多例，效果显著。

《中医杂志》1983 年第 8 期上兰茂璞介绍治疗口疮：用肉桂 10 克（一次量）研细末，醋调成糊饼状，于睡前敷双侧涌泉穴，胶布固定，次晨取下。治疗 6 例，均于 3～5 天治愈。

2. 牙疼

俗语说：牙疼不是病，疼来要人命。西医上，牙疼分好多种，而中医只分两种：热性病和寒性病。

热性牙疼的诊断还是看舌脉：舌质红、苔黄、脉数，常用中成药可用牛黄解毒片、黄连上清丸等。

寒性牙疼的诊断很简单，排除热性，所余的都属于寒性。临床上用生姜水漱口就很好。

不管哪一种牙疼，按揉合谷穴位，效果都很好。

3. 口淡

指口中味觉减退，自觉口内发淡而无法尝出饮食滋味。《灵枢·脉度》说"脾气通于口，脾和则口能知五谷矣"，所以，口淡无味为脾之运化失常所致。如果脾脏本身虚弱，功能下降，则口淡兼食少纳呆、食不知味、脘腹胀闷、便溏、神疲乏力等；如果湿困脾土，脾失健运，则口淡兼口黏、纳呆、恶心欲吐、胸闷、便溏、苔腻等。临床上，脾气不足所致的，补益脾气；湿困脾土的，利湿健脾。

4. 口苦

见到口苦之症，更多的人就直接诊断为热证（比如写《医法圆通》的郑寿全就认为口苦为心胆有热），这是不对的，为什么？因为，苦为心所主之味，甘为脾所主之味，心属火，脾属土，火生土，心为母脏，脾为子脏，脾在窍为口，本应为适中的甘味，现今却是苦味，所以，只能说明"子盗母气"，准确的说法应该是"母气及子"。

对于"母气及子"，实际上有三种情况：

（1）脾土正常，而心火过旺　这是我们常说的热证，临床见症有口苦且干，渴欲饮水，饮之为快，或口苦舌上有麻辣感，口苦伴有臭秽，舌苔多见深黄或老黄，或黄而干燥，或黄腻，舌质偏红或红绛。治疗时，选用清泻心火之药即可，如黄连、栀子、莲子心、竹叶、木通和连翘心等。

（2）心火正常，脾气不足　气是脏腑功能发挥的物质，气虚，脏腑功能下降；因脏腑功能下降所出现的一类证象称为寒证，所以，这种情况就属于寒证。症见口苦而淡，口不渴或口渴但不思饮，即使饮也不多，或口苦而兼咸涩多涎，或口多清水，舌苔多见白滑，舌质淡白胖嫩，边多齿印等，治疗时，选用健脾益气药即可，如黄芪、人参、党参、白术、山药、薏苡仁、炙甘草和大枣等。

（3）既有心火的过盛，又有脾气的不足　则形成寒热夹杂之证，症见口干苦，但不欲饮水，舌苔黄腻，舌质淡白或淡红等，治疗时，在清心火的同时，更要健脾益气。

当然，有兼症时，要考虑兼症的病因，一并治疗。

有一单方，可缓解口苦症状：就是用淡盐水漱口。对于喝中药后的口苦亦有效。道理是：苦为心所主，而心为火，火为水所克，水为肾所主，肾主咸味，所以咸味可以克制苦味。

注意：临床上因寒而导致的口苦病人特别多。

5. 口甘

口里适中的甘味是正常的，如果口中感觉特别的甜，持续不能自消，则是病态，中医上称为"脾瘅"。《内经》谓："津液在脾，故令人口甘。"所以，口甘之症，就是因为脾不能运化水湿，导致津液停滞而成。由于寒和热均可导致脾之运化功能失常，故而，不能在临床上见到口甘之症，一概诊断为热。

口中感觉特别的甜，持续不能自消，则是病态，中医上称为"脾瘅"。

有一单方，见到"脾瘅"，一味佩兰即可。

6. 口酸

指口中自觉有酸味，甚者闻之有酸气。酸为肝之味，今上达于脾之窍，只能是肝木克脾土太过，导致"相乘"所致，出现这种情况的原因有两种：

①肝气过盛而脾土正常：气有余便是火，肝火盛强之后，克

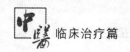

脾土，上达于口，出现口酸，兼有胸胁灼痛，性急易怒，尿黄便干或吐酸，脘胁胀痛，烦躁易怒等；②肝气正常而脾气不足：脾气不足，吸收运化无力，导致饮食停滞，症见口中酸馊，或嗳气腐酸、厌食纳差、脘胀等。临床上，肝气过盛者，清泻肝热；脾气不足者，健脾益气。

7. 口咸

指口中自觉有咸味，或伴有咸味痰涎排出。咸为肾所主之味，今上达于脾土所主之口中，只能说明"相侮"所致。肾为水，本为脾土所克，现肾水所主之味反上占脾土之窍，这就是明显的"相侮"，临床治疗时泻肾健脾即可。

这里多说一点的就是，口味的异常是根据五行的相生相克来诊断和治疗的。在生活当中，也常常利用到这点，如做菜时盐放多了，咸味太重，这时我们会放点糖，以减弱咸味。因为脾属土，主甜味，肾属水，主咸味，而土克水，故而，甜味就可以遮盖咸味。其他的可以根据中医五行推之：土克水，水克火，火克金，金克木，木克土。土主甜，水主咸，火主苦，金主辛，木主酸。

8. 口干渴

正常人的口中，总有适量的涎唾分泌，以濡润口腔。如果出现口干渴的情况，只能说明涎唾的分泌量减少。而涎为脾所主，唾为肾所管，所以，口的干渴和脾肾两脏关系密切。

9. 口黏

正常人口中之唾液，质适中。如果有热犯之，火灼津液，使得唾液质地变稠，口发黏；如果有寒侵之，寒则水凝，也会使唾液质地变稠，口发黏。对于口黏的寒热属性应根据其兼症来诊断，不能因为热证居多而在临床上见到口黏一症，均定性为热证。

10. 口臭

饮食物由口进入后，在胃中受盛，如果下行不畅，存留过久而发腐，其气上达于口，则形成口臭。因为口臭的根本原因是饮食物的下行不畅所致。所以，不能在临床上见到口臭的病人就直

口咸，指口中自觉有咸味，或伴有咸味痰涎排出。

对于口黏的寒热属性应根据其兼症来诊断，不能因为热证居多而在临床上见到口黏一症，均定性为热证。

接诊断为热证。如果口臭兼口渴、饮冷、大便干燥、牙龈肿痛、舌红脉数等，当属热证；如果见口臭，但并不思茶水，间有渴者，只是喜饮热汤，其人困倦无神，二便自利，应当诊断为寒证，用白通、四逆等方治之。

说个《读医案学中医——中医是怎么看病的》上的"口臭"医案：

刘某，男，36 岁。

初诊：2013 年 3 月 23 日。

自述口臭好长时间了，有时饭后还感觉到胃有点不舒服，大便正常。舌质稍红苔白稍厚，脉滑稍数。诊为积食所致。

处方：赭石 60 克（先煎），神曲 30 克，玉片 30 克，厚朴 30 克，鸡内金 10 克，白芥子 30 克。3 剂。水煎服。

二诊：3 月 26 日。

问诊时已经闻不到口臭了，自述刚开始喝药之后大便了好几次，但肚子不疼。这两天吃饭也没有感觉到胃的不舒服了。嘱其再用上两三天的槟榔四消丸。

【按语】

见到口臭一症，好多人都会诊断为因火所致，其实这是不对的。清代的郑寿全在《医法圆通》中谈到：按口臭一证，有胃火旺极而致者，有阴盛而真精之气发泄者。因胃火旺而致者，其人必烦躁恶热，饮冷不休，或舌苔芒刺，干黄、干黑、干白等色，气粗汗出，声音响亮，二便不利，法宜专清胃火，如人参白虎、大小承气、三黄石膏汤之类。因精气发泄而致者，由其人五脏六腑元阳已耗将尽，满身纯阴，逼出先天立命一点精气，势已离根欲脱，法在不救。口虽极臭，无一毫火象可凭，舌色虽黄，定多滑润，间有干黄、干黑，无一分津液于上，而人并不思茶水，困倦无神，二便自利，其人安静，间有渴者，只是喜饮热极沸汤。以上等形，俱属纯阴，若凭口臭一端，而即谓之火，鲜不为害。予曾治过数人，虽见口臭，而纯阴毕露，即以大剂白通、四逆、回阳等方治之。一二剂后，口臭全无，精神渐增，便可许其自愈。

我在《其实中医很简单》中谈到：饮食物由口进入后，在胃中受

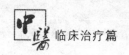

盛，如果下行不畅，存留过久而发腐，其气上达于口，则形成口臭。由于口臭的根本原因是饮食物的下行不畅所致，所以，不能在临床上见到口臭的病人就直接诊断为热证。如果口臭兼口渴、饮冷、大便干燥、牙龈肿痛、舌红脉数等，当属热证；如果见口臭，但并不思茶水，间有渴者，只是喜饮热汤，其人困倦无神，二便自利，当应诊断为寒证，用白通、四逆等方治之。

当然，如果单一的想要消除口臭，则只需要用消食导滞之品即可，如我在这个病例中的处方用药就是以赭石、玉片和厚朴来导滞，以神曲和鸡内金来消食，加用白芥子是遵病在"中焦之病，中间为痰湿，左边为死血，右边为积食"的师训以消痰。胃中之物下行，口臭自然消失。二诊中用中成药槟榔四消丸再消食导滞一下以巩固疗效。

《读医案学中医——中医是怎么看病的》

二、胃的常见病证及治疗

饮食物到胃以后，常见之病为积食证。

对于食积的治疗，在选用麦芽、神曲、山楂、鸡内金等消食化积的同时，还应选用降气之品如少量的大黄、厚朴、槟榔等，以通肠滞，给从胃中而来的物质腾地方，然后根据兼症和舌脉来诊断出导致积食的根本原因，并治疗之。

生活当中有一句话"原汁化原食"，就是说，为了防止消化不良，就要喝汤。比如吃完面条后，再喝点面汤，一般不会得积食证。

临床上，常见的胃脘部症状如下。

1. 呃逆

俗称"打呃"，古称为"哕"，是胃中之气上行通过咽喉时发出的不自主的冲击声，短而频。

正常情况下，胃中之气是随着饮食物要下行的，现不下行反上逆，说明胃中之气过多，不得不降所致。由于胃气以降为顺，

呃逆，俗称"打呃"，古称为"哕"，是胃中之气上行通过咽喉时发出的不自主的冲击声，短而频。

故而，我们常用降气之品来治疗，如磁石、代赭石等。

其实，只要把胃中多余之气外排，呃逆也会自止，如用软物深探鼻孔，取嚏之后，浊气得排，呃逆减轻；屏住呼吸，使胃中之气得降而缓解呃逆；猛然惊吓之后，"恐伤肾""恐则气下"，对肾进行刺激之后，一过性地增强肾的摄纳功能，使胃中之气得降而减少肺之外排，呃逆得减，故《内经》中有"治哕之法，以草刺鼻嚏而已，无息而疾引之，立已。大惊之，亦已可"的论述。临床上，根据辨证更做具体治疗：呃声高亢有力者，为实证；呃声低沉无力者为虚证。久病之后出现的呃逆，为胃体伤损的坏证。治疗时可以根据寒热加用不同的止呃逆之药，如丁香、柿蒂等。

按压内关穴或双眼之上眼眶凹陷处几分钟，止呃逆效果不错。

有几个单验方，效果很好，可以一试。

用两冰块分别敷在喉结的两侧，时间不超过一分钟，立即可以见到效果。西医之理：冰块可以缓解神经抽搐的频率，进而可以干扰肌肉抽动的周期。中医之理：热胀冷缩，冰块外敷，食管收缩，胃中之气上行受阻，则呃逆自止。

张开嘴之后，舌上放姜片，口中艾灸，对于重症呃逆患者，效果不错。

《新中医》1984年第4期上吕秉义介绍：取生姜一块，洗净切成薄片，放口中咀嚼，边嚼边咽姜汁。一般嚼1～3片后呃逆即止。用此法治疗呃逆患者30多例，均获良效。但对伴有急性口腔炎、咽喉炎患者，应慎用。

《中成药研究》1982年第2期上李桂华介绍：治疗呃逆，用威灵仙、蜂蜜各30克，煎水内服（胃酸少者另加适量食醋），共治疗60余人，有效率90%以上，一般1剂奏效。

对于热性顽固性呃逆，1980年的《山东医药》上介绍：用赤小豆20粒，猪苦胆1个，将赤小豆放入猪胆内，挂于通风处阴干后研成粉末备用。每次1克，开水送服，每日2次。治疗26例，2天内治愈22例，其余4例均于4天内治愈。

《中西医结合杂志》1984年第5期上：口服山楂汁，成人每次15毫升，日3次。治疗顽固性呃逆85例，一般一剂即愈。

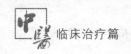

《浙江中医杂志》1989年第12期上：治疗呃逆，用白芍30克、生甘草15克，煎汤频频服之，效果好。

2. 嗳气

嗳气，俗称"打饱嗝"，是胃中之气体上行通过咽喉时发出长而缓的声音。

俗称"打饱嗝"，是胃中之气体上行通过咽喉时发出长而缓的声音。虽不同于呃逆，但临床治疗却可以仿照。

3. 呕吐

呕，是胃中之物欲外出而未出时发出的声音，是有声无物；吐，是胃中之物外出时的情形，是有物无声。

呕，是胃中之物欲外出而未出时发出的声音，是有声无物；吐，是胃中之物外出时的情形，是有物无声。

因气是人体内惟一具有自主运动性的物质，所以，呕吐的机制就是肺排浊的一种表现，是人体的自我保护反应，比如吃了有毒的食物，赶快"一吐了之"。治疗时和"见血休止血"一样，"见吐休止吐"，只要去掉导致呕吐的原因，则呕吐自止。比如因寒所致的，可用生姜、丁香、半夏等治疗；因热而致的，可用黄芩、黄连、竹茹等治疗；食后呕吐的，用陈皮煎水内服就成；呕吐蛔虫的，必用槟榔、使君子等驱虫药治疗，等等。总之，临床上一定要用寻根法辨证用药。

4. 嘈杂

嘈杂：俗称"心嘈"，形容自觉胃中空虚，似饥非饥、似痛不痛、热辣不宁的症状。

俗称"心嘈"，形容自觉胃中空虚，似饥非饥、似痛不痛、热辣不宁的症状。因为虚实寒热均能导致此症状的出现，所以临床上的诊断主要是从舌脉和兼症来做出的，这里就不多谈了。

5. 胃胀

胃胀，就是胃中之浊气不得布散所致。我们在辨证时一定要分清虚实。

胀，为浊气的聚集不散所为。胃胀，就是胃中之浊气不得布散所致。

胃中之浊气的布散方向有两种：向上和向下。向上，通过口中而出，故而有很多胃胀之人打嗝后则舒，就是这个道理，但这不是正常的气的运行方向。浊气以降为顺，胃中之浊气要往下行才是正路，所以，胃胀的正治之法就是让浊气下行，治疗上可选降气之药如赭石、厚朴、玉片、川楝子等。

有一个问题，就是有的人用了这些降气之药后胃胀更甚，原因为何？

遇到这种情况，只能说明一个问题，就是此胀为虚胀。降气之药对于实胀来说，效果很好，但对于虚胀来说则南辕北辙，越用越重。鉴别胀的虚实很简单：拒按者为实胀；喜按者为虚胀。实胀的原因是某种情况下导致胃中之清气和浊气的含量都异常增多所致，降气之后，胃中的气体含量正常，则胀感不存；虚胀的原因是：胃中的气体总含量正常，但清气含量不足，导致浊气的含量增多，而浊气的含量增多，气的体积增大，就出现了胃胀的感觉。用降气药之后，浊气得降，清气焉能不降？其结果是胃中的清气更虚。而清气更虚，导致随之而来的浊气更多；浊气更多，则胃胀更甚。故而，对于虚胀之人，治疗上必须以补清气为主，药物可选黄芪、党参、山药、茯苓等。

6. 胃痛

中医上，疼痛的发生机制有三种：不通则痛、不荣则痛、不松则痛。对于胃痛，这三种都有可能出现。

不通则痛：有物堵塞，气机不通，出现疼痛，如积食导致的胃痛。血脉瘀阻、津液凝聚等形成血瘀、痰湿，阻塞气机，也可出现疼痛。而积食、血瘀、痰湿可导致气滞，气滞之后，更可产生疼痛。临床上根据辨证具体治疗即可。

不荣则痛：荣，同营，是营养之意，即营养物质供给不足时也会出现疼痛。

不松则痛：松，为松软之意。人体之肌肉、筋膜如果不能正常的松软而发紧拘挛，也会出现疼痛。"寒则收引"临床上十有八九的拘挛疼痛都是由于受寒而引起的。比如饮食物的寒凉可致胃部冷痛，晚上睡觉时开着窗户且没有给肚子上盖东西的受凉疼痛等。

了解了疼痛的种类，根据辨证，治疗上该通的通、该荣的荣、该松的松。

然后，根据疼痛性质来诊断：寒性胃痛，得温热则痛减；热性胃痛，得寒凉则舒；虚性胃痛，喜按；实性胃痛，拒按。

最后，辨证论治，针对寒热虚实，该温的温、该清的清、该

寒性胃痛，得温热则痛减；热性胃痛，得寒凉则舒；虚性胃痛，喜按；实性胃痛，拒按。

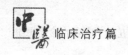

补的补、该泻的泻。

7. 胃中烧灼感

在有关气的病证里我们谈到，随着气的运动，摩擦产热。胃中有烧灼感，说明胃中之气的运动增强，而气的运动增强，则说明胃中的气不得发散，产生郁结，出现气滞。胃中之气以降为顺，现不得下行郁结胃中，便出现了灼热感。直接治法就是降气。根据兼症，用寻根法找出导致气滞的原因并"求本"治疗。

8. 胃中堵闷感

胃中除了饮食物，就是气，而气的含量增多就会出现胀的感觉，所以，只有饮食物的停滞不下降，即积食才会出现堵闷感。治疗时用消食导滞之法即可（一定要排除西医上的胃癌）。

第七节　血的病证治疗

> 血病的治疗，一定要把直接治法和寻根治法一起应用，不管是血虚、血瘀还是血溢。

在临床上，血的病理变化只有三种：血虚、血瘀和血溢。

在临床上，血的病理变化只有三种：血虚、血瘀和血溢。
如果血的生成和充盈不足，或是耗血太过，都会出现血虚证；如果血流不畅，则会出现血瘀证；如果脉管功能下降，固摄不力，则会出现血溢证。无论出现哪一种情况，都可导致血的生理功能下降。

一、血虚证

1. 发病机制

（1）整个机体出现血虚　分开来说，只有三种情况：生成不足、充盈不足和耗损太过。

生成不足：前面已经说过，血的生成是由肾主管的。如果肾功能低下或丧失，则生血无源，从而导致全身血虚证的出现。

注意：这里谈的肾功能是中医上的意义，并非西医上的肾功能，这点一定要注意。

充盈不足：血的充盈与否在于脾。如果脾功能下降，则血将不充，同样也会出现全身血虚证。

耗损太过：对血而言，生成和充盈功能都正常，但耗损的量大于生成充盈量，也势必会出现全身血虚证。如思虑太过或某种原因导致的大出血等。

（2）机体局部出现血虚　分开来说，只有两种情况：血流不畅和耗损太过。

血流不畅：由于血瘀或气滞的阻塞，导致血运受阻，出现局部血虚。比如在生活当中，好多人喜欢跷二郎腿。由于跷得时间有点长，便出现了局部发麻发木的症状。这种麻木症状的出现就是由于血流不畅使得局部血虚，营养不足所致。遇到这种情况，把腿伸直，敲打局部，改善血液运行，短时间内症状即可消失。

耗损太过：局部的营养物质消耗太过，血运不及时，则形成局部血虚证。如久视伤目、久握伤掌等。长时间地手提重物，会出现酸麻无力感，这就是血虚证的局部表现。

这里要说明一点，中医理论体系有两个特点：整体观念和辨证论治。说的就是人体是一个整体，在辨证论治的时候，要从整体出发，如发热证等等，对一部分疾病而言，这种思维是对的。但对更多的疾病而言，这种思维是不合适的。临床辨证，更多的是局部辨证，而不是整体辨证。

举个例子：现在的社会整体来看，和谐、安定。但局部总有不和谐不安定的因素存在。如偷、抢、骗，甚至杀人等。这些局部不良的情况没有引起大局的动荡，故而，抓捕之后改善局部情况即可。

中医的诊断治疗也一样，如果局部病变没有引起整体不适，那么，只要做好局部治疗即可，根本没有必要进行整体调节。

也许有人会问，局部血虚的成因里怎么没有血的生成和充盈呢？

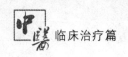

如果血的生成和充盈不足，则会导致全身即整体的血虚证，而不会只是局部，这个道理应该不难理解。

2. 临床诊断

血虚时，人体的营养物质供应则会出现不足。

由于血中含有丰富的营养物质，所以，血虚时，人体的营养物质供应会出现不足，反映在肌肤不营：可出现面、唇、眼睑、爪甲、舌质的淡白；反映在经络不营：则出现手足的发麻；反映在头目不营：则可出现头晕眼花；反映在胞宫不营：可出现月经量少、色淡、经期延后甚或闭经。血虚时，血容量不足，脉道失充，则出现脉细等等。

五脏各有其华：心之华在面；肾之华在发；脾之华在唇；肝之华在爪；肺之华在毛。华是光彩之意，而光彩靠的就是血的营养物质充足供应，"以外揣内"，如果其华不营，其直接诊断就是血虚。

头发枯槁脱落，为肾血虚。

面色苍白，为心血虚。

爪甲发白不红润，为肝血虚。

唇色淡白，为脾血虚。

毫毛干枯无光泽，为肺血虚。

3. 临床治疗

先要找出导致血虚的原因：如果是耗损和出血所致，就必须阻止继续耗损和出血；如果是血的生成不足，就必须要补肾强肾；如果是血的充盈不足，就必须要健脾运脾；如果是血流不畅所致，则需活血理气。

（1）直接治疗　虚则补之。临床上可用养血补血之药，如当归、白芍、阿胶、熟地、首乌、龙眼肉、丹参等。

这里说一下补血之药治疗血虚证的道理。

其一，由于血中含有丰富的营养物质，血虚证，更多的就是营养物质缺乏证，所以，补充营养物质就可以治疗血虚证。补血药物中经人体吸收后的有效成分和比例，都接近血液的营养物质成分和比例，故而，补血药物就可以治疗血虚证。在临床上，最快的补血之法——输血，就是因为所输之血和血虚证患者身体中血液的营养成分、比例更加接近的缘故。中医有句话：吃啥补啥。也是这个道理。如吃眼补眼：由于动物眼中的营养物质含量和比例更接近于人眼，吃进人体后，这些比例适合的营养物质更能上达于眼，补充眼中营养物质的不足。这和生活当中的事例是一样的：一个人肚子特别饿，需要帮助。有人就送钱给他，有人送给他馒头和肉，有人就送他生菜粮食油盐和厨具等等。试想，人的本能反应是什么，肯定是馒头和肉，因为它更接近于这个人的需要。同样道理，动物眼睛中的营养物质更接近人的眼睛所求，所以，食用动物眼睛更能快速补充人眼的营养物质。

其二，补血药物可以刺激具有调血作用的肝，使之疏泄功能增强，这样局部之血虚可得到快速补充。就如一个人干了一天的活，很累，这时的身体就需要更多的营养物质。经常能见到的情况就是这个人刚吃了一点饭，就有精神了。按理来说，刚吃进去的饭，脾还来不及运化其中的营养物质，怎么会有精神？这是因为对肝的刺激：肝觉得有营养物质进入，这样就可以放心地把脉中之血进行调配，所需之处，血液含量增多，人就显得有精神了。生活当中，一个人的身上只有一百块钱，舍不得花，以备急用。如果这个人中了大额彩票，虽然钱还没有拿到手，但却会痛快地花掉身上之钱，就是这个道理。

由于血中不只含有营养物质，更含有大量的水液，故而，血虚之人更应该多喝水。在煎服中药时也应多加水。

（2）寻根治疗 因为血的运行靠的是气，所以补气和理气之法都可以促使血液的运行。特别是对局部血虚之证，适当加用补气和理气之药可以收到事半功倍的效果。

《内外伤辨惑论》里有一名方"当归补血汤"：黄芪30克、当归5克。虽为补血，但黄芪用量却是当归的五倍，由此可见，补气药在治疗血虚证中的重要性。

活血理血之药同样可以增强血液的运行，故而，为了更好地取效，在治疗血虚证时也要加入适当之品，特别是对于血瘀导致的血虚证，更应该很好地加用活血理血之药。

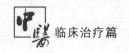

二、血瘀证

1. 发病机制

因为血瘀是由于血液运行不畅而致，所以，凡是能导致血液运行不畅的因素均可导致血瘀证的出现。

凡是能导致血液运行不畅的因素均可导致血瘀证的出现。

直接原因：血的运行靠的是气。气虚可以导致血的运行无力而出现血瘀证；气滞可以导致血的运行不畅而出现血瘀证；津液中痰湿堵塞，血不能出脉而滞留，也可以出现血瘀证。

根本原因：因劳伤、发热等原因而导致气虚，气虚后则出现血瘀证；因情志不畅、或感受外邪，或外伤跌仆闪挫等原因而出现气滞，气滞之后出现血瘀证。

久病之后，虚实夹杂，不但有气虚存在，也有气滞存在，这样就更能导致瘀血这个病理产物的出现，故而，中医上有"久病多瘀"一说。颜德馨老前辈在谈气血辨证时说"久病必有瘀"，就是这个道理。

久病必有瘀。

2. 临床表现

临床症状：疼痛如针刺刀割，痛有定处，拒按，常在夜间加剧。肿块在体表者，色呈青紫；在腹内者，坚硬按之不移，称为癥瘕。出血反复不止，色泽紫暗，中夹血块，或大便色黑如柏油。面色黧黑，肌肤甲错，口唇爪甲紫暗，或皮下紫斑，或肤表丝状如缕，或腹部青筋外露，或下肢青筋胀痛等。妇女常见经闭，舌质紫暗，或见瘀斑瘀点，脉象细涩等。

1988 年 10 月《血瘀证研究国际会议》在北京召开，会议通过讨论，制订了血瘀证诊断参考标准：①舌紫暗或有瘀斑瘀点；②典型涩脉或无脉；③痛有定处（或久痛、锥刺性痛，或不喜按）；④瘀血腹证；⑤癥积；⑥离经之血（出血或外伤瘀血）；⑦皮肤黏膜瘀斑，脉络异常；⑧痛经伴色黑有血块或闭经；⑨肌肤甲错；⑩偏瘫麻木；⑪瘀血狂躁；⑫理化检查具有血瘀、循环瘀滞表现。具有以上任何一项，均可诊断为血瘀证。

以上内容可以给我们更多的理论指导。也许会有人问：这么多内容，不好理解也不好记，有更简单的理解方法吗？

有，只要我们知道了血瘀证的概念，然后推理就成：凡由瘀血内阻而导致的一类病证统称为血瘀证。什么是瘀血？就是脉内血流不畅或脉内外的不通利，导致血中之含量异常增多的物质；出于脉外，但未能及时排出、消散而瘀积之血统称为瘀血。所以，在临床诊断时，只要见到青紫色，就可以直接诊断为血瘀证，然后，再注意以下几点即可：① 因血流不畅而出现的病证，就可以直接诊断为血瘀证；② 因脉内外不通利，如西医上的动脉硬化等所出现的病证，也可以直接诊断为血瘀证；③因血脉内的物质异常增多，如西医上谈的高血脂、高血糖、高血稠度等导致的病证，我们就可以直接诊断为血瘀证；④ 因出于脉外的"血"导致的病证，更可以直接诊断为血瘀证。

实际在临床上很难见到单纯的血瘀证，绝大多数的时候都是和其他的实证或虚证夹杂。

瘀血，既可以是病因，又可以是病理产物。而更多数的疾病都会出现血流不畅的情况，只要有血流不畅情况，我们就可以诊断为血瘀证，就可以用活血化瘀法进行治疗，这也是活血化瘀药更广泛应用于临床的原因。

3. 临床治疗

直接治疗：瘀则通之，用化瘀之法，选化瘀之药。

寻根治疗：因气虚而导致血瘀者，补气治疗之；因气滞而导致血瘀者，理气即可；因痰湿导致血瘀者，祛痰利湿。还有，找出导致气虚、气滞、痰湿阻滞的原因，更要治疗之。

再说一点：在中医上，临床症状的出现，有可能是直接原因导致的，更有可能是病理产物导致的。如劳累出现气虚，气虚导致血瘀而出现不适症状：劳累是病因，气虚是劳累的病理产物，血瘀又是气虚的病理产物。还有可能，血瘀又导致气滞和痰凝，这样，血瘀是气滞和痰凝的病因，气滞和痰凝又是血瘀的病理产物。更有可能，血瘀和痰凝又导致局部气虚的出现。这样，就形成恶性循环。如果失治误治的话，后果将会很严重。

4. 活血化瘀药的治疗机制

增加血液运行速度，使得"瘀者自开"。

凡由瘀血内阻而导致的一类病证统称为血瘀证。什么是瘀血？就是脉内血流不畅或脉内外的不通利，导致血中之含量异常增多的物质；出于脉外，但未能及时排出、消散而瘀积之血统称为瘀血。

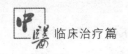
加大血管壁的通透性，使得该出于脉的物质赶快外出，改善血液的"浓、黏、凝、聚"现象。

改善微循环，使血液的代谢速度加快。

三、血溢证

1. 发病机制

血是运行于脉管之内的，脉由心管，如果出现血溢情况，毫无疑问，是心功能低下、脉不固血所致。

什么原因能导致脉不固血？

热、寒、瘀、虚、外伤等都可导致血溢。

有热，有寒，有瘀，有虚，也有外伤，下面就逐一谈谈。

（1）火热 "热胀"之后，血管内的气不但膨胀，且运行速度加快。由于血管壁之内外本来就有微孔相通，平时是血中的水液和营养物质可以外出，现在由于压力增大，使得整个血液都由微孔外出，导致出血。

（2）寒 "冷缩"之后，皮肤发紧，皮下之血管变脆。此时依然劳作，使得血液循环加快，出现相对"热胀"，导致出血。我们常说的冻破了，就属于这种情况。

（3）血瘀 前面有瘀血阻滞，后面依然照常运行，使得瘀阻之处压力加大，超过了脉的固摄力之后，血则外溢。想想生活当中的水管子，就更能明白这个道理。

（4）气虚 气虚之后，脉的功能下降，固摄血液不力，导致血的外出。就如渔网，平时可以网住大鱼，不使其外出，但现在渔网功能下降，网孔松弛，大鱼则可轻松外出。

（5）外伤 直接破坏血管，导致出血。

2. 临床表现

血溢的临床症状就是各种出血表现：轻则渗血形成紫癜等；重则吐血、咯血、呕血、衄血、咳血、便血、尿血、妇女的漏证等；更甚者则出现大出血，如妇女的崩证等。

3. 临床治疗

治疗血溢，即出血，急则治其标，"出则止之"，但要注意防止止血留瘀情况的出现；缓则治其本，更要针对出血的病因进行治疗。

（1）直接治疗　出则止之，中医里本身就有止血之法，有止血之药。所以，在临床上见到血溢证时，首先要想到用止血药。但是，我们更要遵循"见血休止血"之训，在临床上用止血药的同时，还要明白血溢证的发病机制，就可以知道，对于血溢证的治疗，一定要提高心功能，因为气是脏腑发挥功能的物质，所以，一定要补心气。

（2）寻根治疗　就是要找出导致脉不固血的原因，对其治疗，比如是由于热而导致的出血，这时就要用清热凉血之药进行治疗；是血瘀而导致的出血，这时就要用活血化瘀之药进行治疗；如果是气虚而导致的出血，我们就要用补气药进行治疗等等。

4. 止血药的治疗机制

（1）收缩血管而止血。
（2）可以"堵"住出血处之血管壁，降低血管的通透性。
（3）改善自我调节能力，增强自我修复功能。

第八节　津液病证的治疗

> 少了就补，多了就散，要想效果更好，就须掌握技巧。

体内之津液生成、补充、布散和代谢失常，可导致其在人体中的含量失常而出现各种病理变化。任何原因导致的津液失常，必将影响津液的功能发挥：濡养滋润不力；影响运动功能的发挥；津液内停，排毒不畅。

津液的含量失常主要包括津液不足和津液局部过多两种情况。

治疗血溢，即出血，急则治其标，"出则止之"，但要注意防止止血留瘀情况的出现

津液的含量失常主要包括津液不足和津液局部过多两种情况。

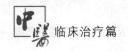

一、津液不足

（1）由于来源不足或损伤太过而形成全身或局部津液不足，这时，津液中的营养物质就相应的减少，濡养滋润的能力降低，形成孔窍干燥等不适；五体中的营养物质补充不及时，则会出现阴虚之证。

肺阴虚，可出现皮肤干燥、手足干裂、鼻腔发干等。

肝阴虚，可出现筋软无力、眼睛干涩等。

心阴虚，可出现脉管变脆、少汗或无汗等。

脾阴虚，可出现肌肉萎缩、口唇干裂等。

肾阴虚，可出现骨质疏松、咽干口燥等。

（2）由于津液布散失常而形成全身或局部的不足，可出现大便干结、小便量少或无尿等等。

曾看一个病案：陈潮祖老先生在第四版《中医治法与方剂》一书里谈到：1982年应邀到省干辽院诊病，每周2次。某女，50余岁。自述大便困难，5～7日始一行，服药无效已有年矣。讯其四肢无力，别无所苦，面色淡黄，舌淡脉缓。遂嘱助手书五苓散一帖付之，亦未说明何以要用此方。第二周复去应诊，病人自述服此方后竟一日大便两次，一周来已一日一行。余问助手是否知道此方的道理？回答不知。余谓：便秘一证，无非四种基本病理，一是阴津枯竭，二是水津不布，三是传导无力，四是三焦气滞。今病人面色淡黄，舌淡脉缓，身软无力，显系肾的气化不及，以致水精不能四布，五经不能并行，虽有湿滞体表证象，肠道却见燥涩，与水肿而兼便秘同理。用此方化气行水，令其水精四布，内渗肠道，大便自然正常。医者但知五苓散能治气化失常的泄泻，不知能治气化不行的便秘，是对《内经》"水精四布，五经并行"之理犹未透彻理解，亦对治病求本之旨尚未彻底明了。

上面的病例就是津液失常导致的大便干燥，治本之法就是让津液的布散正常即可。对于小便量少或无尿证，如果它们的发病机制同为津液布散失常所致，更要遵从上面的治疗大便干结之法，仿五苓散即可。看到这里，有人会问：导致大便干结、小便量少或无尿的原因很多，上面为什么只谈津液的病变，而未谈其他的原因呢？答曰：只要见到大便干结、小便量少之症，就可以直接诊断为局部津液不足：大便干结，肠道中津液不足所致；小便量少或无尿，膀胱中之津液不足所致。但治病求本，我们更要找出导致局部津液不足的原因。如果是津液布散失常引起的局部津液不足，就遵循上法，仿五苓散之法治之；如果是因为气虚而引起的局部津液不足，补气即可；如果是因为血虚而引起的局部津液不足，补血即可；如果是因为阴虚而引起的局部津液不足，补阴即可；如果是因为阳虚而引起的局部津液不足，补阳即可；如果是因为血瘀而引起的局部津液不足，活血化瘀即可；如果是因为气滞而引起的局部津液不足，理气即可；如果是因为积食而引起的局部津液不足，消食化积即可；如果是因为结石和虫积引起局部津液不足：去结石、除虫积即可。有热的清热，有寒的祛寒，这样，对于上述病证的诊断和治疗就可以层次化、清晰化、简单化。

二、津液局部过多

人体内之津液量都是按照一定的比例而存在。如果局部津液的含量过多，就会出现多种病态。凡是津液过多，都是因为津液的布散失常而导致的，形成痰证、湿证、水饮证、多汗证、泄泻证、小便及白带量多证等。

津液的病态停留：浓稠者称作痰；清稀者为水饮；介于两者之间的为湿。

下面，我们逐一谈之。

（一）痰证

中医里面的痰，有狭义和广义之分。

狭义的痰，是指我们常说的咳出之痰，广义的痰，是指人体津液中比较黏稠的病理物质。

痰是怎样形成的？水液凝聚而成痰。是什么原因导致水液凝聚？是气虚气滞。因津液的运行靠的是气，只有气虚气滞才可出

人体内之津液量都是按照一定的比例而存在。如果局部津液的含量过多，就会出现多种病态。

津液的病态停留：浓稠者称作痰；清稀者为水饮；介于两者之间的为湿。

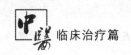

现津液停聚。又是什么原因导致的气虚气滞？在前面我们已经谈过这个问题，这里也就不多说了。我想，只要按照这个思路走，不但层次清楚，而且更能找到疾病的根本所在。

当然，寒能生痰，热亦能生痰。因为寒能凝津液而成痰，热能灼津液聚集而成痰。

1. 狭义的痰

狭义的痰，是指我们常说的由咯咳而出的有形之痰。正因为它是看得见的物质，所以，我们在临床上遇见有痰的病人，要详细询问痰的颜色、痰的量、是否容易咳出、痰中有无夹有血丝等等。

因为肺主排气，所以，人体中的有形之痰就先聚于胸中，随气的外出而外排。故有"肺为贮痰之器"一说。

见痰治痰，是治标之法。而治本之法，我们就要考虑到气的病理变化，因为痰是津液凝聚而成，津液的运行靠的是气，只有病态之气才能导致津液的病态，也就是说气虚气滞是痰产生的根本原因，而受热或受寒均可引起气虚气滞，因此，治疗时一定要连带考虑。

这里有人会问：一个平时身体健康的人，风寒感冒后出现的痰，只用祛痰药，没有治疗气虚气滞，病就好了，为什么？

答曰：热胀冷缩，"寒则收引"，风寒感冒之后，皮肤紧缩，皮下及皮中之浊气不得外排而郁结，重者可出现全身酸痛。肺主皮而排浊气，此种情况下，由于自我调节作用，更多的肺气在皮中集结而排浊，这样，排胸中之浊气的肺气减少，便出现胸中的浊气更多滞留，甚者导致胸闷；快速排浊，便出现咳嗽；浊气排出量减少以后会导致更多的无用津液不得外出，聚集成痰。病之日久，浊气不得外排而郁结，因为气以运动的形式而存在，故而，局部气的运动增强，摩擦生热：皮中有热可出现发热等症；胸中有热，可导致痰色发黄、质黏稠等。

平时身体健康的人，其肝功能（中医上的）正常。由于肝的调气作用将他脏之气更多地转运到此，化成肺气，排浊作用增强，而风寒之外因已经不存在，故而浊气外排之后，皮之病变即愈。这时，更多的肺气又回到胸中。胸中之肺气充足，但胸中之痰已

狭义的痰，是指我们常说的咳出之痰，广义的痰，是指人体津液中比较黏稠的病理物质。

见痰治痰，是治标之法。

经形成，虽然随着浊气的外出，痰亦外排，但如果痰很多，就必须要用一些祛痰药，增强痰的外排，由于余症已除，故而，这时只要将痰消除，病即痊愈。就如走路不小心碰破了膝盖，碰是病因，结果是膝盖破了。因为不再碰，故而病因已经去除，这时要管的只是病理结果，即将膝盖治好就成。所以，对于平素健康之人，只要把痰这个病理产物去掉，病即痊愈。但对以前身体虚弱之人，有痰之后不但要祛痰，更要治疗浊气郁结之症。我们中医上的发汗药就是促使浊气外排的，浊气排散，酸痛解除，感冒即愈。

现在，我来谈谈怎样祛痰？

直接治法：中医里有许多祛痰药，如陈皮、半夏、白芥子、皂角等。

寻根治法：考虑到气虚气滞，并要分析导致气虚气滞的原因：由寒引起的，散寒祛寒；由热引起的，散热清热等等。更多的时候，只要去掉导致气虚气滞的病因，则气虚气滞的问题就可以解决，然后，直接祛痰即可。这也就是我们平时忽略气虚气滞这个病理因素的原因。比如，由热而引起的痰，我们更多的时候是清热，结合祛痰之法。当然，在临床上，治疗时再加用补气理气之法，则取效更快、疗效更好。

下面具体谈谈：痰，在中医的许多书籍中谈得很多，根据其性质，我在这里只分为四类：寒痰、热痰、燥痰和风痰。

（1）寒痰

诊断：颜色清白，容易咳出之痰为寒痰。如风寒感冒初期，有的病人会出现咳嗽有痰，痰色清白，而且容易咳出。此时的痰，中医就诊断为寒痰。

成因：寒痰的形成有二：一是受寒；二是发病初期。

治疗：一是直接用祛寒痰药；二是或解表或温里以除寒。

常用的祛寒痰药物有：半夏、南星、白芥子、旋覆花等。

常用的解表散寒药物有：麻黄、桂枝、荆芥、防风、紫苏、白芷、藁本、细辛、苍耳子、辛夷、香薷、生姜等。

常用的温里除寒药物有：附子、肉桂、干姜、吴茱萸、高良姜、丁香、小茴香、艾叶等。

> 痰，根据其性质，可分为四类：寒痰、热痰、燥痰和风痰。

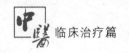

（2）热痰

诊断：颜色黄浊，容易咳出之痰为热痰。

成因：一是受热；二是由寒痰失治误治而来。说到受热，我们好理解，比如风热感冒。对于寒痰日久而变热痰，道理何在？要想更好地理解它的成因，这里，我先说一个事：在农村呆过的人都知道，刚收回的小麦，恰逢下雨，人们常会先用塑料布将其盖上，等三五天雨停后，再揭开塑料布时，就会发现小麦里面很热。这是因为空气的不流通而出现的郁热。人身亦如此，开始是受凉引起的寒痰，如久而不除，就会阻滞气机，导致气滞。由于人体中的气以运动的形式而存在，故而，局部气的运动增强，摩擦生热，出现郁热，此热与痰相结合，自然就出现了热痰。

所以，热痰的治疗：一是要直接祛痰；二要清热；三要疏通气机。

常用的直接祛热痰药物有：瓜蒌、贝母、葶苈子、天竺黄、竹茹、胖大海、海浮石、昆布、海藻等。

常用的清热药物有：清热泻火的石膏、寒水石、知母、决明子、竹叶、芦根；清热解毒的金银花、连翘、大青叶、板蓝根、蒲公英、地丁草、鱼腥草、败酱草、蚤休、白头翁、马齿苋、白鲜皮、土茯苓、山豆根、射干；清热凉血的犀角（水牛角代）、生地、丹皮、赤芍、紫草、地骨皮、白薇、青蒿、银柴胡；清热燥湿的黄芩、黄连、黄柏、栀子、龙胆草、夏枯草、苦参、秦皮等。

常用的理气药物有：柴胡、连翘、薄荷、枳壳、厚朴等。

（3）燥痰

诊断：颜色黄浊，不易咳出之痰为燥痰。

成因：燥痰的形成：一是秋燥，饮水量少；二是内火旺盛，火灼津液，炼液为痰；三是嗜好烟酒，损伤津液，聚而为痰，等等。

治疗：燥痰的治疗，首先要祛除诱因，即嗜好烟酒之人要戒烟禁酒；其次，诱因祛除不了的，就要自我调节。如嗜好烟酒之人，不能戒烟禁酒者，就要多喝绿茶水；我们不能把秋天从生活的时间表里去掉，这时，便要多喝水、多食梨等；内火旺盛之人，就要赶快平熄内火。

我们知道，痰色黄浊，属于热。所以，燥痰的治疗，一是直接祛除热痰；二是要用滋阴药，以稀释痰液，使之易咳出；三是要祛火，实火要清、虚火要补、郁火要散。

常用的滋阴药物有：沙参、玄参、麦冬、石斛、百合、玉竹、银耳、阿胶、梨膏等。

（4）风痰

诊断：颜色清白，但不易咳出之痰，为风痰。

成因：风痰的来源有两个，一个是直接感受外风，使体内正常的津液变为痰；另一个是体内本身就有痰，又感受外风，遂成风痰。

治疗：祛风和祛痰同时进行，或者先祛风再祛痰。

常用药物有：白附子、天麻、雄黄、僵蚕、皂角等。

这里，我还要说的是，对于痰的治疗，要想疗效更好，在去除病因直接祛痰的同时，则必用补阴药，佐以补气药，少用活血理气药，则效果更好，原因是：

首先，我们再来深入了解一下寒痰和热痰：把人体内的津液比作稀饭的话，稀饭受凉冻或大热之后，都会变得很稠。由于稠块的流动性很不好，如果放在管子中，就会产生堵塞。这时堵塞管子的稠块就相当于人体内之痰：由凉冻而来的，称作寒痰；由热而来的，称作热痰。

然后，我再说说上面用药之法的道理：想把凉冻之痰去除，加点温热的水，使其融化，这样，去除时会更快更彻底；想把热痰去除，加点凉水，使其稀释，去除时会更省劲。所以，祛寒痰时，加用温里滋阴药，祛热痰时加用滋阴泻火药，则效果更好。至于加用补气理气药，是因为气对津液有布散代谢作用；加用活血药，是因为血活则津液自调。

看到这里，也许有人会问：活血药物作用于脉内之血，而痰湿为津液病变，部位在脉之外，可为什么活血药物能改善痰湿病证？

首先，正常之津液变为痰湿，可出现局部之正常津液含量不

直接祛痰的同时，则必用补阴药，佐以补气药，少用活血理气药，则效果更好。

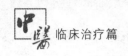
足，而活血药物可促使血流加快，这样就有更多的营养物质和水液出于脉而转化为津液，使得津液得到补充。

其次，活血药物可使血中之气顺畅，而气顺之后，更多的营气就可以转化为卫气来布散津液，从而促使痰湿得化。

2. 广义的痰

指人体津液中比较黏稠的病理物质，它可以存在于人体的任何部位。由于痰可以引起人的更多不适，故有"痰为百病之源""诸般怪证皆属于痰"之说。

气血和平，经络调畅，则津液流通而无痰患。如果饮食不当、异常情志刺激、劳倦体虚等，都可致气虚气滞、津液凝聚而生痰。丹溪云：痰之为物，随气升降，无处不在是也。

（1）痰的临床表现　广义之痰所致之病的症状很杂，比如：

痰阻于肺，肺失宣降，则出现咳喘、咯痰、胸闷等症。

痰阻于胃，失于和降，则出现脘痞纳呆、恶心呕吐等症。

痰阻中焦，清阳不升，则出现头晕、目眩等症。

痰迷心窍，心神受蒙，则出现痴呆、神昏、癫狂、喉中痰鸣等症。

痰聚局部，皮下肌肉，则出现瘰疬、气瘿、痰核、乳癖等症。

痰气互结，阻于咽喉，则形成梅核气，喉中有异物感，吞之不下、吐之不出，但不影响正常饮食。

痰阻经络，气血不利，则出现肢体麻木、半身不遂等症。

痰之为患，变症多端，痰在心经则脉管不利，血运受阻；在肝经则筋挛拘急；在脾经则肌肉松弛无力；在肺经则皮松毛脱；在肾经则骨弱软惫。

故有"久病必有痰"一说。开始听到"久病必有痰"这句话的时候，觉得说得很绝对。后来在临床上呆的时间长了，看的理论书多了，才觉得这话说得很妙。

所谓久病，就是病程长久之意。人体的所有疾病，在中医上，要么是虚证，要么是实证，或是虚实夹杂之证。对于虚证，只有四种：气虚、血虚、阴虚、阳虚。久病之后，不管哪种虚，都要影响到气，而出现气虚。气对津液有布散作用，气虚之后，布散

[左侧旁注]

广义之痰，指人体津液中比较黏稠的病理物质，它可以存在于人体的任何部位。由于痰可以引起人的更多不适，故有"痰为百病之源""诸般怪证皆属于痰"之说。

久病必有痰。在临床上，见到久病之人，在辨证论治的前提下，加用适当的祛痰药，则疗效更好。

作用减弱，津液停聚而成痰。对于实证，只有六种：气滞、痰湿水饮、血瘀、积滞、结石和虫积。久病之后，不管哪种实，都可导致气滞，气滞之后，津液布散不力，凝聚成痰。所以说，久病必有痰。

故而，在临床上，见到久病之人，在辨证论治的前提下，加用适当的祛痰药，则疗效更好。

（2）痰的辨证　痰，在中医上属于实证的范畴，在临床上一定要辨证清楚寒热属性。因为广义上的痰是看不见、摸不着的，只能根据证象来推测。所以，证象的寒热，就是痰的寒热。陈潮祖老先生在《中医治法与方剂》一书里谈到"脏腑功能亢进出现的一类证象为热证；脏腑功能低下出现的一类证象为寒证"，故而，脏腑功能亢进时出现的痰，其属性为热；脏腑功能下降时出现的痰，其属性为寒。

《名老中医之路》王渭川对于痰饮的诊断：如见患者左眼上下灰黑如烟煤，就知属寒痰；见患者眼泡暗黑，知属热痰；见患者四肢多痿痹，屈伸不自如，知属风痰。

（3）痰的治疗　对于痰的治疗：分直接治疗和寻根治疗两种。

直接治疗：中医本身就有祛痰药，如白芥子就可以去皮里膜外之痰。

寻根治疗：根据诊断找出痰产生的根本原因，针对这些病因进行治疗：因虚生痰的，补之；因实生痰的，利之。

治疗大法：痰在上焦宜吐，中焦宜化解，下焦宜攻利。

虚痰宜补：六君子通治气虚生痰，四物汤加贝母通治阴血虚而生痰，治疗阳虚生痰，则"病痰饮者，当以温药和之"。

治疗阳虚生痰，则"病痰饮者，当以温药和之"。

实痰可攻：如瓜蒂散吐风痰，益元散治酒热痰，保和丸攻食积痰，神术丸救痰饮，滚痰丸、化痰丸下诸痰等。

治痰药各有所能

痰在四肢，非竹沥不能达。

痰在胁下，非白芥子不能除。

痰在皮里膜外，非白芥子、姜汁、竹沥不能导达。

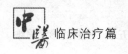

热痰火痰用青黛、黄芩、黄连、天花粉；实证，滚痰丸最效。

老痰用海石、瓜蒌、贝母、老痰丸之类。

风痰用南星、白附子。

湿痰用白术、苍术、半夏。

食积痰用神曲、白术、麦芽。

酒痰用天花粉、黄连、白术、神曲。

痰因火盛，逆上者，治火为先，黄芩、石膏之类。中气不足，加参、术。

痰结核在咽喉，咳唾不出，化痰药加"咸能软坚"之味，瓜蒌仁、杏仁、海石、连翘佐以朴硝、姜汁。

二陈汤，丹溪谓"一身之痰都管治，如要下行，加引下药；要上行，加引上行药"。

润下丸降痰最妙，可以常服。小胃丹，治痰饮必用之药。实者，用之，亦二三服而已；虚者，便不宜多用。

滚痰丸，治火痰必用之药。亦不宜多用。

竹沥导痰，非姜汁不能行经络。

荆沥治痰速效，能食者用之。二沥佐以姜汁，治疗经络中痰最效。痰中带血者，加韭汁效。

海粉，热痰能清，湿痰能燥，坚痰能软，顽痰能消。可入丸药，亦可入煎药。

南星治风痰、湿痰；半夏炒，大治湿痰、喘气心痰。

石膏坠痰火极效；黄芩治热痰，假其下火也。

枳实祛痰，有冲墙倒壁之功。

五倍子能治老痰，人鲜知之。

天花粉治热痰，酒痰最效。又云，大治膈上热痰。

玄明粉治热痰、老痰速效，能降火软坚故也。

硝石、礞石大能消痰结，降痰火。研细末和白糖置手心，舌舔服甚效。

苍术治痰饮成窠囊，行痰极效。

《其实中药不难学》

我在这里还要说的是：一定要找出痰产生的原因。虽然有时候是痰导致人体的各种不适，直接祛痰后，症状消失，但是，没有消除病因，过后还会复发，在临床上必须要做到：把患者要求我们治疗的病治好后，不能有并发症和后遗症。

（二）水饮证

津液停留，稠厚者为痰湿，清稀者为水饮。水饮，又分为水肿和饮证。津液排泄不畅，泛滥肌肤，引起眼睑、头面、四肢甚至全身浮肿的，称为水肿；津液运行不畅，停留胸、胁、腹等局部，形成饮证。

1. 水肿

中医上有阳水和阴水之分：外邪侵袭人体，津液排泄不畅，停聚肌肤而出现的水肿病证，叫作阳水；人体正气不足，津液排泄不畅，停聚肌肤而出现的水肿病证，叫作阴水。陈士铎在《本草新编》里，把阳水叫作外来之水；把阴水叫作内伤之水。

阳水的临床表现为：头面浮肿，一般从眼睑开始，继而遍及全身，小便短少，来势迅速，皮肤薄而发亮。常伴见恶风或恶寒、发热、肢节酸重、苔薄白，脉浮紧；或咽喉肿痛，舌尖红而脉浮数。

阳水的诊断要点是：起病急，水肿先见于眼睑头面，上半身肿甚。

阴水的临床表现为：水肿，腰以下为甚，按之凹陷不起，脘闷腹胀，纳呆便溏，面色白，神倦肢困，舌淡，苔白滑，脉沉。水肿日益加剧，小便不利，腰膝酸冷，四肢不温，畏寒神疲，面色白或灰滞，舌淡苔白滑，脉沉迟无力。

阴水的诊断要点为：发病缓，水肿从足部开始，腰以下肿甚。

阳水属实证，阴水属虚证。

关于治疗，张仲景提出"腰以上肿，当发汗""腰以下肿，当利小便"为临床常用之法。

2. 饮证

《金匮要略》将饮证分为痰饮、悬饮、溢饮、支饮四类："其人素盛今瘦，水走肠间，沥沥有声，谓之痰饮"，是指饮停腹腔，

津液停留，稠厚者为痰湿，清稀者为水饮。

中医上有阳水和阴水之分：外邪侵袭人体，津液排泄不畅，停聚肌肤而出现的水肿病证，叫作阳水；人体正气不足，津液排泄不畅，停聚肌肤而出现的水肿病证，叫作阴水。

阳水的诊断要点是：起病急，水肿先见于眼睑头面，上半身肿甚。

阴水的诊断要点为：发病缓，水肿从足部开始，腰以下肿甚。

"腰以上肿，当发汗""腰以下肿，当利小便"为临床治疗水肿常用之法。

今称腹水；"饮后水留胁下，咳唾引痛，谓之悬饮"，是指饮停胸膈，今称胸水；"饮后水留四肢，当汗出不得汗出，身体疼重，谓之溢饮"，是指水流四肢；"咳逆、倚息、短气、不得卧，其形如肿，谓之支饮"，是指饮停肺气管中；"其人背寒冷如掌大"，则指饮停于胃。

关于饮证的治法，《金匮要略》里谈得很详细，很到位。

治疗大法："病痰饮者，当以温药和之"。我们知道，凡是清稀者，均属于寒。而饮是津液病变中之清稀者，故而，饮证属于寒证。寒则热之。所以，对于饮证的治疗要用温热之药来治疗。这里有个问题：为什么用温药和之，而不用热药？我们知道，有一个词叫作"热灼津液"。津液病理变化之饮证，如果用热药后，很有可能会导致水饮的黏稠度增高，变为湿，这就为治疗增加难度，也为病人增加痛苦。故而，热药是不可用的，只用温药和之即可。生活当中，从冰箱中取出的冷冻之物的化冻，没有人用热开水，而是选用温水，一是不伤物，二是化冻得更快。这就相当于我们现在所说的"温药和之"。延伸一点，对于病性属寒的风湿、类风湿关节炎、月子病等病证的治疗，想要疗效更好，也要"温药和之"，切不可刚上来治疗就用大量的附子、肉桂、细辛等大辛大热之药，这点一定要注意。

（三）湿证

所谓湿，即通常所说的水湿，它有外湿和内湿的区分。外湿是由于气候潮湿或涉水淋雨或居家潮湿，使外来水湿入侵人体而引起；内湿是一种病理产物，常与消化功能有关。中医认为脾有"运化水湿"的功能，若体虚消化不良或暴饮暴食，吃过多油腻、甜食，则脾就不能正常地"运化"而使"水湿内停"；且脾虚的人也易招来外湿的入侵，外湿也常困阻脾胃使湿从内生，所以两者是既独立又关联的。

临床上又有寒湿和湿热之分：湿而兼寒的为寒湿；湿而兼热的为湿热。

治疗上：直接治法就是温里祛湿和清热利湿，药物可选附子、羌活、独活、木瓜等和栀子、黄柏、车前子、滑石等。

寻根治法就是找出导致寒湿和湿热的根本原因进行治疗，如由脾虚所致的就要健脾运湿等。

（四）多汗证

多汗，属于中医上的汗出异常，在临床上，全身汗出异常：有自汗、盗汗、大汗和战汗四种。一般认为，自汗多属阳虚，盗汗多属阴虚；局部汗出异常有：头汗、半身汗、手足心汗等。对于其病因病机，更多的书上谈得很详细，当然，也很多，但是，对于一般的中医人来讲，不好记忆。

我觉得，对于汗证，抓住三点就可：

（1）汗为津液；气对津液有固摄作用，只要是汗出异常，直接诊断就是气虚不固。

（2）汗是通过皮肤外排，而皮肤是由肺掌管的，如果皮肤功能下降，也会导致多汗证，所以，在临床上见到多汗证，还要追究肺气之不足。

（3）寻根本，要从表里虚实寒热这几个方面找出导致气虚的根本原因。

在临床上治疗多汗证时：

治标之法：就是敛汗，中医本身就有敛汗药如麻黄根、浮小麦等。

治本之法：首先要想到气虚，如果直接病因是气虚，直接补气即可。兼阴虚的补阴、兼阳虚的补阳、兼血虚的补血，并且根据气虚的程度选用不同的中药，如黄芪或人参等。其次，是什么原因导致的气虚：气滞导致的，理气；血瘀导致的，活血；痰湿水饮导致的，理痰除湿，祛水消饮；积食导致的，消食通滞。最后，再看是什么原因导致的气滞、血瘀、痰湿水饮、积食等，针对这个病因做治疗：由热火导致的，清热去火；由寒湿导致的，祛寒逐湿等等。

对于泄泻证、小便量多证、白带量多证，都遵循上面多汗证的思路就可以，这里我就不多谈了。

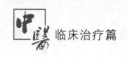

第九节　浊物外排途径中常见病证的治疗

> 导尿管排便，安全方便，对于大便干结不通的人，五分钟见效；山药粉治遗尿，效果就是好。

一、腹部常见病证及治疗

1. 感觉异常的病证与治疗

（1）胀满　中医诊断书上谈到"腹部胀满，有虚实之分：手按之后，胀满更甚，用手叩之，声音重浊，为实；手按之后，胀满减轻，用手叩之，声音空虚，为虚"，实际上，胀满，总为浊气郁结聚集所致，临床上更要分清标本虚实。

实胀：就是由于某种原因导致腹部浊气含量过多，使得清气含量相对不足的病证，是本实标虚之证。其治疗方法就是排浊，浊气含量下降之后，清气含量自然就增多，标不治而自愈。

比如治一男性病人，50多岁，饱食之后又逢生气，出现腹胀，舌稍红，苔白厚腻，脉弦滑，重按则实。这就是实胀。治疗时只需降浊即可。处方用药为赭石、神曲、生麦芽、半夏、厚朴、玉片、枳实、川楝子、莱菔子等。

需要注意的是：对于实胀，即腹部的浊气太多，有两个原因：一个是肝功能低下，调气不力，使得本应上达于胸的浊气滞留肠道，产生胀的感觉，形成肝之气滞；一个是肺功能低下，排气不力，使得应以矢气（俗语称"放屁"）形式外排的浊气不能外排而滞留，产生发胀的感觉，形成肺之气滞。临床上一定要鉴别之，不能一见到实性腹胀，就说是肝之气滞。

虚胀：就是由于某种原因导致腹部清气含量减少，使得浊气含量相对增多的病证，是本虚标实之证。治疗时更多的是补气，

（左侧旁注）腹部胀满，有虚实之分：手按之后，胀满更甚，用手叩之，声音重浊，为实；手按之后，胀满减轻，用手叩之，声音空虚，为虚。

清气得补，含量增多，浊气含量自然就下降，腹胀不存。

　　比如治一女性病人，32 岁，因思虑过度，出现腹胀，久治不愈，舌淡红苔薄黄，脉滑稍数。这就是一个典型的虚胀病人，治疗时只需补益即可。处方药物为黄芪、党参、茯苓、当归、生地、益母草、柴胡、玄参、厚朴，（有时候以通为补）不久即愈。

　　（2）疼痛　腹部疼痛的原因很多，不仅仅是由于饮食物被吸收后产生的浊物导致的，还有如虫积、妇科病、筋膜病、西医上的胆囊病和胰腺病等等，临床上根据中医对疼痛发生的三个机制来具体分析诊断。

　　（3）奔豚气　是指病人自觉有气从下腹上冲胸部及咽喉的一种病证，由于气上冲时如豚之奔突，故名为奔豚气。

　　在临床上，像以"气从少腹上冲咽喉，发作欲死，复还止"为特征的典型奔豚气已经不常见了，更多的是不典型的，即感觉有气上冲，之后发病：或胸痛胸闷，或大哭不能控制，或头疼头晕甚至晕厥，或烦躁不安，或大汗而出等等。

　　原因则是或惊恐恼怒、或感受寒热、或误治之后，使得浊气不降反升，浊气上逆而导致的。

　　《金匮要略讲义》谈到：

　　肝气上逆：其症状是气上冲胸，腹痛，寒热往来，治疗上用奔豚汤：甘草、川芎、当归、半夏、黄芩、生葛根、白芍、生姜、甘李根白皮（甜梨树根的白皮）。

　　肾气奔豚：水气上冲的"发汗后，脐下悸，欲做奔豚"，用苓桂甘枣汤（茯苓、桂枝、甘草、大枣）；寒气上冲的"发汗后，气从少腹上至心"，用桂枝加桂汤。即桂枝汤（桂枝、白芍、生姜、大枣）加大桂枝的量或加上肉桂。

　　而张锡纯用自拟的"镇摄汤"，以台参、生赭石、生芡实、生山药、山茱萸、清半夏、白茯苓治疗上逆之病证。

　　我在临床上治疗此类病证，以平冲降逆为大法，兼寒的，温之；兼热的，清之；因虚的，补之（气虚，补气；血虚，补血；阴虚，补阴；阳虚，补阳）；因实的，通之（气滞的，理气；血瘀的，活血；痰湿阻滞的，祛痰逐湿；水饮内停的，健脾利水；肠滞的，通便利腑或下虫导滞）。

病人自觉有气从下腹上冲胸部及咽喉的一种病证，由于气上冲时如豚之奔突，故名为奔豚气。

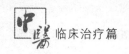

如治一女性病人，36岁。不定时地气从下上冲，出现嚎啕大哭，不能控制，三五分钟至半小时不等。过后如常。舌淡红苔白，脉弦滑。

思之：腹中之气，应由肺从下而排，现不能外排，责之于肺虚，肺虚之后，出现悲伤痛苦之证（因悲为肺所主）。因肝调气，腹中之浊气不能从下而排，故而，肝就把这些气上调到胸中，由口鼻从呼吸而出。但这是一种异常情况，故而，人体就出现不适。苔白脉滑说明有寒湿，这是肺虚之后，皮毛不固，被寒邪侵袭所致，因寒而致湿；舌红脉弦，说明肝之功能增强而出现"气有余便是火"之热证；舌淡，说明是虚证。（这里的舌淡红，要分开来看）

因有寒，故脉不数；因有热，故舌淡红。

治疗：补肺散寒、平肝降逆。

处方之药：百合、桂枝、生姜、大枣、白芍、厚朴、玉片、赭石、神曲、川楝子。三剂见效，稍有加减，二十四剂则安。

2. 形体异常的病证与治疗

（1）鼓胀　腹部胀满，形状如鼓，称为鼓胀。有些肥胖之人，其腹亦胀大如鼓，但本人感觉无异常，不但无脐突，且脐凹较深。这点要和病态之鼓胀相鉴别。鼓胀，有水鼓和气鼓之分。

① 水鼓：腹部胀大，如囊裹水，腹壁按之凹陷；用手叩之，声音浑浊；或者用双手放在腹部的两侧，一只手轻拍腹部，另一只手能感觉到波动，这就是水鼓。

② 气鼓：腹部胀大，用手按腹壁，无凹陷；用手叩之，声音如鼓；用双手放在腹部的双侧，一只手轻拍腹部，另一只手感觉不到波动，这就是气鼓。

《名老中医之路》里在王静斋一章里谈到："专治水鼓痞积方：圆肉、甘遂、白朱砂（江西瓷）、黑朱砂（旧砂锅）各二两研细，枣肉为丸，每服一钱，小儿减半。服后，在上则吐，在下则泄"。因其"颇有疗效"，故录之。

（2）积聚癥瘕　是指腹部的结块。积，是有形，固定不移；聚为无形，聚散无常。癥瘕类似于积聚，癥类似于积，瘕类似于

腹部胀满，形状如鼓，称为鼓胀。

腹部胀大，如囊裹水，腹壁按之凹陷，为水鼓。

腹部胀大，用手按腹壁，无凹陷，为气鼓。

聚（见张崇孝老师所编的《中医诊断学自学指导》一书）。临床上，我们只要知道腹部结块分为两种：一种是有固定形状，且不动的；另一种是无固定形状，且可移动的，就可以了。

左下腹有结块，按之累累发硬，为肠中宿便；

右下腹有包块，更多为肠痈。

腹中虫积的诊断：形如结筋，久按之后，发生转移；伴腹痛局限于肚脐四周，且时疼时止，用手按脐部，疼痛不减；细心诊察，能感觉到手指下犹如蚯蚓一样的蠕动感；腹壁凹凸不平，手按之后聚散不定。

> 积，是有形，固定不移；聚为无形，聚散无常。癥瘕类似于积聚，癥类似于积，瘕类似于聚。

二、大便的常见病证及治疗

1. 大便质的异常

正常情况下，大肠中都含有一定量的水液，使得粪便更好出。如果水液量增多，则导致大便稀；如果水液量减少，则导致大便干。由于脾主管水液的运化，故而，只要是大便质的异常，就必须要首责之于脾，直接诊断就是脾功能下降，脾虚所致。然后用寻根诊断法找出导致脾虚的原因，一并治疗之。

> 从质、感觉、次数、夹杂物、有无自行流出等情况来看大便的异常。

临床上，治病求本，针对根本原因治疗时，最好要适当少佐一些健脾运脾药，则效果更好，不管大便稀或大便干。

（1）大便稀　正常情况下，饮食物中的水液一部分是通过脾的运化而入血，更多部分是在小肠中"泌别清浊"之后，随着浊气的外排而入膀胱。

故而，大便稀的正治之法就是健脾助运化和"利小便而实大便"。健脾的药物可选用茯苓、山药、黄芪、白术、苍术等。

利小便的药物可选猪苓、泽泻、车前子、滑石、萹蓄、瞿麦等。

水之过多则为湿，中医有燥湿药，如清热燥湿的黄芩、黄连、黄柏、龙胆草、秦皮、苦参等，祛寒燥湿的有苍术、白术等。

大便稀为泄泻，中医有治疗症状的止泻药，如五味子、乌梅、诃子、赤石脂、益智仁、芡实、金樱子、石榴皮、明矾、炮姜等。

治病求本，治疗时不但要健脾，更要找出导致脾虚的原因进治疗大便稀时不但要健脾，更要找出导致脾虚的原因进行治疗：因寒的，温之；因热的，寒之；因虚的补之；因实的，利之。

行治疗：因寒的，温之；因热的，寒之；因虚的补之；因实的，利之。

我在 1997 年过完春节后治疗一男性病人，由于大年三十饮食不注意而出现泄泻，用西药后就是不止。初六单位值班，诊治时仍一日大便数次，质稀，身感乏力，头晕。思之，虽为伤食所得，但数日泄泻，脾气已损，中气不足，急则治其标，故用补中益气丸 100 粒，参苓白术散半瓶，用开水化开后温服。上午服下，直到晚上，只上了一次厕所，不但别无所苦，且头晕、乏力缓解，晚上又服一次，第二天即安。

这里再说一些单验方：

《浙江中医杂志》1990 年第 1 期上，郑春雷等介绍：用生硫黄 2 克，日服三次，治疗慢性泄泻 100 余例，均收到显著疗效。例如，黄某，男，37 岁。患慢性泄泻 9 年余，大便溏薄，日泻 4～6 次，伴有白色黏液，腹部冷痛，舌淡红，苔白，脉沉细。曾诊断为慢性肠炎，经服中西药乏效。改用硫黄 2 克，每日 3 次，服药后当日腹泻加重，但腹痛消除，精神转佳，继服 2 日泄泻停止，余症皆除，后以理中丸调治 1 周告愈，追访 3 年未复发。

《山东中医杂志》1984 年第 4 期上郑健周等介绍：治疗慢性泄泻，若应用温补脾肾、涩肠止泻之法治疗效果不佳时，在此治法的基础上加用硫黄，往往取得比较满意的效果。药理研究证明，硫黄内服后，在肠中产生硫化氢，能刺激肠壁，增强肠蠕动而有缓泻作用，故有时药后泄泻加重，继服却泻病即愈。说明硫黄既有缓泻消积之功，又有益火助阳之力，用于食积脾虚之慢性泄泻，可起到攻补兼施的作用，硫黄因有小毒，故临床应注意用量，若治疗纯虚之久泻，在大队温药中，用 1 克，分 2 次冲服，即可达到治疗目的；若治疗虚实夹杂之久泻，可配合消导药，适当加量，一般用 1.5～2 克，分 2 次冲服，也可达到治疗目的，但要注意，非精制者不宜内服。在治疗时，要中病即止，且勿过剂，以免发生中毒。

《中西医结合杂志》1988 年第 6 期上介绍：小儿腹泻，用麻黄 2～4 克，前胡 4～8 克，煎后少加白糖频服，日 1 剂。治疗 138 例，治愈 126 例，其中 124 例服药 1～2 剂即愈。认为肺与大肠相表里，此可能是宣肺利水取效。

《浙江中医杂志》1980年第8期上，林一德介绍：茅某，男，工人，患慢性泄泻已5年，大便溏薄，加有黏液，日2～4次，伴肠鸣，腹胀，便后腹中空痛，稍进油腻生冷，病即加重。某医院诊断为"结肠功能紊乱"，久治未效。症见面色萎黄，短气懒言，纳少，舌淡苔薄腻，脉弦细。证属肝旺脾虚湿盛。治当升阳燥湿，实脾抑肝。予以单味防风15克，每晚煎服1剂，连服10天，泄泻次数减少，日1～2次，腹痛亦轻。继服10剂，病愈。

小儿腹泻时，也可把面粉炒成焦黄色，适量服用，效果不错。

在《中医师秘藏的小验方》中，谈到：

大蒜治拉肚子效果好

适应证：急慢性腹泻。

使用方法：剥两瓣大蒜，把蒜的两头用手抠掉，然后用套了薄塑料袋的手把大蒜塞放到肛门里面。每天2～5次。

注意事项：①塞放得越深越好。②每次腹泻时，大蒜会随之而出，等大便完后，就需继续塞放大蒜。③肠道出现溃疡、有出血症状时禁用；④不分疗程，以愈为度。

临床上，拉肚子的病人很常见，虽然病因很多，治法很杂，不过，我常用一个简单的办法就可以解决大多数人的这个问题。

有次出差开会，遇见一个患者，每天早晨起来都会出现腹泻，也就是拉稀便，其他的倒没有什么明显的不舒服，让我治疗。

出门在外，啥也没带，怎么治疗？

想到身边无处不中医，就说："晚上吃饭的时候你给服务员要几瓣大蒜。"

"要大蒜做啥，我经常吃大蒜，不管用的。"

"没有大蒜我可治不好你的病。哦，再要个薄一点的一次性塑料袋。"

晚上九点多，这个患者找到了我。我剥了两瓣蒜，把蒜的两头用手抠掉，然后，在他的手上摩擦了几下，说："你现在去洗手间，给手上套上塑料袋，把这两瓣蒜都塞放到肛门里面，越深越好。"

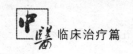

"疼不疼啊？"

"我给你放，也许很疼，你自己放，不会疼的，试试就知道。"

5分钟过后，这个病人从洗手间出来了，"不是很疼啊，姬大夫，什么时间取掉？"

"明天早上你自然就拉出来了，不用专门取。好了，睡觉。"

"这就好了？"病人很是怀疑这个治病办法。

"明天见，快去睡觉。"

第二天，我7点才起床，刚起来，这个病人就进来了，"姬大夫，今天早上我没有拉肚子，虽然也去厕所了，但大便基本成形了，你可真神。本想早点告诉你，但过来两次，看你还没有起床，就没打扰你。"

"呵呵，好了就成。不过，你应该连续放上几天。"

"好的。哦，对了，能问个问题吗？"

"当然，什么事？"

"大蒜外敷不是会损伤皮肤吗？你让我这样做不会对肠道有损害？"

"你知道的不少啊。如果把大蒜捣烂成泥，外敷之后会灼伤皮肤，但如果大蒜没有被捣碎，则不会对皮肤有什么伤害的。你也看到了，我只不过是把大蒜的两端去掉，这样不但不会对肠道有伤害，而且还能让大蒜中的物质缓缓释放，起到很好的治疗作用。"

"为什么要在我的手上来擦呢？"

"呵呵，不光滑的东西，给肛门里放，会不会很疼？摩擦一下，就是为了让大蒜光滑，容易放到肛门里，且不会很疼。"

"哦，姬大夫，你想得真周全。"

"是不是所有的腹泻患者都可以这么用？"病人问。

"基本可以，但是，如果病情严重的话，就要用中药做整体调治。"

"哦，如果腹泻严重，单用大蒜这个办法是不行的，对吧。"

"呵呵，是的。像你的这种情况，多用几次就好了，不要再担心什么了。临床上，如果发现大便带血，且这个出血不是因于痔疮引起的，这种情况是不能用大蒜来做治疗的。还有，当西医检查出现肠道有溃疡时，也不能用。"

"哦，我明白了，谢谢你，大夫。"

"不用谢。"

《中医师秘藏的小验方》

（2）大便干　则说明粪便中的水液缺少，久之，则会出现我们常说的便秘症。

其直接治法就是增加大肠水液，最简单的就是"大肠水疗"，用消过毒的清水直接灌入大肠，稀释粪便，使得外排顺畅，立竿见影。药物可选玄参、生地等大剂量内服，可起到一定作用。我在临床上有一方：玄参120克、生地60克、升麻5克、厚朴30克、玉片30克，效果不错。

寻根治法就是对导致大便干的原因进行治疗。比如水液布散失常时可用五苓散治疗，如陈潮祖老先生的《中医治法与方剂》里五苓散治疗便秘的病例。

因热导致的大便干，更多的中医人都可以治疗，但因寒导致的大便干，畏于巴豆，故而不好治。我的经验是将治疗热症的大黄等药与大量的温里药如附子、硫黄等合用即可。还有一单方：生白术90～180克，水煎（或加少量黄酒）之后顿服，对于虚寒性的大便干，效果很好。

生活当中，大便干的人太多了，尤其是老年人，不但导致排便困难，更可导致宿便中毒素的重吸收，严重威胁身体健康。还有高血压的人一定要防止大便干，否则就有脑溢血的危险。对这些人来说，保健是至关重要的，不要总是喝番泻叶水，其副作用是相当大的。我在这里说一个简单实用的方法，以供参考：在排便前，取单腔导尿管一根，剪掉后面的硬管结合部，将前面的圆头缓慢插入肛门内10～20厘米，再用注射器通过剪掉剩余部注入烧开过的温水（37℃左右）100～2000毫升，过几分钟后去厕所，则大便立刻顺畅而下。

临床上，可借鉴这些经验：

《四川中医》1986年第4期上有：对于气滞便秘，吴炳章介绍，用莱菔子120克，研细末，每日早晚用盐水送服。治疗数十例，辄取捷效。

简易洗肠法：在排便前，取单腔导尿管一根，剪掉后面的硬管结合部，将前面的圆头缓慢插入肛门内10～20厘米，再用注射器通过剪掉剩余部注入烧开过的温水（37℃左右）100～2000毫升，过几分钟后去厕所，则大便立刻顺畅而下。

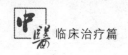

《重庆医药》1986年第6期上杨健介绍：用莱菔子30～40克，文火炒黄，温水送服，日2～3次。治疗60岁以上老年性便秘32例，服药后不到12小时排便者20例，12～24小时排便者9例，24小时以上仍不排便者3例，总有效率为90.6%。

《新中医》1990年第12期上李邵珍介绍：用生白芍30克、生甘草20克、枳实15克，水煎服，日一剂。用治各种原因导致的便秘95例，持续便秘时间最长者21天以上，最短者7天以内。服药后排便通畅，一般不超过3剂，无腹泻或其他副作用。

《中医杂志》1983年第8期上王文士介绍：用生白芍24～40克、生甘草10～15克，水煎服，日1剂。用治习惯性便秘，一般不需加减通常2～4剂可畅排软便，且不至燥结，无便后复结之虞。若顽固性便秘，每周续服1剂，即可保持大便通畅。亦可略事加减：若气虚者加白术24～32克；阴寒凝滞者加附子10～15克；阴虚血亏燥盛者加阿胶9～15克；血虚偏寒者加当归9～15克；兼气滞者，加生麦芽10克；血压高而肝旺者去甘草加代赭石20～30克；血压高而偏湿盛者去甘草加半夏、陈皮。共治60多例，奏效迅速。如李某，男，50岁。患习惯性便秘7年之久，常服润肠通便药，疗效不佳。用白芍、甘草、麦芽，服后大便即转正常。

《中医杂志》1980年第用11期上叶秉仁介绍用半硫丸早晚各服3克，治疗阳虚冷秘（寒性便秘）一例，服后此晨下粪粒甚多，腹痛即止。

《云南中医杂志》1987年第1期上唐林森介绍：对于热结便秘，可用番泻叶5～10克，开水泡服（1剂可浸泡3～4次，每次加水100～200毫升），用治热结便秘、老年性便秘、术后便秘200例，有效率99%以上。但不宜大量、久服，可伤肝脏。

《江苏中医杂志》1985年第9期上董汉良介绍：卓某，女，83岁。初时大便干燥难解，继则不大便已6～7天，自觉腹痛胀满，大便难下，舌质红绛，但口不干，舌尚湿润，脉来沉细。用枳实6克，水煎服，每日1剂。2剂后大便畅行，腹满顿除。枳实对老年性便秘，疗效显著，但用量不宜过大，一般在6～10克。

2. 大便感觉异常

（1）大便难　即排便不爽。大便的外出，是在肺排浊气的作用下进行的，故而，大便难的症状产生，只有一种原因，就是肺气不足，肺功能下降。治疗上，在用治本的药物时加用百合、杏仁等即可。

（2）灼热感　气有余便是火，浊气的郁结，摩擦生热，故而有灼热感。治疗时只需理气降浊即可。

（3）肛门重坠感　人体当中，清气轻，上行；浊气重，下行。肛门下坠感，只能说明清气不足，浊气太多所致。治疗时可以补清气，也可以散浊气，更可以两法同时应用。

注意：① 临床应用枳壳治疗本病证时，不但量要大，而且要用炒制过的。② 一定要询问大便情况，一旦发现大便变细，就必须让患者做进一步的西医检查，排除癌症。

> 大便难的症状产生，只有一种原因，就是肺气不足，肺功能下降。

> 一定要询问大便情况，一旦发现大便变细，就必须让患者做进一步的西医检查，排除癌症。

3. 大便次数异常

（1）次数增多　肾主摄纳，管"二阴"，大便次数增多，说明肾气不足，摄纳无力，或是大便中参有的杂物太多如水液等使得肾功能相对下降。治疗时需补肾助纳或导滞降浊。

（2）次数减少　排除长时间不饮食原因外，大便次数减少，更多是因为便秘。或是由于肺功能下降，推浊无力，或是"无水行舟"，便干之后使得肺功能相对下降。

临床上仔细诊断，寻根治疗。

4. 大便夹杂物

（1）未消化食物　说明消化不良。治疗时更多加用"焦三仙"等帮助消化的药物即可。

（2）黏液　是内有痰湿的标志。治疗时更要祛痰利湿、清热燥湿等。

（3）血液

陈旧血：是上消化道的出血，更多的是胃部的出血，导致大便的颜色发黑。

新鲜血：更多的是患有痔疮的标志。痔疮的单方，用西药红

> 大便带血时，一定要看颜色，是红的还是紫暗的。

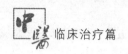
霉素软膏外用，不管内外痔，效果还可以。如果想要很快地消除痔疮所致的疼痛，就在龈交穴部位针刺，效果是立竿见影。

治疗上在止血的同时，更要治疗导致出血的病因。

5. 大便自出

（1）大便不固　大便时，没有用力而自出，说明肾对后阴的固摄之力下降所致。

（2）大便自遗　没有排便时而大便自出，说明是肾对后阴的固摄之力丧失所致。

它们的治疗都是以补肾为主。可以直接补，也可以间接补。当然，更要针对导致肾虚的原因进行治疗。

大便自出者，总是以补肾为主。

三、小便的常见病证及治疗

从量、色、次数、感觉、有无自行流出等情况来看小便的异常。

1. 小便量的异常

（1）小便量增多　是指患者小便量发生病理性的增多。

小便的储藏在膀胱，只要膀胱中的小便达到一定的量，肺气便冲开由肾主管的"前阴口"，使得小便外排。

尿量的增多，只能说明膀胱中存储的小便多，而膀胱中的小便量是由小肠中存留的水液量决定的，可以这么说，是小肠中水液量的增多导致了小便量的增多。由于水液是由脾运化的，所以，小便量增多之症，治疗上首先要用健脾益气药；然后，再根据舌脉和兼症来诊断出导致脾虚不运的原因，并治疗之。

《北京中医学院学报》1989年第2期上对于尿崩症，常章富介绍：以甘草粉5克口服，每日4次。治疗2例，均获佳效。

（2）小便量减少　是指患者的小便量发生病理性的减少。

上面谈了，小便产生的源头就是小肠中的水液。如果小肠中的水液量减少，势必会导致小便量的减少。还有，小肠中的水液到达膀胱，需要肺气，即肺功能的正常。故而，肺功能的低下和能导致小肠水液量减少的因素均可使小便量减少。比如大汗、大吐、大下之后，热性病之后，大出血之后，受凉使得水液化为寒湿之后等等。

临床上还要注意一种情况，就是小便的点滴不出。其中一个原因就是由肺气不足而导致的。因为肺主排浊，现在小便点滴不出，就说明肺虚之后无力外排所致；第二个原因就是肾的固摄太强而引起的。如长时间坐火车后的憋尿，到了目的地后，极个别人会出现尿不出的情况，就属于这种原因所致。"提壶揭盖"就是一种治法。

针对小便量减少的病证，具体原因，具体治疗。

2. 小便颜色异常

（1）发清　清，为清白，正常的尿液其色白或微黄，但过于发白，则为病态，这是由于受凉引起的。见到这种情况，就可以直接诊断为寒。

（2）发黄　过于发黄也为病态，直接诊断就是热。

（3）发红　红为血色，小便发红，就说明有出血的情况存在。见血休止血，一定要针对出血的原因进行治疗。临床上有一些病人，肉眼看时小便的颜色不发红，但西医检查时却发现隐血，这时也当血证来治疗。

（4）浑浊　说明小便里含有更多的物质，这更是一种病态，属于中医膏淋的范畴。临床诊断时一定要区分寒和热。

《福建医药杂志》1982年第3期上张福荣介绍：用马鞭草60克，水煎，分2次服，每日1剂，治疗一患者，患乳糜尿10年，镜检发现微丝蚴，遇劳则反复发作。近日出现乳糜尿伴急性尿潴留，服上方2剂尿通，3剂血尿消失，4剂乳糜尿消失，随访未复发。

3. 小便次数异常

（1）小便次数增多　肾的摄纳功能下降所致。

（2）小便次数减少　肺的排浊功能下降或是汗、吐、下后导致的小便量的减少，为了聚集到常量而外排，使得小便次数减少。因某种原因出现的长期憋尿情况不在此列。

《中西医结合杂志》1989年第8期上张学文介绍：对于尿潴留，血余10克，清水洗净晒干，新砂锅炒炭存性，研细末，白开水1次冲服，治疗15例，服药一次治愈14例，2次治愈1例。治愈率100%。

见到小便颜色发清，就可以直接诊断为寒；小便颜色发黄，就可以直接诊断为热。当然，还需要分清楚实热、虚热还是郁热。

小便时涩痛者，说明尿道不畅或是有物堵塞。不能在临床上一见到小便时涩痛，就直接"诊断"为热。

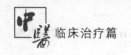

4. 小便感觉异常

（1）涩痛　小便时涩痛者，说明尿道不畅或是有物堵塞，如结石等。热可导致涩痛，寒亦可导致。不能在临床上一见到小便时涩痛，就直接"诊断"为热。

《内蒙古中医药》1987 年第 9 期：凡遇泌尿系感染而引起的顽固性尿道痛患者，在辨证用药的基础上加用蜈蚣，以制止疼痛，每获良效。

（2）尿不净　即余沥不尽，是排尿后有小便点滴不禁的感觉。说明肾的摄纳功能下降。

（3）灼热感　同大便时的灼热感。

5. 小便自出

（1）遗尿　说明肾功能下降所致。

《四川中医》1985 年第 10 期上袁耀先介绍：用山药粉治肾虚遗尿，每次 6 克，每日 3 次，开水送服，症重者，加太子参等量拌服，均获良效。

（2）尿失禁　说明肾功能丧失所致。注意，这里的肾功能，指的是中医上的肾之功能，绝不是西医上的"肾功能"。

它们的直接治法都是补肾。然后用寻根诊断法找出根本原因治疗之。

临床上还有一种情况，就是小便不通。这里，我说一个《小厨房　大药房》上的一个验方，以供参考：喝盐水，稍微浓一点，一小碗就够了，半个小时后，小便不通的情况会有所改善。

总之，在临床上只要见到二便问题，应如下考虑。首先，要看肾和肺的功能是否正常：肾功能低下者，健肾；肺功能低下者，补肺。

其次，还要从津液的布散和代谢方面来考虑。对大便而言，水液多了就溏薄，其重力超出了肾固摄后阴之力，则形成泄泻；水液少了就太干，其干黏之力超出了肺的外推力，则形成大便难出。

由于脾主运化，不只运化营养物质，更运化水湿。如果脾的功能下降，运化不力：饮食物中的水液不能正常运送入血，致使其留入肠道，则出现肠道中水液过多，导致泄泻；津液中的废弃水液不能运化到肠道，致使肠道干涩，"无水行舟"，导致大便难出。

当然，导致肠道水液过少的原因还有燥火、失血等；导致脾失健运的原因还有寒湿、湿热及肝之克制等。临床更要考虑之。